医生教育成长叙事系列

从医第一年

A physician's first year

医学生快速成长为临床医生

[美]马特·麦卡锡（Matt McCarthy）

著

杨晓霖

译

SPM 广东科技出版社
南方传媒 全国优秀出版社

· 广 州 ·

著作权合同登记号　图字：19-2020-037号

图书在版编目（CIP）数据

从医第一年：医学生快速成长为临床医生 /（美）马特·麦卡锡（Matt
McCarthy）著；杨晓霖译. —广州：广东科技出版社，2023.9
　（医生教育成长叙事系列）
　书名原文：The Real Doctor Will See You Shortly:A Physician's First Year
　ISBN 978-7-5359-8027-4

　Ⅰ.①从⋯　Ⅱ.①马⋯　②杨⋯　Ⅲ.①医学—人文科学—研究　Ⅳ.①R-05

中国版本图书馆CIP数据核字（2022）第240634号

从医第一年：医学生快速成长为临床医生！
CONGYI DI-YI NIAN：YIXUESHENG KUAISU CHENGZHANG WEI LINCHUANG YISHENG！

出 版 人：严奉强
责任编辑：刘锦业　刘　耕
封面设计：彭　力
责任校对：于强强
责任印制：彭海波
出版发行：广东科技出版社
　　　　　（广州市环市东路水荫路11号　邮政编码：510075）
销售热线：020-37607413
https://www.gdstp.com.cn
E-mail：gdkjbw@nfcb.com.cn
经　　销：广东新华发行集团股份有限公司
排　　版：创溢文化
印　　刷：广州市彩源印刷有限公司
　　　　　（广州市黄埔区百合三路8号　邮政编码：510700）
规　　格：787 mm×1 092 mm　1/16　印张22.5　字数450千
版　　次：2023年9月第1版
　　　　　2023年9月第1次印刷
定　　价：108.00元

如发现因印装质量问题影响阅读，请与广东科技出版社
印制室联系调换（电话：020-37607272）。

A physician's first year:

The real doctor
will see
you shortly

著者声明

这是一个真实的故事，我笔下的人物也都是真实的。然而，出于保护患者和其他人的隐私，在整个叙事作品中，姓名、日期和个人身份等信息及细节已经通过叙事化虚构策略进行调整，人物已由真实人物转换成创设人物。本书经过仔细审查后，符合相关法律要求。

A physician's first year:

The real doctor
will see
you shortly

序言　今日雏鹰，明日雄鹰

在人们的印象中，展翅高飞，遨游长空是鹰的本色，其实不然，影片《追鹰日记》中记述了雏鹰到雄鹰的艰难而漫长的训练、适应过程，美丽的阿尔卑斯山下，冬去春来，一只雏鹰在一位小男孩的陪伴下，历经坎坷，最后苦尽甘来，一飞冲天，成为一代鹰王，将极致的技能刻入骨髓。同样，从实习医生到一代名医，也面临着心智、情感、技能的蜕变。然而，谁又会成为职业进阶的垫脚石呢？日常生活中，人们托关系，找门路，处心积虑，哪怕是一个普通手术，也要由某大师来主刀。青年医生进取、进阶的云梯又从何而来呢？其实，名医之路就是过五关斩六将的豪情，外加败走麦城的辛酸杂合而成的，临床中充满了诡异的不确定性，每一个患者都是唯一，每一次接诊都是初诊，都应该调动全部的职业热情和技能去迎接。本书透过实习医生马特·麦卡锡职业生活第一页、职业生命第一幕、职业生涯第一波的诸多"惊跳"故事，揭示了"毛脚医生"从雏鹰到雄鹰的职业进阶历程。

从毛脚医生到一代名医，距离有多远？除了高强度的技能魔鬼训练，完成手艺活从生境到熟境，从醇境到化境的提升，还有哪些因素在默默催化？无疑，青涩是职业人生的必经阶段，两片香蕉皮的缝合开启了马特·麦卡锡的职业生涯，猝死患者心外按摩与心肺复苏的犹豫（担心按断肋骨）、果敢（救人第一）转身，危症患者瞳孔大小的差异牵出一系列鉴别诊断的困惑与误诊的疑虑……教室里的模拟教学与临床实景的严酷体验千差万别，临床思维的曲折性、意会性不是循证医学的证据推理法则所能囊括的，叙事医学对病人与患者、疾病与疾苦分野的把握，对疾病因果偶然性（普通症候，凶险预后）的揭示，医患关系中主客间性（因为温情、温暖、温馨而偏爱某一所医院、某一位医护，体谅他们的艰辛，甚至原谅他们的小差错，而憎恶某些冷漠、傲慢、贪婪的"名医"）的再现，都在默默考验着刚上路的"新手"，临床一线亲历病况的复杂程度远远超越了课堂教学的天花板，每周120小时的超强度劳作几乎是一种临床"浸透"，不仅使得医学知识半径得以延展、深化，临床技能得以摔打、上手，更重要的是丰富了医学生的职业"进入感"体验。那是一份生命价值的升华，包括对患者苦难的敏感与共情（有温度），生死境遇的领悟与抚慰（遣悲怀），救助边界的敬畏与进取（知进退），还有职业理念（救苦知福，救苦增福）的塑造，职业多元角色（社会精英，道德承重墙，学术达人，体面收入者）认同的潜移默化，职业倦怠的抵制，职业尊严的捕获，职业荣耀感、幸福感（利他快感）的洞彻，这些人格素养与人文素质的锻造常常大于临床技能的积累，是他们未来成为名医的默会阶梯，无形翅膀。作为普罗大众，或许可以从中彻悟一点门道，今日雏鹰，明日雄鹰，我们是否应该为他们的成长奉献一点点尝试的机会呢？

对于那些有海外就诊经验，或者从事医学教育的朋友来说，他们或许会从马特·麦卡锡的成长故事中读出另一道风景，那就是中美医学教育、成才路径的分野，相较于我国医学教育的高中起点，医学院长学制（七年制、八年制）的职业成才之路，美国医学教育本科起点，"短链"成才，四年时间要完成从基础到临床，从知识到技能，从职业体验、认知到职业认同、沉浸的全程医学职业教育，差别是显而易见的，其中的奥秘在哪里？谁更应该以生命相托付？背后关涉医学的母题，医学教育的母题。

无疑，医学是人的医学，是技术、人文的双头鹰、并蒂莲，生命的认知、理解、洞识高于生物知识、技能的教学、教练，敬畏生命、礼赞生命、呵护生命、关爱生命的情愫大于某一循证医学路径的剖析，精准医学靶点的捕捉，对患者怀揣的那一串串心事的解读大于影像技术、实验室证据的追踪，因此，高中起点进入医学院，过早的知识专精掘进，就存在着知识谱系、生活阅历的天然缺陷，国内许多医学院校已经意识到这一点，强化了预科阶段通识课程，但相较于本科起点的多元人文、技术训练，高度重视学生的社会化（与人的交往）训练，仍然存在落差，其次，美国医学生尽早进入临床，其职责承压，身心负荷，包括上级医生的放手程度、辅导、监督力度远超常理，马特·麦卡锡的劳碌程度是我们医学院实习大夫所难以想象的，或许正是这一份高强度的魔鬼训练，让他们穿越极限，赢得日后职业进阶的魔法与魔方。

无疑，职业即生活，实用主义哲学关照下的美国临床医学教化体系就是沿着"极致承压""全能摔打"的原则，以"悬崖上放飞""激流中学游泳"的姿态成就个体综合职业素养，完成技术–人文的双轨训练。马特·麦卡锡的历练只是其中一个平凡的案例而已，但依然值得读者诸君细细咀嚼，回味。

王一方（北京大学医学部教授）

2022年10月

A physician's first year:

The real doctor
will see
you shortly

序言

一切始于一块香蕉皮。

我在令人艳羡的医学殿堂——哈佛大学长木医学区（Longwood Medical Area）开启我的医学教育之旅，我频繁地进出全世界最大的医学图书馆——康特威图书馆（Countway library），勤快地待在近乎完美的实验室里进行观察和学习，聆听丰富多彩的讲座，参与各式各样的研讨会。物换星移，这样的平静生活持续到2006年夏天。

那年夏天，进入医学院第三年的我从医学院学生变成医院实习生，这种变化可谓翻天覆地。之前，我的日常生活主要是在各个研究组里天马行空地展开学术幻想，最需要担心的是考试能不能通过，其他一切都在预料之内。

然而，离开医学区进入陌生的医院之后，我开始变得像热锅上的蚂蚁，终日的忙碌让我开始珍惜不可多得的睡眠时间。我不确定自己能否承受那些毫不留情面、伤人自尊的批评，大家很快都知道我一紧张肠胃就出问题。

我的第一个轮转岗位是外科，在麻省总医院（Massachusetts General Hospital），为期3个月，每周工作120小时。轮转结束后，将从我们班165名学生中挑出少数人作为未来可以胜任外科工作的种子选手进行重点培养。工作的第一天，我被分配到一个小组，组长是一位名叫阿克塞尔（Axel）的五年级医学生，也是我们的外科住院总医师。阿克塞尔看上去弱不禁风，有一双目光锐利的蓝紫色眼睛，喉结看起来有些突兀，他从喉咙里每吐出一个单词，我的眼皮就不自觉地跳动一下。阿克塞尔精力异常充沛，似乎从不需要休息，他将大部分时间奉献给了世界一流的外科训练，却尚未确定这是不是一个公平的交换。

不久后，我在自助餐厅遇见他，从此算得上真正认识了他。阿克塞尔举起一块香蕉皮，把它撕成两半，说："在你把它缝好之前，不许碰我的任何一位病人。"他把手伸进裤子的后兜里，拿出针线递给我，然后做出赶我出去的样子，说："你觉得哪儿方便你把它缝好，就去哪儿，但是千万不要对着我咬牙切齿、骂骂咧咧。"

我很愕然，不知所措，作为一名刚到医院实习的青涩医学生，我从来没有领到过这样的任务。我对这个被称作"世界上最古老、最具规模的医院"还不太熟悉，也找不到任何能够给我提供帮助的人。我战战兢兢地抱着香蕉皮，像抱着一只受伤的小鸟一样，从长长的走廊的一端走到另一端，向长廊两边的房间张望、窥探，看是否能找到救星。最后，我回到了我最熟悉的那个房间——外科图书室，一大早我就是从那里去自助餐厅的。图书室的一位行政助理给了我十几个文件夹，我满怀期待地开始"地毯式"的查阅，但悲催的是，没有一个条目提到香蕉皮这一茬。

我快速扫视整个图书室的内部，发现墙上挂着一些肖像画，我本该认识这些医学史上的人物，但我没记住。这让我想起一位对医学教育感到失望的教授最近对我说的一句话，他说："当一位病人心脏病发作突然倒地时，哈佛大学医学院所有的学生统统束手无策、面面相觑，随即转身狂奔到图书馆去查胸痛资料，而不是守在病人身旁。希望你们不会再像他们那样！"然而，现在的我也还是跑到了书旁，而不是留在病人身边。

我从书架上拿下一本书，随手翻了翻。心里想着，我的同学们现在在做什么？学习动手术吗？协助切除阑尾还是切除胆囊呢？这才是我所预想的轮转实习：去做真正的手术，而不是在几个烂水果上浪费生命。难道在我搞定香蕉皮之前，都不能正式参与工作吗？我低头看着香蕉皮，叹了口气。

我或许可以像系鞋带一样，用一些基本的打绳结的方法把香蕉皮缝好，但那并不是任务的关键。缝合需要一些特殊的技巧，看起来不能有绳和结留下的痕迹，这对需要进行伤口缝合的病人而言十分重要。但我在书上找到的操作指南对此并无帮助。书中满是对各种神秘的解剖结构的详细描述，以及艺术家们对复杂的肠道手术的展示，这些东西对我来说太超前了。

第一次尝试这种缝合，如果失败的话，香蕉皮可能会因我造成的医疗事故起诉我。一堆乌糟糟的解决方案在我脑子里闪过：难道要花钱去请一位已经不堪重负的外科实习医生教我如何缝合？还是干脆用强力胶把果皮粘在一起，然后声称我使用的是可消融的医用手术缝线？

这时，我听到了敲门声，随手合上书，听到图书室外面有个声音叫道："嘿，能帮个忙吗？"

我打开门，发现一个坐在轮椅上的男人抬头看着我，他的发际线很高，戴着军用钢丝圈眼镜。

"你好！"我说，好像在接待一位不速之客。我一直以为他可能是位迷路的病人，但他坐着轮椅从我身边经过，径直进入房间，并且打开了另一组照明灯。"我是查理（Charlie），"他说，"你一定是……"

"马特（Matt）。新来的医学生。"

他面露喜色，摘下眼镜。"查理·麦凯布（Charlie McCabe），"他自我介绍道，"很高兴认识你。"

当我听到这个名字时，我怔住了。20世纪70年代，麦凯布开始在麻省总医院实习，他是当时最有前途的外科医生之一。在实习结束时，他被麻省总医院的心胸亚专科训练项目录取。但就在毕业前，他的双手开始出现刺痛感，接着，被诊断出患有多发性硬化症，无法再做手术。确诊之后，麦凯布开始负责向医学生讲授外科手术课程，现在负责麻省总医院的外科实习管理工作。他曾多次被提名为哈佛大学医学院的年度杰出教师，我们都知道他那令人心碎的经历。

"你早到了几分钟，"他说，"我正准备让人去叫你们呢。我们要了解一下轮转的一些基础知识。"

我坐下来，想找个地方安顿香蕉皮。

"需要垃圾桶吗？"麦凯布一边朝房间角落里的大容器做着手势一边问道。
"我的，呃，这可是住院总医师今天交给我——"
"哦，阿克塞尔和他的香蕉皮。"麦凯布摇了摇头。

"是的。"

"试试看，如果你搞不定的话，我可以给你演示怎么缝合。"

"真的吗？"

"你先试试看吧。"

接下来的3天，我每天早上6点必到外科图书室报到。花上一个小时又一个小时去"破坏"这块变得越来越黑、越来越软的香蕉皮。第三天晚上，我在医院门口碰到了麦凯布。

"成功了吗？"他问道。我举起那块破碎的香蕉皮，他皱了皱眉头说："到我办公室来。"

进入他的办公室，我坐了下来，他把一个放在桌上的缝线包递给我。"技术是关键，"他说，"你是右撇子还是左撇子？"

"左。"

"左投手！"他说，"好吧！"

在此之前，最后一次被人叫作"左投手"还是在棒球场上，但是最后一次球赛之后，我的生活被拽向了另一个完全不同的方向。在遇见麦凯布之前，我在耶鲁棒球队待了4年，梦想成为一名职业球员。毕业1周后，我在2002年美国职业棒球大联盟选秀的第21轮被阿纳海姆天使队（Anaheim Angels）选中，并加入犹他州普罗沃的一个小联盟球队。

然而，很快我就发现，我注定不会成为职业棒球球员。那个夏天，我面临辅修专业的选择，我尝试着用心去感受和追寻自己是否真的适合做一名棒球运动员。很快，我就承认，正如幼时在佛罗里达州生活时，姐姐曾断言的那样：我是少数几个戴棒球帽不好看的球员之一。因此，当我短暂而难忘的新秀生涯接近尾声时，我申请了医学院。就在我离开阿纳海姆天使队的那个月，哈佛大学医学院录取了我。

当麦凯布把住我的手，让我将手放在香蕉皮上方，慢慢向香蕉皮的边缘移动时，我能感觉到他的手在颤抖。这使我紧张，但我尽量装作冷静，他看上去如同香蕉皮一般虚弱。尽管手在不停地抖动，但他的行动却异常坚定。他的自信和专业技能丝毫未减，我可以想象他之前有多优秀。"一针下去，不要太大动作，"麦凯布说，他说的大动作显然是指针头插入的深度，"但是必须自信、果断。"

我猛扎了一下，他摇了摇头："不好不坏，一般般，再来一次。"我收回针，思索着怎么做才会更好。"你正在思考，"他说，"别多想，只管做。"我又缝了一针，两块香蕉皮被紧紧地缝合起来。"完美！"《人鬼情未了》（*Ghost*）里转动陶泥做陶艺的场景在我脑海里一闪而过。起初觉得复杂的东西轻易就搞定了。仅用几分钟我就将香蕉皮缝好了。"你简直是个天才！"他赞道，"我想我身边又多了一位外科新秀。"

高度紧张地盯着香蕉皮执行缝合手术让我的胃部也一起翻江倒海地运转着，麦凯布的一句称赞平息了我翻腾的胃。快速地掌握这个新技能让我的信心有了一点增长，就像当初在打棒球巅峰时期受到认可一样。但遗憾的是，不久之后，当我被职业棒球大联盟选中进入球队集训，却听到教练和培训师说我不具备成功的必要条件。假如我能在医学院这条路上长久地走下去，我想，是麦凯布给我的鼓励，为我打开了一扇通向未来的窗户。

在第二天早餐时，我把这片已经变得软趴趴、皱巴巴，但付诸我全部心力去认真缝的香蕉皮交给阿克塞尔。"很好，"他一边斯文地将香蕉皮置于他的煎饼盘上一边说，"你可以准备出场了。"

受到此番赞美，我脑子里立马浮现出手术剧场里外科医生向大家展示手术过程的场景。我想象自己正在从一个受伤惨重、完全失去意识的伤者身体里取出子弹，并平静地缝合伤口的场景。

"让我们来定一些基本规则，"阿克塞尔一边大口咀嚼食物，一边碎碎念似的咕哝着，"第一，你永远是第一个穿上手术服进入手术室的人；第二，除非有人问你话，否则不要开口；第三，每天必须穿着一套洁净的外科手术服，但在你的储物柜里要随时备着一件衬衫和一条领带，以便出门诊时穿戴。"

"明白了。"我在手上写下"TIE"（领带）。

"请不要在手上写字。"阿克塞尔立即提醒道。

阿克塞尔用餐后起身把托盘上剩余的食物和那块烂香蕉皮一起倒进了垃圾桶。看着这块我付出心力去缝合的香蕉皮瞬间与垃圾为伍，居然感到一阵难过，我才突然意识到自己对这块香蕉皮似乎有了感情。我们向手术室走去，快到手术室门口的时候，阿克塞尔把右手放在我的左肩上，拦住了我。他个子瘦长，虽然也还算结实，但绝对称不上威武。

"听着，还有几条金科玉律，现在告诉你，一定能受用终身。"他说，"这些话也是我刚成为外科医生时前辈传授给我的。我把它们视作外科医生的生存指南。"我眨了眨眼，示意我已准备好聆听。"能吃吃，能睡睡，能跳就跳，但千万别动胰腺。"

在香蕉皮缝合成功后，阿克塞尔给我安排的任务越来越复杂。他允许我进入手术室，在他摘除病变器官时操纵腹腔镜。很快，我就能成功进行阑尾或胆囊切除手术（当然，胰腺除外）。在这点上，医学院的这些技术似乎与棒球运动和艺术创作异曲同工：导师会特别关注其中几个天赋异禀的新手，将他们安排在更好的位置，对于他们而言，取得成果会更容易些。

在麻省总医院的急诊室里，我学会了皮肤缝合。我的第一批病人是一些在交通事故中失去意识的伤者，他们的胳膊或腿需要缝针。每次看到开放性的伤口被缝合线不断拉扯最后整齐地闭合，我都激动不已。之后，我开始接触意识清醒的患者，很快就学会了面部缝合术。刚开始我也感到很害怕，每次只有当病人眼中的恐惧消失时，我的恐惧才能消散。

我治疗的第一个面部撕裂的患者，是一位被巨嘴宠物鸟咬伤嘴唇的女士。阿克塞尔跟我强调在缝第一针前把唇线对齐的重要性。他一边对齐她的双唇，一边提醒，"记住，如果缝合时唇红缘错位，她将永久毁容。好啦，开始缝合吧。"

缝合很快就向我证明它是一门值得我全身心投入的复杂手艺，或者说是一门艺术。同时它也是一幅需要全神贯注阅览的画布，上面布满细节，但任何缝合问题都有一个最佳的解决方案，即准确地对齐伤口边缘，在伤势不重的地方开始第一针。你会明白，医术高超的外科医生都绕不开的一个训练，就是反复练习细微操作，逐步达到精益求精的境界，他们甚至开玩笑地说自己在睡梦中也在做手术。

我发现让一个人恢复如初的过程让人十分触动。日复一日，我在候诊室里治疗需要外科缝合的患者，寻找任何能进一步磨炼自己技艺的机会。慢慢地，我被导师们当作有外科发展前景的学生，这似乎也让阿克塞尔对我刮目相看，他跟我交谈时，似乎不像以前那么空洞无物，也没那么慷慨激昂，而是时不时爆出几句私智小慧的话来。

"40岁之前别打领带去上班。这会让你看起来像个愚蠢的家伙。"

"创伤外科医生不需要担心治疗后的随访预约。"

"别吃这碗饭，还砸了这只碗。"

"不要买摩托车。"

3个月的实习结束时，查理·麦凯布把我叫进他的办公室。当我把缝合医疗包从裤子后面的口袋里拿出来，在他办公桌的对面坐下时，我们都不自觉地看向他第一次教我如何使用针线的地方。麦凯布摘下眼镜，笨拙地用手帕擦了擦。

"我就开门见山，直说了，"他说，"你很有天赋。我已经向阿克塞尔以及其他同事了解过，而且不用他们说，我早就眼见为实。"我回以微笑。

"我个人认为，除非你是疯了，才会选择在手术室之外度过余生。"我是在天主教家庭长大的，虽然从大学的某个时候起我不再去教堂，但麦凯布的话却像圣水一样洒在我身上。"但我不会骗你，"他继续说，"这行的确不易。在你还没有作出最终选择前，你只需要问自己一个简单的问题：除了外科医生之外，还有什么职业能带给我同样的快乐？"

其实，那3个月里，为了不让查理·麦凯布失望，我投入了很多。但当26岁的我坐在他对面时，我内心已经很清楚，自己对这个问题的回答是肯定的。几周前，我还不敢想象自己会成为一名外科医生，虽然我很享受这份工作给我带来的乐趣——这个全新领域足以让我兴奋不已，但我不相信做手术会成为我的职业。现在我能在凌晨4点15分起床，但当我40岁或50岁的时候呢？在我认识的外科医生中，没有一个看上去真正活得开心的，但是谁又能真正开心呢？

阿克塞尔是我钦佩的人，但不是我羡慕的人。好几次，我都在偶然之中听到他的通话内容，说什么自己又失败了，又搞砸了，等等。我从他唐突的举止和松弛的眼袋里看到的是他艰难竭蹶、压力重重的生活，我不确定这是不是我想要的生活。

"我喜欢待在手术室里。"我犹豫地说道。麦凯布是一位训练过全国最好的外科医生的人。我不想错过一个改变人生的机会，但我也不想对他或自己不诚实。这是一个很好的机会，但我正在错过它。"我能迟点答复你吗？"我问。

麦凯布低头看着自己的办公桌，笑了笑，笑的样子就像在男女混杂的人群中听到了一个黄色笑话。"当然，"他轻声说，"没问题。"

那些我在外科手术中学到的技能——游刃有余地缝合、熟练地操作腹腔镜、稳稳地夹住一条喷涌的动脉，都是我在医学院最美好的回忆。那时，我已经掌握了全套复杂而高度专业化的外科临床技能，但它从2008年6月开始，就不再对我有任何用处。2008年6月，我从哈佛大学医学院毕业，两周之后，我的第一个待命夜班在哥伦比亚大学医学中心的心脏护理病区开启。

A physician's first year:

The real doctor
will see
you shortly

目录

A physician's first year:

The real doctor
will see
you shortly

第一部分

•
•
•
•
•
•
•
•
•
•
•

1 》》

2008年6月18日凌晨，卡尔·格拉德斯通（Carl Gladstone）在曼哈顿西城醒来。这位教授按照他往常的习惯，冲上一壶咖啡，大步走进淋浴间。在修剪完胡子、梳理好稀疏的棕色头发后，他似乎又想起那个困扰他的问题。他真的如同他的一名学生最近所说的那样，长得像西奥多·罗斯福（Theodore Roosevelt）吗？

格拉德斯通拿起他的公文包和洋基队的棒球帽，走出"地狱厨房"公寓，前往他的办公室。一班向北的地铁把他带到韦斯切斯特郡的一所大学，他在那里教授会计学，他的整个学术生涯都在那里度过。处理完电子邮件后，格拉德斯通都会花上一点时间浏览洋基队的战绩。格拉德斯通还得为会计学这门课的考试准备新试题，一想到这事儿，他就万分苦恼，每当这时，他就想提前退休，一了百了。上课时间快到了，格拉德斯通站起来，整理好衬衫，穿过大厅走向一间空教室。

上午11点，学生们鱼贯而入。格拉德斯通开始有条不紊地在黑板上写字。他对自己的工作很满意，在转身环视整个教室后，他清了清嗓子，示意喋喋不休的学生们安静下来。然而就在这时，他突然感到右臂一阵剧痛。

不一会儿，他便晕倒在地。

学生们反应非常迅速，立即放下背包和手机，从座位上一跃而起，打完急救电话之后，一位男学生——尽管有短暂的犹豫（"我们真的要给老师进行口对口的人工呼吸吗？"），开始对格拉德斯通进行心肺复苏。经过几次笨拙的胸外按压后，格拉德斯通很快恢复知觉，速度跟他失去知觉时一样快。他站起身来，从围着他的一堆学生中走出来，然后请大家回到座位上去。

几分钟后，一辆救护车赶到。格拉德斯通还想继续上课，但在急救医护人员反复确认了他的健康状况后，格拉德斯通也承认他仍然有胸痛的感觉，最终同意去哥伦比亚大学医学中心接受救治。当救护车启动时，急救室里的医护人员就已收到格拉德斯通即将到院接受救治的消息。当他的担架冲进急救室时，一位心脏病专家正在待命。

救护队将他从救护车移送到急救病床上之后，护士立即在他的胸口接上12个心电图导联。格拉德斯通肯定没有意识到，在离他头部几英尺（1英尺≈0.3米）远的心电监护仪上显示出的是异常心电图报告。这份报告就像一台由心脏专科医生监控和解读的红白方格测震仪。心电图上呈现出的不是尖锐的波峰，而是间隔松散、线条崎岖的平缓波形。而这种波形表示患者病情非常严重，预后很不乐观，一旦出现这个波形就意味着患者很快就会被立墓碑了，因而这种波形也被称作"墓碑现象"。患者心脏的大片区域已经突发意外缺血状况。

诊测到墓碑样波形之后，心脏科医生第一时间告知急诊室医护人员已经没有时间做X光检查或血液测试了。格拉德斯通被紧急推往楼上的一间暗室，那是心导管检查及介入治疗中心，一组心脏介入治疗医生将在那里对他痉挛、衰竭的心脏进行治疗。注射镇静剂后，呼吸急促、大口喘着气的格拉德斯通很快安静下来，一根叫作"心导管"的管子插进他的腹股沟，蜿蜒伸入他的主动脉。一名医生通过导管将染料注入他的心脏血管，然后将图像投射到一个平板显示器上，供研究小组观察。当画面变得清晰时，几位小组成员默默地点了点头。他的左冠状动脉主干被阻塞了——这是一种被称为"寡妇制造者"的异常病变，心脏病学家们迅速通过导管末端导丝上的小球囊的扩张和收缩来疏通血管。

治疗时间至关重要，恢复阻塞的动脉血流是决定心脏病患者短期和长期预后的关键因素。目前，医院是根据病人从到达急诊室到球囊在阻塞的动脉内扩张的时间来对这种疾病的治疗水平进行评估的。按照美国心脏协会的规定，从病人进入急诊室到球囊扩张之间的时间应不超过90分钟。而对于卡尔·格拉德斯通，整个过程用时不到50分钟。

在高级心脏介入专家确认手术成功后，还处于镇静剂持续作用中的格拉德斯通被放置在另一张担架上转送至心脏加护病房。心脏加护病房位于医院五楼，是一个拥有18张床位的重症监护病房，可以对心脏病患者进行24小时不间断的监护。格拉德斯通还需再观察一天，但他若知道自己将落入一名行医不到一周的医生手里，这名医生可能根本都还没有能力解读诊察到的一些细微却具有潜在致命性的临床变化，我想他一定会觉得自己要完了，毕竟遇到初出茅庐的新手医生在统计学上属于小概率事件。

而这名医生正是我。

2 ≫

看到一位新病人被推进心脏加护病房，我下意识地从椅子上跳了起来。

"别紧张。"我身边的医生说。他把一只手放在我的肩上，像专业驯马师安抚一匹步履还不稳健的小马，轻轻地把我推回椅子上。"给护士几分钟时间完成她们该做的事。"他像极了家庭情景喜剧《查尔斯当家》（*Charles in Charge*）中扮演查尔斯的斯克特·拜奥（Scott Baio），满头黑发，笑容和蔼，说话轻声细语。他的鼻子相对于他的脸来说也许有点太小了，我正好相反，脸小鼻子大。"今晚护士要为他做的事比你我多得多。"

我点点头，慢慢地坐回座位。"好吧。"我一边整理我的衣服一边回复拜奥。我很焦虑，也很兴奋。我刚灌了一大杯冰咖啡，几乎坐不住了。

在跟阿克塞尔和麦凯布学习手术经验后，我继续在哈佛大学附属医院的精神病科、放射科、内科、儿科和产科轮转实习。在产科的第一天，一位年轻的牙买加妇女让我帮她接生孩子。她坚持用双手和膝盖支撑自己身体的体位生孩子，当孩子慢慢出生时，她的背像猫一样弓了起来。一位被逗乐了的助产护士后来说，我看上去神情紧张，就像一个在棒球场上准备接一个甩腕急传球的四分卫。

随着医学院毕业日期的临近，选择今后从事的专业科室迫在眉睫，让我左右为难。在反复斟酌、权衡之后，我选择了内科，因为它是涉猎最广的学科，可以让我自以为是个万事通。但今晚是我在一场"大秀"中的首次亮相：30个小时的轮班，照顾危重病人，还得应对随时可能破门而入的人。

"我们还有几分钟时间，"拜奥继续说，"我知道这是你正式上班的第一个晚上。所以我们一起来回顾一下以前在医学院和实习轮转时学习的一些知识和经验吧。"

"太好了！"我回答说。我们的指导老师是一群精力充沛、刚上岗两到三年的住院医师，他们教导我们在任何时候都要表现出疯狂的热情，这并不难，因为此刻我的血液里含的咖啡因比血红蛋白还多。

"放松点，"他说，"四处看看。"

我们一起扫视了灯火通明的病区，这是一个网球场大小的封闭空间，里面躺着危重病人，菲裔护士匆忙穿梭在病床之间。可惜的是，整个空间四面的墙壁都被漆成暗黄色，病人被隔在一个个玻璃间里。我们正坐在病区的中心位置，这是一个任务控制室，到处都是桌椅和电脑。

"今晚只有你和我，"拜奥一边说，一边前后晃动着脖子上的听诊器，"当然，还有住在这里的18名重症患者。"

每天晚上都有一名实习生和一名二年级住院医师负责心脏护理病房的工作。今晚轮到我们了，接下来一个月每4天一次。病房里所有的病人都戴着呼吸机，只有一个除外，那是一位身材高大的西班牙裔男子，他在病房里边骑健身脚踏车，边看《朱迪法官》（Judge Judy）这一电视栏目。

"这些病人正在接受世界上最复杂的治疗，"拜奥一边说，一边将手伸向旁边的大浅盘里，捏了一个贝果圈放到嘴里，"送到心脏加护病房的病人不外乎两种情况：一种是被别的病房放弃，已经没有生还希望；另一种是遭遇了致命的灾难性事件。这儿配备有整个医院最先进的仪器：主动脉内球囊泵、心室辅助装置、心脏移植机器……应有尽有，这里只有你想不到的，没有你看不到的。"

我几天前才涉足心脏加护病房，病房里的一切设置看起来都很陌生。我继续研究这个房间，试图破译那"哔哔"声和警报声混杂而成的"交响乐"，想弄清楚每一个声音都预示着什么。这样一来，我仿佛置身于一个含有无数变量、瞬息万变的复杂方程式中。

"这些病人本都活不了了，"拜奥继续说，"几乎每一个人都是靠辅助设备、人工支持手段在勉强维持着生命。他们每时每刻都在试图让我们手忙脚乱、束手无策。但我们要想方设法让他们活下去，"他停顿了一下，"真是太酷了。"

真是太酷了。在我进入辅修课程学习之前，我曾学过分子生物物理学，并一度萌生了攻读该专业研究生的想法，去研究那些小到在显微镜下也无法看清的分子结构。但当一位年轻的晶体学教授介绍了虚数在生物物理学中的重要性后，我立即对这一领域失去了兴趣。尽管我尝试过，但我还是无法理解那个虚无缥缈的概念。我想把科学转化成更具体、更有触感的东西，去寻找一个我能触摸到、看到和感觉到的职业。所以我改变方向，开始学医。到目前为止，这一决定似乎还是很明智的。与拜奥在一起的这一刻，一切似乎都不是虚构的。恰恰相反，这感觉太真实了。

拜奥抖去衣服上的贝果圈碎屑，向我靠近，他鼻子上的毛孔清晰可见。"我们必须像一个团队一样分工合作。一切都能通过团队协作完成。所以我需要知道你能做什么。你能做的越多，我就有越多的时间来为病人考虑。所以与其列出你不会做的事，不如告诉我你能做什么。"

我的脑子一片空白。或者更准确地说，我试图回想，却发现头脑空空如也。"嗯……"，我瞥了一眼我们面前那位注射了镇静剂的病人。他戴着呼吸机，脖子、手臂和腹股沟上共插着六根导管，几乎所有的导管里都注射着我从未听说过的药物。作为一名医学生，我接触过各式各样的病人，但这些病人都能行走、交谈，身体功能正常。而现在在我面前一动不动地躺着的病人，毫无生气、脸色苍白，这似乎超出了我的能力范围。如果他需要切除阑尾或缝合面部，我可以帮助他。但心脏重症监护？这在医学上的跨度实在是太大了。我能做些什么来协助拜奥呢？

最后，拜奥打破了沉默。"好吧，"他说，"你不说的话，我就开始问啦。你会抽血吗？"

"不会。"
"你能打针吗？"
"不能。"
"你能插鼻胃管吗？"
"可以试一试。"
"哈，那就是不会。做过穿刺术吗？"
"愿意学学。"

他笑着问道："你真上过医学院吗？"

居然什么都不会，别说拜奥，连我自己也怀疑我有没有上过医学院。如果拜奥让我背诵一篇关于"肾脏化学"或"凝血级联机制"的期刊文章，我可能会表现得相当不错。但我并没有学到多少维持生命的实用技能，比如抽血或插导尿管。哈佛大学医学院并没有优先考虑培养学生的这些技能。事实上，因为要去印度尼西亚学习热带医学，我原本需要在麻省总医院重症监护病房（ICU）进行的为期1个月的培训被取消了。当时是谁让我这样做的呢？

"这个月初，我已经从哈佛毕业了。"

"哦，我知道你去了哈——佛——"拜奥故意带着夸张而又虚伪的崇敬语气说道，"那你知道怎么订药吗？"

听到这个问题，我感觉机会终于来了。"会一些！"我喜上眉梢地回答。

"你知道怎么写病历吗？"

"是的。"我刚一说出口便意识到这点贡献对他来说是多么微不足道。拜奥一定注意到了我瞬间变脸的过程。

他说："这实际上很有帮助。检查每位患者，并写下他们的病历，以作参考。那有助于节省我的时间，但你需要简明扼要地做好记录。"

我抓起我的小笔记本在上面潦草地写道："检查每位患者、写病历。"

"听着，"他一边嚼着走了味的贝果圈，一边说，"如果我今晚想吃三明治，你就去餐厅给我带个三明治来。如果你回来递给我三明治时，我要一杯咖啡，你知道应该做什么吗？"

"掉头去星巴克。"

"正确"。

一个护士拍了拍我的肩膀，让我为一位患者订一袋血液稀释剂，但拜奥打断她，说："记住，麦卡锡医生还不是我们的正式医生。"和她说完后，他亲自填写医嘱，为患者开好了药。在他打字时，我就在他身后观摩他的每一步操作。

"护士会比你更清楚病人需要什么药物。"拜奥说。

"这我听说过。"

完成开药后，拜奥拿起另一个贝果圈，转身上下打量着我说："你可能会想，为什么这家伙这么混蛋？"

我摇了摇头，"不，我没这么想。"

"嗯，我不是一个混蛋，"他回到电脑前说，"我要在这个封闭的房间里待上20多个小时，不能离开。唯一能让我离开这里的可能就是寻呼机中呼叫有人心搏骤停，而我必须过去把人抢救回来。"

"明白了。"

"还有，如果遇上这种情况，你就一个人守在这儿，就你一个人，一个人守着他们。"他说着，用手摸了摸头。

天哪。

"如果你能让我吃饱喝足，我就会心情愉悦。如果我心情愉悦了，就乐意教你一两招如何成为真正的医生。"

事实就是如此。尽管拜奥只大我一岁，但他正在教我一些成为一名医生的基本技能。很难相信他上周还只是个实习生，这个男人看起来就像美发沙龙墙上挂的发型模特。和大多数教学医院一样，在哥伦比亚大学医学中心，实习生和二年级住院医师一起照料12～18名患者。每天早上7点半，我们的主治医师会与我们会面，讨论当天的工作计划，并对我们进行不同程度的监督。但每一天的具体工作，每一分、每一秒，我都和拜奥待在一起。

"我只想努力让这些病人都活着。"我说道，也许有点过于强求。

他向我挥挥手，说："是的，是的。只要准时上班，拼命干活就行。"这我能做到。这也是我之前一位棒球教练所信奉的哲学。"看到你，我想到两件事，"拜奥说，"第一，你看起来似曾相识，像我认识的一个人，你们俩看起来都像个大肉丸子。"

诚然，我的体形让我看上去更像一名专业运动员，这早已不是我第一次遭到医疗卫生体系内的人员的嘲讽啦。在医学院上学时，我们班一位叫希瑟（Heather）的女同学在第一眼见到我的时候，就直言不讳地告诉我，我看上去像个精力充沛、性欲旺盛的"阿尔法男"。这位和《宝贝小情人》（*My Girl*）里的安娜·克鲁姆斯基（Anna Chlumsky）长得很像的女人，如果知道我在亚拉巴马州的伯明翰度过了人生的第一个十年，在佛罗里达州奥兰多郊外的一片杂乱无序的郊区度过了第二个十年，一定会大吃一惊。在我去向一位备受尊重的糖尿病研究人员提问，问他是否认为我的情况可以称为"带糖生活"并赋予它更正面的标签后，我赢得了希瑟的芳心。这位研究者并没有被我的"带糖生活"逗乐，但希瑟倒是被逗笑了。此后不久，我们开始约会，并一起来纽约参加哥伦比亚大学的内科培训项目。希瑟已经完成一年实习，比我早一年。我真希望她现在能悄悄在我耳边给我一些建议。

"另外一件事是什么？"我问拜奥。

他笑着说："你看上去吓坏了。"

"是的。"

"好吧。去检查一下我们的新病人。"

3 »

当我拉开帘子，把头伸进病房外围的一个玻璃隔间里时，护士说，"仍没醒，他交由你全权负责。"

在护士身后，病房的窗户朝向哈德逊河，但视野被堆积如山的医疗设备遮挡。在病房的中央，一名男性患者躺在一张大床上，他被注射了镇静剂，床上有符合人体工学设计的护栏，可以防止褥疮。如果一侧压力过大，传感器就会被激活，床垫就会充气以平衡压力。床后面放着一个不锈钢衣帽架，上面挂着九个装满透明液体的塑料袋，每个都有乳房填充物那么大。在这些上方，比苹果手机屏幕稍大的监控器显示了塑料袋中的药物名称和用药速度。如果透明塑料袋里的液体快滴完了，警报声就会响起。如果有人在调整滴入的速度，也会有警报声响起。整个装置看起来就像一个神秘的艺术品，里面有警报器、机器、按钮、管道、电线和闪烁的灯光。我在进来时得到了非常明确的指示：除了患者以外，不要碰房间里的任何东西。

我深吸一口气，走近这位不省人事的患者，他留着八字须，看上去有点像泰迪·罗斯福（Teddy Roosevelt）。我拿起一副手套，准备检查这位神秘的患者，不管他的命运如何，他已经落到我手里了。我开始回想在医学院时，我是如何学习为患者进行身体检查的。

"从手开始，"我的老师建议，"这会让病人感到安心，并能揭示一个人的生活方式、饮食方式、工作方式，以及他们是否吸烟……"

我戴上手套，拿起那名患者软弱无力的右手。它看起来就是一只正常的手，粉色、柔软，指甲下没有污垢，没有观察到显示詹韦损害（Janeway lesion）的小出血点，也没有观察到被称为奥斯勒结节（Osler node）的皮下肿块。奥斯勒结节这一术语以刚刚过去的医学时代里最杰出的医生——威廉·奥斯勒（William Osler）的名字命名。不管是詹恩威病变还是奥斯勒结节，都表明心脏瓣膜受到了感染。我的视线从病人的手向手臂转移，查看是否有静脉注射毒品的痕迹，因为这种情况罹患感染性心内膜炎的概率也很高。然后我又把注意力转移到病人的头上，我注意到他的头皮上有一个小擦伤。整个检查过程中，呼吸机每5秒钟向他的肺里注入半升空气，他的胸部会随之轻轻地上下起伏。

"格拉德斯通先生。"我唤了一声病人的名字。

没有回应。我几乎松了一口气，但我马上想起在医学院学到的另一个宝贵经验。老师告诉我们："不要做这样的医生，实际上病人已经死了，你却认为他在睡觉。"

"格拉德斯通先生！"我大声喊道。

病人轻轻地呜咽了一声。我看向他的眼睛，用左手提起每个眼睑，同时右手拿手电筒照亮，两瞳孔正常收缩。我将手靠近他的鼻子，评估他对近处物体的感知能力，我们将这个过程称作"调节反射"。他的瞳孔很容易受光线影响，却无法完成适应性调节。在手指靠近鼻子前，我注意到他左眼的瞳孔比右眼的小2毫米。

当我在一个小记事本上草草记下我的发现时，外界的噪声似乎渐渐消失，只有我们两个在这个真空的空间里。我将视线从笔记本上抬起，注视病人的胸部，看着它随着每一次人造的呼吸静静地起伏。他的心脏怎么样了呢？他正在康复还是即将死去？

"你会挺过去的。"我低声呢喃，与其说是对他说，不如说是对我自己说。我想知道卡尔·格拉德斯通来自哪里，过着怎样的生活，他有工作、有家庭吗？

"紧急呼救，心搏骤停，公园南6号！"对讲系统在头顶发出刺耳的声音。"心搏骤停，公园南6号！"

坐在病人面前的我连忙转过身去，看见拜奥正咧嘴笑着飞快地从我的病人的小隔间旁跑过，可谓轻车熟路、得心应手。"轮到你了，伙计！"他边说边推开门向外冲去，"坚守阵地！"

就这样，我被独自留在了病区，拜奥身后的门还在弹簧铰链上来回晃动着。我闭上眼睛，低声咒骂，快速完成了对格拉德斯通的检查，并打了一张便条来记录我的发现。每说一句话，我就环顾一下房间，观察是否有人心跳停止了。我独自一人时，每分每秒都感到心惊胆战。

经过漫长而痛苦的20分钟后，拜奥回来了。

"怎么样了？"我问。

"救回了一条命。"他笑着答道。他诙谐的骄傲让我想起棒球队的队友和以前的生活。他接着问道："我们的新病人什么情况，搞清楚了吗？"

"哇，太棒了！发生了什么？"

"我的问题优先，我的朋友。先给我介绍一下我们的新病人。"

"当然，当然，"我一边拿起我的笔记本，一边回答，"58岁男性，心脏病，突发的。刚去上班，就在上课的教室里昏倒在地。"

"不是突发的。"拜奥坚定地说道。

我停顿了一下，回想起一天前我们的对话。拜奥曾提到，心血管功能会受到昼夜节律的影响，因此，心脏病发作在早上更常见。

"对的。"

"继续说，"拜奥说，"我洗耳恭听。"

"他们把他带到心导管检查室，对他进行了治疗。"

他紧盯着我的眼睛，皱起了眉头："就这样？"

"他现在睡着了，对，就是这样。"

"你还有什么想告诉我的吗？"

"我认为这就是大致情况。刚才检查时他看起来很不错。使用了镇静剂后变得很平静。我觉得还会有更多的细节。"我说完，就伸手去拿心电图。

拜奥抢在我之前拿到心电图，失望地摇了摇头："你几乎没有告诉我任何有用的信息。"

我挠了挠下巴，不敢直视他。我不想让这个男人失望。我想像他一样，我想成为他。"一个瞳孔比另一个小。"我补充道。

拜奥抬起头，问道："嗯，这很有趣。你对此有什么看法？你的鉴别诊断是什么？"他指的是一个系统的排除过程，在这个过程中，临床医生要考虑一系列疾病，然后才能作出诊断。这就是我在医学院学到的处理任何症状或临床发现的方式。一些简单的症状，例如咳嗽，其起因可能非常模糊，我们一开始就会被鼓励尽可能广泛地思考，将这个症状可能的疾病列表快速排除的过程就是所谓的鉴别诊断。哈佛大学医学院的教授们总是能列出一份长得令人难以置信的清单，这让我们十分惊讶。

我很高兴自己注意到了瞳孔的不同，但我并没有考虑其原因和真正采取下一步措施。我将自己的"频道"调到拜奥的"宽频"上，用Myspace（聚友网）关注他的Twitter（推特）。我回想起我在医学院学到的一种助记方法，它能帮助我作出鉴别诊断，即VINDICATE：

V表示血管。

"他可能中风了，"我说，"也许他大脑中的一个血管病变导致一个瞳孔收缩。"

I表示感染。

"他可能是瞳孔感染，类似于眼球疱疹。"

N代表肿瘤。

"他可能长了肿瘤——眼瘤或脑癌。"

D表示药物。

"他在救护车上吃了很多止痛药，在插管前服用了镇静剂。我知道麻醉剂会影响瞳孔。"

拜奥用食指轻轻地碰了碰我的胸口，说："嗯嗯，真让我刮目相看啊。"

"谢谢。"我回以微笑。

"现在，一口气说出一堆可能的原因很好，但我们到底应该把赌注押在哪里？"

我想，医学院就是用来列清单的。但作为一名医生，意味着要知道如何缩小这个范围。"嗯，"我的眼睛快速地来回转动，"我怀疑这是癌症，也可能是中风。不太可能是感染。也有可能是药物的问题。"

"听起来很合理，"拜奥说，收起心电图，"听着，我需要你改进你的陈述。我需要比你刚才告诉我的更详细的信息去了解这些病人。"

"没问题。"我伸手拿起笔记本，飞快地记下细节！

"但首先我想和你聊聊刚刚抢救的心搏骤停患者。"

"好的，发生了什么？"

"每当我跑去抢救心搏骤停的患者时，我都会低声念'ABC，ABC'，以提醒自己要从气道（airway）、呼吸（breath）、血液循环（blood circulation）开始检查。"

我潦草地写下"ABC"。

"不要写，听着，"他说，"我一进屋时，这个家伙就动不了了。他睁着眼睛，但双眼无神。对任何事情都没有反应。想象你是我。你会怎么做？"

这个想法让我惊呆了："我不知道。"

"这不是正确的答案，麦卡锡医生。思考。"

"让我想想……"

"但要记住，在现实中，你根本没有时间思考。"

"必须形成条件反射，"我尴尬地回答道。

"你跑去抢救时对自己说了什么？"

"ABC……"拜奥微微一笑。

"那么，"我继续说，"是……呼吸道。我会对呼吸道进行评估。"

"对了。"

"病人的呼吸道是通畅的吗？"

"我检查了他的呼吸道，发现被堵住了。所以我们当场给他插管。"

"很好。"

"当管子插入他的喉咙时，所有淤塞在里面的东西全都导出来了。"

拜奥脱掉了他的白大褂，手术服上衣布满污渍。

"那是什么？"我问。

"哦，粪便，'货真价实'的那种。"

我下意识地抬起手捂嘴。拜奥右手抓着他的汗衫，左手扯下手术服上衣，把它揉成一团。

"但是怎么会——"

我还没来得及说完，他的上衣就打中了我的脸。

"我们以后再谈吧，"他一边说，一边溜达着去检查卡尔·格拉德斯通，"去把你自己介绍给其他患者认识吧。"

4 »

为了找到一个可以和我交流的病人，我决定从唯一可以走动的人——骑着健身脚踏车的那个"大块头"开始沟通。

"你好！"我轻轻地敲着隔开病房的玻璃门。他停下来，摘下耳机。他是一名40出头的西班牙裔男子，剃着光头，房间里散落着书籍、杂志和便签纸的碎片。他身材结实、胸肌发达、肩膀宽阔，像个退役的后卫。从他散落在这个病房里的东西来看，他已经在这个房间待了很长一段时间了。

"嗨，"我走进去继续说，"我是……"

"一个新来的。"

"是的。"

"本尼·桑托斯（Benny Santos），"他说着伸出一只手，"认识你很高兴。"他说话的声音轻柔而从容，手出奇的光滑。与其他病人不同的是，他没有穿病号服。相反，他穿了一件纽约巨人队的T恤和牛仔裤。

"我是这里新来的医生。"自我介绍时，我尽量避免提到"实习生"这个词。

"欢迎。"

我走到他的床边停下来，我看到那里放着一个笔记本，正准备开口询问这个看上去相当高大健壮的男人住在重症监护病房里的原因。

"我为什么会在这？……这是你想知道的吗？"他微笑着问道。他的声音如此轻柔，我必须和他靠得足够近才能听清他说的话。

"正是。"

"我需要一个新的心脏。"他指着自己的胸口说。

在他的房间外面，我们无意中听到一位指导医师在给一群医学生做晚间指导。"这个病房里的很多病人，"他说，"都是美国500多万心力衰竭患者之一。心力衰竭是指心脏无法向身体输送足够的血液。"

"他说的就是我，"本尼高兴地说，"具有明星般魅力的在下。"

"如果不能将血液输送到缺血的器官，"指导医师继续说道，"随着肾脏和肝脏不可避免地衰竭，液体就会逐渐回流到肺部。到那个时候，没有药物可以挽救他们。要么移植，要么死亡。"

"我在这好几个月了，"本尼轻声说，"一直在等待合适的心脏。"

我想起过去几周我是如何度过的——参加毕业派对，搬往曼哈顿，出席鸡尾酒会。"这太难熬了！"我说。但从另一方面来说，他相对稳定的病情意味着我少了一个需要担心的患者。

他说："我只是想偷看一下器官共享联合网络（UNOS）的名单。"作为一名医学生，我曾多次被介绍到器官共享联合网络及其复杂的器官分配算法部门。虽然不同的城市情况差异很大，但新心脏的平均等待时间预计只要150多天。然而，他等待的时间远远超过了这个平均值，只能说他很不幸地成为离群值中的一员。

"你在听什么？"我询问道。但我问了一个错误的问题。我试图找到某个切入点，与他建立一种良好的关系，但讨论音乐不是我的强项。在大学里，我曾经因为说我觉得咕咕娃娃乐队（Goo Goo Dolts）像是在为我的生活配乐而被宿舍里的人嘲笑。

"娃娃脸（歌手名）的歌，"他问道，"你喜欢吗？"

"谈不上喜欢。"

"好吧，好吧。但这歌很酷。"

"但是，朱迪法官，"我指着电视说，"我是她的超级粉丝。"

他笑了，我们抬头看了看电视，"是的，她很棒、很有智慧。"

我紧张得紧咬着的牙终于松了下来，我在他的床边坐下。"他们管她叫白人奥普拉。"我说。

朱迪敲打木槌时，本尼皱起了眉头。"谁这么叫她？"

"不是有人那样叫她吗？"

"我不这么认为，"他说，"绝对不会。"

本尼向窗外望去，看到的正是亨利·哈德逊公园路，那里的交通堵塞长达数英里（1英里≈1.609千米）。"我真的很感谢你们定期来看我，随便聊些什么。"

"当然。"

"你的一个同事过去经常来这里，每天和我待上15～20分钟，谈论《圣经》，聊音乐，有时聊些其他话题，想到什么说什么。"

"那真是太好啦。"

"有一天，我们都在这里过节。我情绪低落，她看出我不像平时那般风趣。所以我们就像这样看着窗外，她说，你知道的，假期发生交通事故的概率更高。醉酒司机，马路上更多的行人，诸如此类的现象都会加大事故发生的概率。"

我点了点头表示赞同。

"她笑着说，'每个醉酒司机，每个从海滩回来的家庭……他们都可能成为器官捐赠者。'每次坠机都让我离器官移植更近了一步。"

他在窗口转过身来看着我。

我不确定这时我需要做出什么反应。"我想这是其中一种看法。"我回答道。

他皱起了眉头："这种想法太可怕了！"

"是的，这是一种可怕的想法。"

我脸红了，为这种交流感到尴尬。

"她的本意是好的，"他微笑着抬头瞥了一眼，说道，"但没人会把你的同事误认为是白人奥普拉。"

5 »

"新病人看起来状况不错。"拜奥拿起两把椅子，把我领到病房的后面，交流着格拉德斯通的近况。"他妻子马上就会到，需要他清醒一点，所以我停了镇静剂。"

"知道了，我会修改药单的。"

"我已经处理好了。来，我们来玩个游戏。"

我们上一次的谈话以我脸上落下一件脏兮兮的医用上衣而告终，一想到"游戏"会怎样结局，我就不寒而栗。

"一年后，你将负责心搏骤停的抢救。几十个医生挤在一个房间里，围着看你对一个躺在病床上毫无生气的病人实施救治。今年你会比较轻松，只需要做胸外按压、抽血或静脉注射，但明年你就是指挥者啦。"

"那太好了。"我面无表情地说。在医学院时我们面临心搏骤停的情形并不多。也许可以这样解释——仅仅是想到那场景就会让我们许多人心生恐惧、噩梦连连。所以我们更注重对倾听患者陈述和身体检查等基础知识的学习和提升。

"我会用可能遇到的各种情景考验你，我希望你能告诉我你会如何处理，准备好了吗？"

我笑了笑答道："我想我们都知道答案会是否定的。但……我准备好了。"

"行，现在是早上6点，你去上班，开始检查你的病人。你走进一个病房，病房里是一位无反应的24岁的黑人女孩。现在开始你的诊断吧。"

他指向我，我慢慢呼出一口气。哔哔作响的呼吸器和生命体征监视器暂时远离了我的世界。"无反应？"

"失去意识，没有反应。总之就是你摇晃她时她不会作出反应，你继续。"

"我想……我想我应该从气道、呼吸和血液循环开始检查。"

"很好。她呼吸道通畅，但没有呼吸，心脏也没有跳动。"

我笑了笑试图拖延时间："我们应该解决这个问题。"我的脑子超速运转，拼命回想我曾在麻省总医院目睹的一起心搏骤停事件，回想当时是如何处理的。

"的确。"

"我将对她进行插管，"我说，"然后开始胸外按压。"

"很好，但你能同时做这两件事吗？"

"不能。不能在同一时间。"

"那么……"他说着，把下巴向前抬了抬。

"我会得到帮助。我会叫人帮忙。"

"就是这样！"拜奥拍了拍我的胳膊，"在这种情况下，你本能的反应倾向是对的。医学的一切都是以团队合作为基础的，永远不要忘记这一点。那么，你还会做什么？"

"我不确定。"

"你可以给她进行心肺复苏，给她输氧。但是为什么一个年轻的女孩心脏会停止跳动呢？"他绿色的眼睛微微眯起，专注地看着我。

是的，不应该出现这种状况。"是先天性的还是有其他原因？"我问道。

"我提到过她是个20来岁的黑人姑娘。这对你的诊断会有所帮助吗？"

"也许她嗑药过量了？"

"太轻率了，"他笑着从我身旁走开，"不是所有的黑人孩子都吸毒。"

我有点惊慌失措，"不，不，我不是这个意思，我只是——"

"开个玩笑，毒品是一个合理的猜想。那如果是毒品导致的，你会如何处理呢？"

"我可能会用一些药物来抵消毒品作用。"

"可以。纳洛酮（Narcan）。它威力强大，能在几秒钟内使一个人从不省人事的麻木迟钝状态变得焦躁不安。那如果我告诉你她胳膊上有瘘管呢？"

"那她可能患有肾病。"

"继续说……"

"也许她错过了透析，又或者是她的电解质流失了。我会叫人去实验室化验。有可能是钾……"

拜奥摇了摇头："那个女孩的心脏已经停止跳动了，但你知道我们实验室需要多长时间来化验她的血液并告诉我们钾的含量吗？"

"不清楚。"

"在你回答之前，她已经在太平间了。"

我拍了拍额头。我去拿课本的话，病人已经死了。那我应该什么时候去拿课本呢？那在我束手无策的时候，我怎么才能知道该做什么呢？

"你必须领先一步，"拜奥说，"凭借经验去治疗。假设她体内的钾流失了，然后以此论断进行治疗。你必须尝试误打误撞，不能再磨磨蹭蹭了。"

"我会试试的。"

"下一位。你走进病房，这次失去意识的是一位银行家。"

"什么样的银行家？"

"具体的我不清楚，"他挥着手说，"只知道是个银行家。一个摆弄文件、赚很多钱的银行家。"

"让我想想，"我看着天花板说，"可能会是因为……可卡因吗？"

"在你看来每个人都吸毒，"他伸手拿起一小盒苹果汁笑着说，"我喜欢这个。继续。"

他刚喝下一大口，一个护士就朝我们跑了过来。她沉重的脚步声分散了我的注意力，当她跑到我们身旁时，我们都抬起头望向她。

"是富兰克林女士！"她说。

拜奥站起来，拉了拉我的袖子。"我们用这个来测试吧。"他笑吟吟地说，然后开始在走廊上狂奔，我尽可能地跟上他。我们跑着跑着，他回过头来说："照我说的做。一切都照着做。"

我们很快来到了一位戴着呼吸机的老妇人床边。她太过脆弱纤瘦，我们甚至能辨认出她脖子上的肌肉纤维。

"发生了什么？"拜奥问站在床边的护士。她还没来得及回答，拜奥就转向了我。"马特，把她的呼吸机断开。"

一组护士开始对这位女患者实施抢救，其中一名护士说："她刚刚的脑电图变成直线了。"

我看着呼吸机，胃里一阵翻滚，突然有一种强烈的排便冲动。我只在医学院的伦理教科书上读到过断开病人呼吸机的情景。特丽·夏沃（Terri Schiavo）的形象浮现在我的脑海里。

"切断呼吸机。"拜奥平静地重复着，同时把手伸到她长袍下面的腹股沟上，寻找脉搏。

我试着将呼吸管从呼吸机上拔下来，但没有成功。我再次尝试，但还是没有拔下来。当拜奥在快速地询问一连串的问题，同时给每个护士分配了抢救过程中的具体任务时，一名体形只有我一半大小的护士突然冲到我身前，迅速地把呼吸管从呼吸机上拔了下来。有人开始往患者的喉咙里输送氧气，而我则有点慌乱地来回扫视着这忙乱的场景，想找点事做。拜奥短暂地闭上眼睛，再次在患者的长袍下摸了摸。"没有脉搏。马特，开始胸外按压。"

我坐在床的左侧，一只手搭在另一只手上。我给珍妮特（Janet，麻省总医院的碰撞测试假人）做过几十次心肺复苏术，但从来没有在真人身体上实施过。当我思索我190磅（1磅≈0.45千克）重的身体落到这个87磅重的女人身上会有什么后果时，我突然感到一阵恐惧。

拜奥感觉到了我的犹豫："接受你将会压断她肋骨的事实吧，尽管去做。如果她死了，我们就可以退场了。"

第一次按压时，肋骨像生的意大利面一样裂开了。

"啊，"我低声咕哝着。第二次按压时，更多的肋骨裂开了。到第三次按压时，她的胸腔变得柔软，我能感受到她皮肤下折断的肋骨的尖锐边缘。

拜奥对身边的护士说："我需要一剂肾上腺素和一剂阿托品。"他戴上消毒手套，拿起一根大的针管，又在她的腹股沟上摸索了一下，继续寻找脉搏。"慢点，马特，你按得太快了。每分钟100次。"

他开始将一根大导管插入她的骨盆。

"活着。"他说。

"是的，她……"我的呼吸变得急促起来。

"不，她已经死了。但是《活着》（Stayin' Alive）这首歌，还记得吗？按那个节拍做按压。"

事实上，我不记得了，因为那天早些时候当团队在讨论胸外按压的速度大约是每分钟100次时，我去了洗手间。在情绪激动的时候，要保持这一节奏几乎是不可能的，但比吉斯（Bee Gees）的歌曲《活着》可以用来帮助保持节奏。那首歌的节奏刚好是每分钟103次。

"停止胸外按压。"拜奥坚定地说。

我停了下来，喘了口气，病人胸部被我持续按压的部位凹陷了。我们看向除颤监护仪，这时候我非常想做点别的事，任何事都行。我还没准备好去面对我的第二位病人，无法接受她在我做胸外按压的时候肋骨断裂，然后死在我面前的事实。

"监视器显示有心跳。"我在呼吸间隙说。

拜奥把手放在她的脖子上："没有脉搏。继续心肺复苏。"

我看到的心跳并不是真正的心跳，而是一种无脉性电活动。电流穿过细胞壁时会引起她的心脏痉挛，在缺乏经验的人（我）看来，这就像是心脏监视器上的心跳一样。但没有脉冲就不能推动足够的血液流向身体。拜奥是对的，心肺复苏必须继续。

我继续按压她的胸腔，护士给她注射了一种又一种的药物。她那断裂的肋骨锋利的边缘感觉像是要切开她的皮肤。

拜奥的眼睛一直盯着监视器："保持按压，马特，感受一下脉搏。"

我把手放在她的脖子上，没有任何感觉。我的心一沉。"我没有……"

拜奥同时摸到了另一边。

"哦，太好了，"他笑了，"脉搏恢复了。祝贺你，第一次从死神手中抢回一条生命。"

他把我的手往上移了几英寸（1英寸=2.54厘米），那里确实有脉搏在有力地跳动。

"天啊！"我跟他对视一眼说道。
"是真的。现在，把呼吸机接上。"

就是这样。经过多年的准备，我刚刚帮助一个人起死回生。这一刻，我感到心跳加速，颈部的脉搏急剧跳动。这是我一直在寻找的感觉，是外科手术不能带给我的体验。当然，我遵照拜奥的指令所采取的抢救措施在一定程度上伤害了病人，这似乎又会带来一系列新的问题，但她挺了过来。她还活着，并将与她的配偶、孩子以及任何其他人一起活下去。医学是具有挑战性的，但它实在是太不可思议了。当我们一起站在床边时，我带着几分自豪感望向拜奥，他似乎也察觉到了我的兴奋。

"你知道，"他拍拍我的背说道，"没有比让一个患有转移性肺癌和精神错乱的95岁老太太活过来更有意义的事了。做得好。"

6 »

接下来的几个小时，我站在拜奥身后看着他完成一场又一场急救。就像坐在一场小型音乐会的前排，被一个即将成名的乐队演奏吸引时，心想，为什么我从来没有学过弹吉他呢？不知不觉已是凌晨3点，一眨眼的工夫我的值班时间已过去21个小时。

我在这一晚看到的和做的比我在医学院一个月里学到的还要多。一颗跳动的心脏停止了搏动，我用手掌按压重新"启动"了它。我压断了肋骨，压扁了腹股沟，调整了呼吸机，使用了课本上没有的新药物。当然，小心翼翼地缝合面部伤口是很有趣的，但危重症医学却显得更加与众不同、超凡脱俗。这里的病人们病情严重、濒临死亡，心脏加护病房从来没有"虚数"。相比之下，手术室似乎平淡无奇。阿克塞尔肯定会对这种想法一笑置之，但他已经失去了选择的机会。外科手术供我发挥的空间似乎太过狭隘，而涉及复杂的决策过程，需要同时处理众多信息的危重症医学于我而言更富挑战性。

回到护士站，拜奥用力地在键盘上敲下一个字母，然后转身微笑地看向我说道："好啦，虽然我很兴奋，也很高兴，但到教学时间了，让我们复习一些心电图的基本知识。我猜你一定很讨厌看这些东西。"

我抓起笔，把椅子挪到他身旁，"倒想看看你的臆测准不准呢！"

"让我们从你的新病人格拉德斯通讲起吧，"他举起几个小时前就推过来的移动心电仪器，说着，"我们在医学领域所做的一切都必须系统化。"

系统化，我在心中默念，准备记在心头，让它成为一个口头禅。

"否则，事情就会变得不清不楚，混乱的事情就会发生。"
"明白。"

"每次看心电图时，我都会在心中反复默念：心率、心律、心率轴、心率间隔。从心率谈起吧，你知道我为什么要从它开始吗？"

我摇了摇头。

"如果心率特别不正常，比如每分钟190次或者每分钟25次，你就必须放下心电仪，对病人进行评估。明白吗？"

我在笔记本上潦草地写下：异常心率、心电图骤降等。"好的，好的。我记下了。让它们在我脑子里烙个印吧。"

"你让我想起了——"他笑着说，"你让我想起了《记忆碎片》（Memento）里的那个家伙。"

回想了一下电影里的那位帅哥，我说了声："谢谢。"

"不是恭维。接下来，我检查心律。如果心律不是正常的窦性心律，可能就有些麻烦了。"

在接下来的两个半小时里，拜奥向我展示了如何阅读心电图、解读动脉血气分析报告，以及如何处理每个患者每隔几小时就会生成的大量数据。我希望从我上医学院的第一天开始就能这样做。无数的解剖学或药理学讲座给我提供了大量的关键信息，但却无法将其转化运用到医生的实践工作中。面对生死攸关的情境，我不仅需要了解身体化学物质和物理科学，还需要知道如何正确评估病人的病情并迅速作出决定。如果没有一个框架能梳理好我脑海中的所有知识以供快速应用，我一定会寸步难行。我意识到，拜奥在重症监护病房所做的，为我将头脑中的知识与患者的实际症状结合提供了一种方法。

5点30分时，包括我和其他3名实习生在内的医生们开始陆续进入重症监护病房。我被随机分配去和3位女士一起度过我3年的住院医师培训，她们分别是阿里尔（Ariel）、拉丽塔（Lalitha）、梅根（Meghan）。一年的绝大部分时间里，我们每4天轮流值班30个小时。但在重症监护病房，我们在一起的时间是有限的，因为我们每个人都需要和二年级的住院医师组队，向他们学习医学实践中的门道，比如我的搭档就是拜奥。一年中每4周，我们4个就要换一次科室，在传染科、全科、老年病科、医疗重症监护室、肿瘤科等科室进行轮转。到第二年的时候，我们会重复这个过程，同时负责监督一名实习生，实际上就是我们转变成拜奥的角色，目前来说这还比较遥远。但三年级的实习生的工作内容，除了申请职位或专业奖学金外，我知之甚少。

"早餐！"阿里尔说着，递给我一个棕色纸袋和一杯咖啡。她留有一头红色的卷发，穿着一件带有蓝色赛车条纹的绿色设计手术服。

拜奥抓起纸袋，看了看里面的东西，不太满意地抬起头。"你的小分队怎么样？"他问道，这是医院对每个实习生团队的称呼。

"她们看起来不错，实际上也很好。"

"希望你能与她们好好相处，你现在很少看到她们，但以后相处的时间会很多。在接下来的3年里，你每周都有80个小时和她们在一起。"

"难以置信。"

"性格不合，"他顽皮地笑着说，"会导致前路坎坷。"

那时，我还不清楚和另外3名实习生在这样一个高风险环境中密切工作3年会是什么样。而对于友情的考验似乎终会在小的冲突中爆发，并且这种考验完全建立在信任的基础上。如果我的同事不能信任我，如果他们不能确信我会尽可能地照顾好他们的病人，我们的团队就会失调。再多的善良、幽默或同情都无法挽救，没有彼此的信任，我们将一无所有。

接下来的1个小时，我检查好我的病人并准备进行查房。晚上7点，换班的护士到了。

"给他们让道，"拜奥说，"我们谈谈。"

我和他一起走到病房的一个角落。

"我们的主治医师很快会到。"他说，他指的是监督我们所有人并已获得权威认证的心脏病专家。"他是个特别傲慢的人，著名心脏病专家，才华横溢，但总是疾言厉色。他讨厌浪费时间，所以你的讲话要简短，言简意赅，先告知他需要了解的病人情况，然后再谈别的。明白吗？"

30分钟后，查房开始了。我们11个人穿着白大褂围拢在"傲慢医生"身边，4名实习医师、4名住院医师、1名医学生、1名药剂师，还有1位来自阿根廷名叫迭戈（Diego）的心脏病学进修学员。迭戈在哥伦比亚大学完成了他的住院医师培训，现在很有声望，是三年级心脏病学奖学金的获得者。他正在学习如何变成傲慢医生，就像我正在学习如何成为拜奥一样。他总是眯着眼睛，当我第一次见到他时，我就像是再次见到了阿克塞尔——神情疲惫、举止唐突，对我全然漠视。

我们这群人默默地站在原地，等着傲慢医生开口。我已经26个小时没合眼，快精神错乱了。在第12个小时，我就已经很累了。到第16个小时我恢复了一些精力。但过了24个小时后，我的基本感知功能开始下降，而现在我觉得自己离住院抢救只有3个小时了。30个小时轮班的马拉松耐力赛使我精神恍惚。如果我的情况如此糟糕，我怎么能对我的病人负责呢？

傲慢医生慢慢地把头转向我，问道："开始？"拜奥用肘轻轻地碰了我一下，低声说："伙计，到你上场了。"

据说，如果你环顾扑克牌桌四周，却不能立即发现最笨的那个人，那你自己就是那个笨蛋。我担心自己可能正在经历类似的事。我抓紧我的笔记本，把它举到身前，挡住我的脸。"Gladstone"（格拉德斯通）这个词和"anisocoria"（瞳孔不等）一词一起"蹦"了出来，我居然还在笔记本的页边空白处潦草地记下单人花样游泳这项奥林匹克运动。我可不记得我写过这样的东西。

"卡尔·格拉德斯通是一位58岁的男性，过往没有什么重大病史，昨天他在工作时感到胸痛，"我开始陈述我的笔记，"随后晕倒在地，被送往急诊室。"

我吸引了所有人的注意，拜奥除外，他正在一个护士耳边低语。当我完成病情陈述后，大家走进房间，一起检查我的病人。在病房里我又说了几分钟，迭戈盯着瓷砖地板，轻轻地摇了摇头，傲慢医生打断了我的陈述。

"很好。下一位病人。那个关于瞳孔的问题很奇怪，扫描一下病人的头部。"

我在走过一个个病房时睡眼迷蒙，口齿不清地陈述每位病人的基本情形。大部分是对的，有些是错的。幸运的是，如果我误读了心电图结果或误报了化验数值，我得到充分休息的团队伙伴就会帮我纠正。当我们走近本尼的房间时，傲慢医生轻声说："下一个。"我略过这个病房继续往前走。幸运的是，查房之后我就被打发走了，我问拜奥是否愿意和我一起乘地铁回家。

"不，"他说，"我要待一会儿。"他拿起一叠心电图，结果打了个哈欠。顺便又说了一句："对了，昨晚干得不错。"

我踉跄地走到电梯前，走出医院，沐浴在温暖的夏日阳光下，步态就像喝醉的人一般。那时刚过中午，我30多个小时没有休息过了，这是我个人的最高纪录。过马路时，我看到一条红色的大横幅悬挂在医院立交桥的一侧。

"奇葩的事情正在此上演！"

我被这句话逗乐了。我怎么才能描述我刚刚看到和做过的事情呢？"奇葩"似乎是一个再好不过的形容词。几分钟后，我坐上南下的地铁并睡着了。

7 》》

第二天日出前我回到了病房。每次我经过本尼的窗口时，他都会在他的健身脚踏车上朝我挥挥手。我在病房之间来回穿梭，熟悉新来的病人。一位女士现在住在格拉德斯通最近空出来的床位上。前不久格拉德斯通被转移到另一楼层，他的妻子萨沙（Sasha）来这里询问过缘由。我尽我所能地向她概述格拉德斯通转楼层前后的情况，但最终还是由我的上级医生给了她更全面的说明。在她离开病房的路上，她挥手叫我下去，并向我表示感谢。

"他会挺过来的。"我说，我希望自己对形势的乐观预判是有依据的，更希望它是准确的。他已不在之前的重症监护病房，这是一个好的迹象，但我真的没办法作出一个长期预判。萨沙的头发白得像漂染过一样，我们说话时，她的嘴唇一直在颤抖。

"我祈祷一切如你说的那样，他能挺过来。"她说。

我抓住她的右手，轻轻地握了一下："我们必须保持乐观。"

"你跟他谈过了吗？"

"还没有。"

"他是那种中规中矩的人，每天的生活都很规律。"她重新把链条包放回肩上，想到丈夫有条不紊的生活，她笑着补充道，"按时起床，煮好咖啡，洗个澡，去办公室。我不明白那天他为什么打破了这个规律。"

"我们一定想办法帮助你解答这一疑问。"我说这话时，她的嘴唇仍然在颤抖着。

"多跟我说说关于他的故事吧。"我说道。

几分钟后，拜奥站在X光胸片前叫我过去："我们每天至少要有5分钟的教学。今天的课程是胸部X光检查。"

我咧嘴笑了笑："你真是太好了。"

"我这样做不是出于好意，而是为了不让你变成一位糟糕的医生。"他拍拍我的背，咧嘴笑着问道，"好啦，你是怎么看胸部X光片的？"

"系统地。"我说，想着他对待任何事情的态度。

"正确。没有一个体系，事情就会错乱。那么，你的体系是什么？"

"我真的不……我知道我应该有一个体系，但我自己还没有体系。我只是看着它，就像这里，"我指着左肺里的一个白点说，"有可能是肺炎。"

"不对！"他摇了摇头。"你必须给出更好的回答，但至少你是诚实的，再试一次。"

如果拜奥是查尔斯的上司，那我就是《查尔斯节目》（注：著名音乐剧）中的愚蠢伙伴——巴迪·莱姆贝克（Buddy Lembeck）。也许它不是肺炎，但它确实看起来像。"好的，左肺看起来是肺炎，右肺……"

"打断一下。"

"什么？"

"如果你在街上看到一个漂亮女人，"他认真地问，"你的眼睛只盯着她的胸部看吗？"

我正在想这是不是拜奥在故意恶搞。

"答案是否定的，麦卡锡医生。从外围开始，我们应该看她的脚踝上是不是有文身，手指上是不是戴着结婚戒指，然后按你的方式去观察。"

我点了点头，"好。"

"如果你直接关注肺部，你会错过边缘部位的细节，这里。"

他指了指左锁骨的细微骨折。他是对的，我肯定会忽略那里。

"好的，那我们继续看。"

这时，傲慢医生在走廊的另一端吼道，"打住，打住。别胡说了。"

早上7点半准时开始查房，然后以极快的速度推进。小组中资历较深的成员之间用一种我还不能完全理解的医学速记法进行短暂的交谈。我的任务是陈述患者昨晚的身体状况，并根据我前一天查房时提出的问题作一个简短陈述，我很想知道哥伦比亚大学医学院做心脏移植手术的历史有多久了。事实证明，如果你在查房时提出一个问题，但没有得到直接和明确的答复，第二天你将被要求就这个问题作一个简短陈述。

在听别人陈述的间隙，我偶尔会悄悄问拜奥一些问题，希望从他那里能得到某个缩略词或某个临床试验的进一步解释，但每次他都把食指放在唇边，摇着头。我的笔记本一上午就写满了。我们在快到中午的时候结束了查房。当我草草记下心脏复律时，我感觉有一只手放在我的肩膀上，是傲慢医生。

"你做得很好。"他轻声地说，棕色的大眼睛盯着我。这是我们第一次在查房后交谈，我感觉他就像一位近在咫尺的超模。他的前额和脸颊布满数不清的细小皱纹，头发看起来像被雨淋湿的干草。"但是，麦卡锡医生，你真该学会怎么看胸部X光片。"

我们在90秒的时间里狼吞虎咽地吃下美味的金枪鱼三明治。午饭后，拜奥让我在一位年轻女士的股静脉中插入一个大口径的静脉滴注套管针，也就是中心静脉导管。拜奥将监控整个过程，并建议我先在《新英格兰医学杂志》（*The New England Journal of Medicine*）的网站上观看模拟视频。

视频播放后不久，有人拍了拍我的肩膀："医生，有你的电话。"病房值班人员说。我暂停播放模拟视频，拿起电话，不知道是谁居然知道能通过重症监护病房联系到我。"麦卡锡医生吗？"那人说。

"是的，请说。"

"我是索斯考特医生（Dr. Sothscott）。"一个柔和的男中音快速地说道。住院医师和主治医师经常打电话给冠心病监护病房（CCU），要求对最近从我们病房转出的病人作出阐释说明，但他们从未要求与我交谈。

"你好！"我试探地说。

"我就直说吧，"他说，"你把卡尔·格拉德斯通照顾得很好。"

"嗯嗯。你是（接手格拉德斯通的医生吗）……"

"我是。"

"他现在如何？我留意到他已经转出重症监护病房了。"

"是的，是我在负责后续工作，"他说，然后对着电话深吸一口气，"我正坐在这里看你写给他的便条，我想称赞一下你为他所做的全面体检。"

真是一个意外的表扬。

"你做了详尽的眼部检查，准确地发现了瞳孔不等。"

没错，格拉德斯通的瞳孔不等，"感谢您的称赞！"

"我想再问一下，从你的记录来看，你把他瞳孔的不对称归因于他用的镇静剂。"

"是的。"

"那么，麦卡锡医生，"他的声音微微提高，"你把这归咎于什么药物……具体一点？"

我回忆了一下，手写的记录在我的脑海中闪现。"嗯，嗯，他用过几种镇静剂。"

"确实。"

"我得承认我记不清他使用的所有药物了。"

"没关系，"他回答，"我面前就有一份药物清单。我念给你听。"

在他念出药物清单时，我心想这是苏格拉底式教学法在医学上的又一种变体。这种想法真是有点烦人，我已经有一个拜奥了。

"我……我想其中有几种药物会引起瞳孔收缩。"我说。

"是的，"他停顿了一下说。我看着拜奥，他转动着手指，示意我结束谈话。该是我插入大口径的静脉滴注套管针的时间了。

"可是麦卡锡医生，会有哪些镇静剂能造成你所观察到的那种单侧瞳孔收缩现象呢？"

我想了一会儿，突然想知道我是在和一位住院医师还是主治医师说话。"我一时想不起来……"我回答道。

"噢，医生，你不应该想不起来，"他加快语速说，"请查阅引文、教科书，借助互联网，或是打电话问朋友。但请告诉我，在所有的医学文献中，有没有人发现静脉注射的药物会缩小一个瞳孔，但不会缩小另一个？"

我又沉默了。我不确定。

"答案是否定的！"他尖叫道。

我的头从电话旁猛地缩回。

"卡尔·格拉德斯通因为腿上有血块而服用了血液稀释剂。当他在教室里摔倒并撞到头部时，"索斯考特一股脑儿地吼着说，"他开始脑出血。"

我逃避般地闭上眼。

"我知道你了解到他摔倒了，因为你记录了他头皮上的擦伤。"
"哦……不。"我轻声说，转身从拜奥身旁走开。
"哦，是的。当你看到他的时候，他的血液涌入他的大脑，开始压迫他的脑神经。"

我屏住呼吸。

"但你的笔记没有反映这一点，你的笔记完全是在误导人，而这会带来致命伤害……"
"我……"
"这会浪费多少宝贵的治疗时间？"他问道。
"我很抱歉。"我想藏起来，我想消失，我想逃跑，但我无处可去。一想到我对卡尔·格拉德斯通所做的一切，我就感到害怕。现在距离傲慢医生说要扫描他的头已经过去一天多了。直到他转病房之前，他一直都在出血吗？那么长时间的出血可能会导致他丧命。我弯下膝盖，蹲在铺着瓷砖的地板上，满眼都是泪水，喘着粗气。

8 »

与索斯考特的谈话让我感到心慌和气馁。我闭上眼，一遍又一遍地抚摸我手掌上的纹路，试图去理解这意味着什么。我刚刚告诉格拉德斯通的妻子，他会好起来的，他会挺过来的，我曾信誓旦旦地保证不会出现意外情况。我把指甲深深地抠进手心里，手心的刺痛感让我从烦躁、恐惧和焦虑的执拗状态中解脱出来。我睁开眼睛，再次审视着那些纹路，它们几乎形成了一个字母——左手里是个A，右手里是个M。我试图解读其意义，但一无所获，然后我感觉有人拍了一下我的肩膀。

"怎么了？"拜奥问道，"发生了什么事情？"我努力使自己平静下来，抬起头。拜奥已经知道这个失误了吗？是傲慢医生告诉他的吗？"发生了什么糟糕的事情了吗？"

"嗯。"我有一种想将与索斯考特的谈话告诉拜奥的冲动，但我很快抑制住了这种冲动。拜奥不负责给病人写病历，那是实习生的工作。没有关于他错误推理的记录，只有我的。我觉得我（紧张得）要吐了。

"你还好吗？"他问道。

"不算太好。"

"你看起来糟透了。"

"我觉得不舒服。"我不知道从何谈起。"我去去就回。"我一边低声说着，一边从拜奥身边走开。

我去了我唯一能想到的避难所——休息室，淡紫色的墙壁，"嗡嗡"作响的荧光灯，还有简易的双层床。在白天的这个时候，它八九不离十是空的。我输入三位数的开锁密码，然后进入洗手间，看了一眼镜子里的自己，脸色难看极了，我咬了咬下唇，对着马桶干呕起来。

我的脸湿漉漉的，胳膊也软了，但我必须回到重症监护病房。在本尼隔壁的房间里，有一位年轻女士正需要大口径的静脉注射。我往脸上泼了泼冷水，试图把注意力集中在她的事情上，好让我暂时忘掉发生在自己身上的事。她的名字叫丹尼斯·伦德奎斯特（Denise Lundquist），她是刚从新泽西一家医院转过来的。拜奥拿到了她的医疗记录，并向我介绍了她的情况：几天前，她下班回家时，发现丈夫彼得（Peter）在厨房里崩溃得双手抱着头。彼得告诉丹尼斯她的哥哥在一次交通事故中丧生了。听到这个消息，丹尼斯晕了过去，几分钟后，一辆救护车到达，将她送到了当地的一家医院。和格拉德斯通一样，在那里，医护人员发现她患了严重的心脏病。

这是一个糟心的故事，但现在专注于这个故事细节适合帮助我分散注意力。虽然穿刺置管术看起来非常成功，但随着丹尼斯肺部的积液不断增多，丹尼斯的病情仍在继续恶化。医生最终给她戴上了呼吸机，同时他们也决定把她转到重症监护病房，重症监护病房有更好的设备来治疗这些病情危重并且情况不稳定的病人。

我抓起一张纸巾擦了擦脸，我得回去工作了。丹尼斯需要通过大口径的静脉注射来导入能挽救她生命的药物，我在休息室多待的每一秒都在耽误她的治疗。1分钟后，当我重新进入CCU时，拜奥已经开始手术。当我戴上手套，穿上一次性手术服时，静脉注射器已经插好了。

"回家去吧，伙计。"拜奥边说着边走出病房，"准备好了再来上班。"

我摇了摇头，想起他对我说的第一句话：我们必须团结一致，一切都能通过团队合作解决。

"说真的，"他说着，扫视了一下病房，"去休息吧。今天没有多少事要做了。回去吧。"

在拒绝无效之后，我坐上了驶向我公寓的地铁，想着我的缺席会对其他人产生怎样的影响。他们会怎么想？我在79街下车，在社区门卫还没来得及开口问话前，向他挥了挥手，然后快步从他身边经过。希瑟还在工作，在她的初级保健诊所诊治病人。现在公寓里就我自己，我取下挎包，把里面的东西一股脑儿全倒在客厅的地板上，包括听诊器、白大褂和一本叫《麻省总医院内科手册》的"医学圣经"，我瘫倒在沙发上，昏睡了整晚。

第二天早上，我被窗外孩子们的吵闹声唤醒，焦虑立刻像洪水一般向我涌来。我该如何面对这一天？我从没经历过这样的事情，这么严重、这么可怕的事，一连串的问题拷问着我的内心深处。格拉德斯通离开重症监护病房后发生了什么？我该对拜奥说什么？我应该保守秘密，不告诉他那通电话的内容，然后继续我的工作和生活吗？这可能吗？如果被人发现，我们会面临被起诉的危险吗？我一想到要告诉别人，我在刚当上医生的前几天就因为疏忽导致病人死亡，我就一阵恶心。

我从衣橱里拿出一套衣服，深吸一口气，我还有一线希望，我今天的行程安排是下午离开心脏加护病房，到第168街另一端的初级保健诊所工作。作为医学训练的一部分，我还必须学会如何应对病人日常的病痛，如背痛或鼻塞。许多住院医师包括拜奥认为，从快节奏向慢节奏过渡更加困难，他告诚我说，初级护理将是我医学教育中最痛苦的一个阶段。也有一些医生很喜欢这里，认为这是对医院快节奏工作的一个缓冲。相比于我在重症监护病房的工作经历，在办公室里花一个下午与那些没有死亡风险的病人聊天就如同得到上天的恩赐一般惬意。

当地铁徐徐向北驶入雾蒙蒙的清晨时，我无意中听到两个年轻人在谈论巴拉克·奥巴马（Barack Obama）在即将到来的大选中的获选率，他们都认为奥巴马有希望，但终究还是太缺乏经验——这使我联想到自己在医学实践中的经验匮乏。我的医学院毕业证还没拿到手就已因愧疚感而饱受折磨。

另外，这似乎不全是我的错。我告诉过拜奥我对瞳孔不等的鉴别诊断，但他不必听信我的观点。他可以作出自己独立的临床决定，他的工作是给我指点迷津。我那时候知道什么？有人可能会说，这确实是一个疏忽大意的案例。尽管如此，我还是觉得不应该责怪拜奥，不管将责任归咎于谁，都无法改变格拉德斯通的命运。也许拜奥没有听我说话，也许他认为我关于镇静剂使用引起的瞳孔反应这样的推断是"合理"的，最终忽略了这个问题。假如当时我的笔记并未如实记录病人的状况会怎样呢？我很困惑。

我的思绪持续发散，我在地铁上经常会这样。是不是在进入医院的头几天就决定了未来将会如何，还是说，那几天只是一些必须经历的磕磕碰碰而已呢？我们在进入医学院时，相信自己正在成为受人尊敬、值得信赖的医生，但如果我注定要成为被同事窃窃私语的那个人呢？或许我把自己窝在实验室里，和那些数字打交道会安全得多。

"打扰了，女士们、先生们！"地铁中心的一名男子喊道，"今天你们很幸运！"

我抬头看到离我几步远的地方有一个穿着紫色浴袍和凉鞋的黑人。

"我叫阿里（Ali），是国际知名的精神治疗师。"

我从包里拿出《心脏病傻瓜书》（*Heart Disease for Dummies*）。

"我被先祖之灵赋予未卜先知的能力，我来这里就是为了帮助你们！"

阿里的目光从过道一端扫向另一端，举起他棕褐色的手臂，但几乎没有人在意他。他的面部留着凡戴克式尖髯，我猜他来自西非。"我的能力包括但不限于救回亲人、治疗抑郁、避免药物滥用、清除债务和治愈阳痿！"

坐在我旁边的女人放下手中的《纽约时报》（*New York Times*），抬头看着他。

"我还可以帮助你处理法庭案件、移民身份、破除黑魔法、破除诅咒、消解厄运，以及消除所有可能给你带来麻烦的邪恶力量！"

他在地铁车厢里踱来踱去，不断系上和解开长袍。"解除你的痛苦是我的责任，"他继续说，"我也可以帮助你在生意上、身体锻炼上，还有SAT（注：美国高考）准备方面获得成功！"

他从浴袍口袋里掏出一叠奶油色的名片，递给我一张。上面写着：

阿里

我可以提供帮助

你知道我在哪里

我放下书，盯着名片。我不是一个迷信的人，但当时我几乎沉浸在我的生活可以立即得到改善的幻想中。这是某种征兆吗？毕竟，我确实需要帮助。我对医学给我带来的极端情绪毫无准备，并发现自己在寻找某种东西——道德指南针或情绪稳定剂，任何能让我顺利度过跌宕起伏的医院生活的东西。或许阿里真的是某种智慧的源泉，真能提供一些意想不到的建议来指导我的职业生涯呢？

我用拇指和食指摩挲着名片，想着如果我问希瑟能不能让阿里和我们一起住，她会作何反应。这时邻座的乘客用她的报纸拍了拍我的膝盖，轻声说："上星期，这人在青少年篮球赛上卖小零食。"

9 »

过了一个上午，我在心脏护理中心整理和解读实验室检查报告和体检结果时，拜奥把我拉到一边。我对接下来可能发生的事做足了心理准备。

"我们应该谈谈，"他说。我想直视他的眼睛，但他基本上避免与我的目光接触，这很不寻常。拜奥能够处理惊人的信息量，并立即解读所有信息，他一定是知道了格拉德斯通的事。

"好的。"我说，准备接受他的指责和批评。但他什么也没说，于是我先开场了，"当我看到那个瞳孔——"

"你的报告证据不充分。"他说，"你需要完善它。"

我如释重负地说："我也这样觉得。"

"关键是，"他瞥了一眼他的寻呼机说，"在我们失去兴趣之前，你有几分钟时间陈述，每句话都要掷地有声。"

待在安全的谈话场所里，既使人放松，又使人紧张。纸是包不住火的，我不是在做无意义的拖延吗？不是说人际关系的第一条规则是先发制人吗？我做不到，我越是拖延，越是回避，时间越久，我的感觉就越糟糕。为什么他什么都没说？是不是他意识到不只是我一个人的错，我和他都难辞其咎？

但是迭戈或者那位傲慢医生呢？他们为什么也什么都不说？

"你的陈述必须以问题为导向，"他继续说，"为什么这个人在这个监护室？他不能离开这里的问题在哪里，我们怎么破除这些阻碍？"

"明白了。"

"我们的目标不是让你成为一名优秀的实习生，而是让你成为一名好医生。"

一个好人，我想补充，但我没有说出来。

1个小时后，我从电生理学的午餐时段讲座中解脱出来，整理好领带，正准备出发前往初级保健诊所。

"如果你跑到那边去坐过街的电梯，那反而绕远了。"一名医学生低声说，他指的是宽敞的地下通道电梯，一些穷困潦倒的人最近聚集在那里，住了下来。

我连蹦带跳地快速下了四节楼梯，从被空调冷气包围的医院里走出来，走进散发着恶臭气味的夏日空气中。几分钟后，我满身大汗地来到了内科协会诊所。在入职培训期间，我了解到这家相当低调的诊所，员工由哥伦比亚大学医学院的规培医生组成，专门针对曼哈顿北部的因伍德社区和华盛顿高地的居民开展医疗服务。这个社区的历史简直就是一部移民史——20世纪初，大批爱尔兰移民涌入；20世纪30年代末，欧洲犹太人在这里避难。当我们40名实习生来到这里时，这个社区就像是低级别的棒球小联盟，绝大多数是多米尼加人。

这个社区的健康统计数据发人深省：这个社区有1/5的成年人患有肥胖症，一半人日常生活中没有体育活动方面的安排。与整个纽约市的民众相比，居民中有近1/3的人没有配备正规医生，1/10的人在生病后或需要健康建议时会去急诊室。"欢迎来到华盛顿高地，"我们部门的负责人说，"你将为这个社区做出巨大的贡献。"很明显，初级保健需要一套独特的临床和人际交往技能，而这些技能我肯定还没有完全掌握。

内科协会诊所的一名年轻接待员检查了我的身份证，扫描了一块写有我名字的标记板，然后把我带到办公室。"给你，"她说着同时打开了7间普通办公室中的一间。在房间左边的角落里，一沓厚厚的诊疗纸放在一张检查台上。在它上面，一个天蓝色的血压袖带挂在奶酪色的墙上。我的右边是一张大木桌和一台电脑。这是我以医生身份拥有的第一间办公室。

"顺便提醒一下，"这位女士说，"当你看完病人后，你要把情况向PIC汇报。然后把文件提交给我。"

"PIC？"我稍带疑惑地问道，医学时常充斥着一堆难懂的缩略语。

"主任医师。就在走廊那头。"

"啊？"

"是的。"她眨了眨眼，说，"正式的医生。"

我曾在麻省总医院跟随一名初级保健医生一个月，对该系统的工作原理有基本的了解，但我知道，如果认为诊所的工作简单、容易应付，那就大错特错了。如果这对拜奥来说是个挑战，我不想去多想，我会经历什么。幸运的是，有一个正式的、具有专家医师资格的初级保健医生、主任医师，随时就在大厅的下面，在我感到困惑或不知所措的时候，我可以求助于他。

我登录电脑，进入我的病人的界面。我的工作安排是从下午1点开始，每隔30分钟见一个病人，直到下午4点半。当我打开第一位病人的病历时，我内心突然感到莫名的小激动，我做好了记下他的情况的准备，我要好好为这位病人看看病。这位53岁的老人在诊所看病已经好几年了，我打开之前的初级保健医生关于这位病人的最后一篇日志。但当我兴奋地准备阅读时，我的眼睛直了。上面写道：

问题列表：

1. HTN（高血压）

2. CKD（慢性肾脏病）

3. CAD（冠心病）

4. TIA（短暂性脑缺血发作）

5. COPD（慢性阻塞性肺疾病）

6. GERD（胃食管反流病）

7. PVD（周围血管疾病）

8. Migraine（偏头痛）

9. ED（勃起功能障碍）

10. DM2（2型糖尿病）

11. BPH（良性前列腺增生）

12. Active tobacco use（主动吸烟）

13. Depression（抑郁症）

14. HLD（肝豆状核变性）

15. OSA on BiPAP（双水平正压通气的阻塞性睡眠呼吸暂停）

16. Afib on Coumadin（华法林房颤）

17. Glaucoma（青光眼）

18. HCM：needs C-scope（肥厚型心肌病：需C型扫描）

什么样的病人有18种不同的问题需要处理？我似乎需要一个专家小组和我一起在诊室里提供初级护理。翻阅着这些令人抓狂的缩略词，我感到胃里一阵翻江倒海。我认出其中的一些字母组合，但每一个未知的首字母缩写词都像指着我的一把小刀。它们在哥伦比亚大学医学院使用的是不同的缩略方式吗？我突然很想念做手术时的那种一上前就开始动手缝缝补补的感觉，缝合好给阿克塞尔看看，就可以继续了。我返回那篇笔记的开头，然后开始用谷歌搜索那些无法立即识别的字母组合。

我打字时手心冒汗。如果这个病人还有其他问题，而那些问题不在这个列表里呢？病人更有可能关注那些他们能感受到的，比如膝盖疼痛，而较少关注那些他们无法感受的，比如糖尿病或高血压。我怎么可能在一次短时间的门诊随访中既解决他的老问题，又发现和处理他的新问题呢？进行电脑搜索时，我的思绪又回到了卡尔·格拉德斯通身上，我发现自己一有空闲就会想到他，他会没事吗？

我得说点什么。

心烦意乱了20分钟后，我只看完了1/3的病人病历，但坐在诊室的老板桌后面，我确实觉得自己有点像一个真正的医生，至少感觉比我在心脏加护病房时更像一个医生。我灵机一动，从转椅上跳了起来，决定测试一下血压袖带。在医学院的时候，我总是觉得这个精密装置很笨重，而且经验告诉我，笨手笨脚地使用它会在病人面前暴露我是个新手。当我确信我可以用一只手拿着听诊器，同时用另一只手把袖口往上拉时，我才再次开始看病历。查阅参考文献和交叉文献15分钟后，我闭上了眼睛。

真的有可能记住并永远保留所有这些知识吗？更重要的是，这有必要吗？还是真正的医生只保留了关键信息的核心部分，其余信息可以随时查阅？拜奥似乎以前就见识过眼前的一切，他利用经验来指导自己的决策。当我沉沦在图表的探索中，越陷越深时，简单、明快地给病人下诊断意见的希望似乎全都破灭了。这时有人敲门，我从椅子上跳起来，打开门。

"麦卡锡医生，"接待员说，"预约1点看诊的病人到了。"

"好的。"我说。

"你现在要见他吗？"她问道。

我瞥了一眼记录本，想知道除了"是"以外，是否还能有其他回答。事实上，我认为我还需要1个小时的准备才能见病人。

"好吧，"我抱着胳膊说，"我想我应该——"

"现在是下午1点47分，"她说，"他几乎迟到了1个小时，而预约了下午1点30分的病人刚刚到。"

"他好像病了，"我说，"也许我们可以先简单看一下，或者——"

"我叫他进来。"她说着，关上了门。

过了一会儿，一个穿着一件褪了色的谷仓外套、留着络腮胡子的矮胖男人走进房间，伸出一只长满老茧的手。

"我是山姆（Sam）。"他用强调的语气说。

"马特，姓麦卡锡，请坐。"

我在办公桌的上方对着山姆挥了挥手，就好像我刚刚表演完一个魔术。"实际上，你给了我一些时间来熟悉你的病历。"

山姆居然能挺直腰板，凭自己的力量走进我的办公室，这令我有点吃惊。在读了他病历上的一长串问题之后，我以为他会是虚弱的，但山姆看起来很好。他很健壮，蓬松的灰白色头发垂在额头前的眼睛上方，如果希瑟在街上看到他，她可能会悄悄告诉我，他看起来像牧羊犬一样强壮。"非常抱歉，我来晚了，"他说，"不知道你们还会看病历记录。"

他微笑着露出了一口密集的、香槟色的牙齿。"大部分在电脑里记载着，"我承认，"但是，的确也有些情况也记录在纸上。"

在医学院，我们经常练习与演员假扮的标准化病人进行交谈，这个过程会被拍摄下来进行分析，以便更好地掌握我们对病人的态度。我经常得到的反馈是，我忧郁的举止言谈让病人感到沮丧。想到这，我咧嘴一笑，开始活动指关节。

"这份病历记录显示你的身体存在诸多问题，"我指着显示器说，"你身体好像出现过很多状况。所以……你还好吗？"

要用一个开放式的问题来引导病人，这个方法深深印刻在我的脑海里。

"我很好，"他回答，"真的很好。感觉很棒。"

我们静静地坐着，我开始在脑子里数数。最近有人提醒我，大多数医生在诊疗开始18秒后就会打断他们的病人。我点点头，睁大眼睛，鼓励他说话。

"你？"他有气无力地问道。

我刚数到20，然后说："我来吗？"
"是啊，好吗？"
"那好。"

我点了点头，他也点了点头，大家都再次同时点了点头。

"那么，我们来聊聊你的情况吧，"我说，"我看了你的病历，发现有15种以上的病症。因为我们是第一次见，我想和你一一核对。"
"15种？那不可能。我只是来做身体检查的。"

"是有点多。也许最简单的方法就是顺着单子往下看。首先是高血压。"

我用了一种传统的即兴方式来延长谈话时间，避免消极，赞同他，然后加以补充。我瞥了一眼血压袖带。

"嗯，血压正常，我不认为我有高血压。"

"你吃了药，是吗？"

"是的。"

"不服药血压就会升高，不是吗？"

他耸了耸肩："我不知道。也许我们应该试试。"

"试什么？"

"试着别吃药。也许我的血压也不会太高。"

"不，它会。"

即兴表演到此为止。

"好了，接下来是肾病。"

他摇了摇头，说："从来没有人说过我有肾病。"

这似乎是不可能的。如果之前的医生把它写进了病历，他为什么不告诉山姆呢？还是我忽略了山姆身上的某些东西——他对我的反应不同于我在哈佛看到的病人对初级保健医生的反应。或许我需要改变战术，彻底改变策略，但如何改变呢？随着时间的推移，我将学会问更宽泛的问题，例如你脸上的东西是新长出来的吗？你腹泻时带有泡沫吗？但此时，坐在山姆面前的我被难住了。

门外传来一个声音提醒道："预约下午2点的患者到了。1点30分的还在等着。"

我脉搏加快，说："好吧，我们快速过一下。"

"加快点弄吧。"

在经过20分钟生硬的"审讯"却没有得到任何有用的信息后，我站了起来。山姆现在显然比刚来时更困惑了。"我马上就回来。只是需要和别人讨论一下你的情况。我只是……"

"你不打算给我检查一下吗？"

我低头看了看舒适地躺在我桌上的听诊器，说："是的，当然要检查。"

毫无疑问，我的想法是，通过反复试验，我最终能摸索出一套自己对待病人的方式。但这需要多长时间呢？从定位上看，对初级保健诊所的预期已然明确，医生将为每个患者制订一个方案，主任医师将对该方案进行评估，以确保患者们得到我们所了解的高质量护理。有人在监督我，但他在另一个房间，一个此刻似乎离得很远的房间。每一个患者都不简单，那些昏迷需要被救活的人，那些看起来很健康但可能就要死了的人，所有这些都是我的责任。肾上腺素的分泌是暂时缓解压力的唯一方法，但在诊所的低调环境中，我的焦虑感充满了整个房间。我怀疑山姆能看出来。

"深呼吸，"我一边把听诊器按在山姆的背上一边说，"再来一次深呼吸。"与此同时，我自己也做了几次深呼吸，希望能借此让自己平静下来。

当我徒劳地寻找山姆摸起来像蝶形领结状的甲状腺时，我没意识到拜奥那只无声的手正轻轻地为我指出正确的方向。

10 »

几分钟后，在山姆等待的时候，我走过大厅，来到了一间标着PIC的办公室。在房间里，一个50多岁剪着小平头的男人正在阅读最新一期的《美国医学会杂志》（*The Journal of the American Medical Association*）。

"你好，"我轻声说，"我是新来的实习生。"

他放下杂志，抬头看着我，满脸笑容。"欢迎你！"他说，"请坐。"这位主任医师的名字叫莫拉尼斯（Moranis），穿着卡其裤，蓝色的拉尔夫·劳伦衬衫，两边领口下均带有纽扣，系着一条红色领带，这是学术型医生的穿着打扮，莫拉尼斯没有穿正式的医生制服。

"我很抱歉我迟到了。我的第一个病人有点复杂。"

莫拉尼斯摇了摇头，说："永远不要以道歉开始任何汇报。今天是你在初级保健中心的第一天。"他迅速地眨了眨他那双海绿色的眼睛，说："每一个患者都很复杂。"

我拿出了笔记本，问："我该从哪儿说起呢？"

"你说吧，按你的方式来说。我只是给你指导。"

我低头凝视着晒得褪色的笔记本上那篇字迹潦草的作文，感到不安。"嗯，我列了一个问题清单。"

"这是一个很好的开始。清单的顶部是什么？"很明显，多年来他一直在指导年轻医生，带教经验丰富，这让我感到轻松了一点。但也有可能只是因为我没有在与病人面对面交流。

"首先是高血压，"我说，"他今天的血压有点高。"
"他在服用利尿剂吗？"

我浏览了药物列表，寻找呋塞米（Lasix），这是我唯一能想到的利尿剂。一天前，我在查房时提到，呋塞米得名于它的持续时间——英文原意为"持续6小时"。拜奥给我举了一个例子，详细介绍了呋塞米如何在赛马时应用，它可以防止马在比赛中鼻出血。因此这种症状也就有了"像赛马一样撒尿"的说法。

"没有服用呋塞米，"我说，"但他在服用其他一些药物。"
"他在服用氢氯噻嗪（hydrochlorothiazide）吗？你知道我为什么这么问吗？"
"没有。还真不知道你为什么这么问呢。"
"几年前，一项名为ALLHAT（抗高血压和降脂治疗预防心肌梗死）的大型试验表明，如果正在进行单一治疗，而没有进行其他药物治疗，高血压患者应该从服用噻嗪类利尿剂开始。"
"明白了。"我快速写下ALLHAT。
"然而，你说这个病人很复杂，所以可能需要另一种药物。也许是赖诺普利，如果他有肾病……"我试着记下他的判断，但他说得太快，我没法全记下来。

"……但是，如果他患有心脏病，可能需要使用β受体阻滞剂。"

我怎么能记住这一切呢？我需要回去把这些跟山姆说明吗？也许这就是之前的医生没有告诉山姆他有肾病的原因——因为解释起来太复杂了。

候诊室里的人越来越多，莫拉尼斯逐一检查了病历清单上的每一个问题，并解释了每一个诊断和治疗背后的基本原理。尽管他的发型有些孩子气，但脸上却透着资历与权威的容光，而且他说话时带着一种喜气。他把每一条信息都翻了一遍，看看是否与山姆有关。我试图一条条事无巨细全部记下来，但却发现自己走了神，看着他的嘴唇动来动去，一个个缩略词从他的嘴巴里源源不断地释放出来，我在想，如果我一辈子都在记忆期刊文章里的缩写词的话，某一天我是不是也会变成他那样。一个即使没有亲自检查过病人，却比主治医师知道得更多的人。又或者，我将变成一个被细枝末节消耗殆尽，以至于无法与病人进行哪怕是最基本交流的生物吗？

"我们去看看你的病人吧，"他最后站起来说，"这是最重要的部分。"

当莫拉尼斯站起来的时候，我意识到我的下巴竟然可以搁在他的头上，我发现这个智力上给我留下深刻印象的人比我矮至少一英尺。当我们沿着走廊往回走的时候，我注意到他的眼睛和拜奥的眼睛一样闪闪发光。我现在和这位医生在一起，一位对病情了如指掌的医生。我将来也会达到这样游刃有余的境界吗？

"这是我的上司，"当我们回到办公室时，我对山姆说，"也是主任医师。"

"山姆，"他一边自我介绍，一边伸出他的右手，"你的手下刚刚跟我说了我的所有问题。"

莫拉尼斯把头转向我，皱起眉头说："我知道你们俩谈了很多。"

"麦卡锡医生提到我有超过15种病症。我从没觉得自己有那么多问题，但我想知道这一切是有好处的。"

"我还能提供另一种假设，"莫拉尼斯举起一根食指，好像准备从里面发出吓唬孩子用的激光束一样，说，"你小时候就被告知患有高血压。"

山姆皱起眉头，莫拉尼斯轻轻地点了点头。

"也许，听起来是这样。"他说。

"我敢打赌，他们给你开了一种药。"

"说实话，我不记得了。"

"你没有吃那种药。"

山姆苦笑了一声，说："你说得对，我在50岁之前没有服用任何药物。然后，很明显一切都变得很糟糕。"

"你未经治疗的高血压引发了肾脏疾病，肾脏疾病反过来又加剧了你的高血压，接着又导致了心脏病。"莫拉尼斯瞥了一眼他腰上的寻呼机，然后将其关掉。"心脏病，"他接着说，"会导致肝病，进而导致勃起功能障碍，勃起功能障碍会导致失眠。"

"是的，"山姆说，"那么解决方案是什么？是不是治好高血压，其他疾病就会消失呢？"

莫拉尼斯把手指举到唇边，示意山姆保持安静以便他用听诊器听山姆的心肺。

"事情可没你说的那么简单，"我急于表现自己，"这些都是需要长期控制的慢性疾病，不能立即治愈。"

我的寻呼机响了，山姆用右手捂住眼睛："你知道，好像我每次来这里都是不同的医生接待。每隔几个月，我就必须和不同的医生从头开始。你能做我的专职医生吗？"

我们已经建立了小小的联系。"我当然可以成为你的专职医生，下次我还在这——"

"不，"山姆指着莫拉尼斯说，"我问的是他。"

莫拉尼斯把听诊器从耳朵上摘下来，一边朝门口走去，一边说："我们是一个团队，你会得到很好的照顾，很高兴认识你。"

"还有一件事我没跟你上司提过，"莫拉尼斯走后，只有我和山姆面对面时，山姆温顺地说，"我想说出来可能会很尴尬，但是几个星期前，我的伟哥用完了，不知道能否再给我开点？"

伟哥的广告突然浮现在我的脑海里：一个在婴儿潮时期出生的人在湖上扬帆行驶，伴随着"如果你服用硝酸盐类药物来治疗胸痛，就不要服用伟哥"的画外音。

"你有服用硝酸盐类药物来治疗胸痛吗？"我问。
"这个问题需要你来帮我回答，医生。"

我浏览了他的用药清单。"没有，"我想象着山姆徒劳地试图勃起，"那么，我可以再给你开一些。"

几分钟后，我们结束了会谈。在我去把文件交给接待员的路上，我一头扎进了莫拉尼斯的办公室。"谢谢你，"我说，"为所有这一切。"

"不客气，我在这里的意义就在于能给你们提供必要的指导。"

"还是要感谢你。"

"我想问，"莫拉尼斯一边说，一边放下了他的杂志，问："你注意到他曾被监禁吗？"

我很震惊："嗯，我没有注意到这一点，我想我在——"

"快速提示，你不能只是通过最近的记录来了解你的新病人。"我给山姆检查的时候，莫拉尼斯一定把以前的病历记录都翻了个遍，但表格里有几十条记录，他怎么知道要读哪条。

我的思绪又回到山姆——那位像牧羊犬一样可爱的男人身上。"你问过他为什么坐牢了吗？看来我把这个信息给漏掉了？"

莫拉尼斯的脸上浮现出一丝笑容："你为什么这么想？"

"我觉得有点好奇。"

"为什么？"

"我也不清楚——他是不是有恋童癖还是连环杀手之类的？"

"为什么这么想？"

"你是在问我，他是不是性侵犯者或者家暴者？这个重要吗？"

"当然。这会改变你对他的治疗方式吗？"

这个问题让我的思绪回到3年前的波士顿，当时我在哈佛参加一个研讨会。每周的一个下午，一小群学生聚在一起，在一门名为"成为有文化素养的医生"的课程中，讨论医学界内外的偏见。在研讨会结束时，我们被要求向与会者透露一个自己的偏见。

"我觉得胖的人有时候很懒。"一个年轻女人说。

"当我听到南方口音时，我有点觉得这个人可能不太聪明。"另一个人说。

我们一直保持这个传统直到遇见本（Ben），一个像阿克塞尔一样有抱负的创伤外科医生，他轻轻地摇着头。"坦率地说，我认为我们都应该少说废话。"他说。

教授挑起了眉毛。本的招摇在校园里是绝无仅有的，他的智慧是我们永远无法理解，也不可能拥有的。他是查理·麦凯布最得意的学生之一。

本继续说道："我觉得我们今天能一起分享真是太好了。""我和马特是朋友，"他指着我说，"我喜欢他，我期待听到他的偏见，毫无疑问，马特一定认为胖子是懒惰的。"

他看向我，我感觉被误解了。我摇了摇头，说"不"。

"但我也毫不怀疑马特会像关心其他人一样关心一个胖子。"

我热情地点头。

"那么谁在乎呢？"本说，"我对……这个世界上的坏人更感兴趣。比如说儿童性骚扰者，我应该采取什么行动吗？应该尽我最大的努力去拯救一个魔鬼的生命吗？"

"嗯，"一位名叫马乔里（Marjorie）的未来外科专业的学生说，"我认为我们每个人都有自己的价值观，这是不可避免的，我知道我不会对每个人都一视同仁。"

"哦？"本说。

"我……"她低头看了一眼自己的桌子，说，"比如，我不能治疗穆斯林。"

她是正统犹太教徒，这对班上的人来说，早就不是什么秘密了。

本笑着说："继续。"

"但我很清楚不能让自己处于那种境地，"马乔里继续说道，"我会极力避免出现这种情况。"

"如果你没有选择的余地呢？"本问道，"如果你在一家小医院，而你是唯一的外科医生，那该怎么办？"

"我不会让这种事情发生。"

"我们正在接受训练，让人们重获健康，"本一边说，一边扫视着房间里的成员，"我们不是来当法官的，也不是来当陪审员的。"

马乔里摇了摇头，说："我只是实话实说。"

"也许，"本用食指指着马乔里，轻松地说，"也许是个刽子手。"

"这不公平！本。就像我说的，我只是实话实说。"

"我要冒点险，"他继续说道，"我敢说你在医学院的面试时没这么诚实。"马乔里没有回答他。本转向我："不知道为什么，马特，我敢打赌这种事没人提起过。"

我朝莫拉尼斯走近了一步，冷淡地说："你知道山姆为什么被关在监狱里吗？"

"我知道。"

"然后呢？"

"在档案里。"

"我想去看看。"

"请自便。"

"我还想提一下，你离开诊室之后，他让我给他开了伟哥，我找不到拒绝的理由。我想他有点不好意思……"

"山姆11年前被判性侵罪。"

我后退了一步。我在阅读了山姆的档案1个小时后，居然对山姆的个人信息一无所知。是的，当我还在苦苦思索那些详细说明他病史的缩略词的含义时，却根本没有了解他的个人生活。如果山姆被判有罪，服了刑，现在结婚有家庭了怎么办？或者如果他是个魔鬼呢？

"那么，"我轻声说，"我不应该再给他开伟哥吗？"

莫拉尼斯笑了。"这是你需要决定的，他是你的病人，我只是来这里提供指导的。"

"好吧。那么……"

"就是这样。"

"你怎么指导我？"

他站起来，把一只胳膊搭在我的肩膀上，说："我建议你考虑一下，自己做决定。"

我低下头。这种情况以前肯定发生过，正确答案是什么？有正确答案吗？为什么不简单地说"不要给性侵犯者阴茎勃起的药片"或"嘿，那是很久以前的事了，当然不会有事"。无论如何，当我甚至不能设法跟上病人实际疾病的进程时，怎么能指望我能对那些需要花费几天时间才能厘清的道德问题作出迅速的判断呢，而这些才是他确实需要我掌握的。

我张开嘴，但莫拉尼斯打断了我。

他说："候诊室里已经挤满了人，你最好马上开始工作。"

11 »

几天过去了，我仍然没有向任何人提起格拉德斯通，这让我内心饱受煎熬。会有影响吗？他会怎么样？我呢？能跟我谈论这个话题的人太少了，能理解的人也太少了。幸运的是，有一个跟我住在一起的人能说上话。

"我把事情搞砸了，"我说这话时，希瑟正在往碗里倒麦片，"真的弄得一团糟。"

天还没大亮，我们俩都还睡眼惺忪。她皱起眉头，伸手去拿勺子，我继续说着，煞费苦心地解释格拉德斯通这个病例。重温那个时刻绝不是一种宣泄，这只会让我心烦。在我已充分说明这个病例超出我的能力范围时，我看了一眼时钟，上班时间快到了。

"重要的是，"希瑟说，"你告诉了别人。"

"是的，但这并不能改变已经发生的一切，那家伙可能已经死了，那家伙应该已经死了。"

"但他没有，"她放下勺子，把她柔软的手放在我的手上，"你做了你应该做的，你没有为此保密。"

我摇了摇头。这并不是重点。"这简直要了我的命。"

"想象一下，有多少人在检查他的时候，压根都不会去看他的瞳孔。"

"但我看了。"

我们默默地喝着麦片粥。我感觉头很重，就像宿醉一样，但我已经几天没喝过酒了，几周都有可能。

"你不要因此而自责。"

我知道她是对的。我知道犯错是不可避免的，但我不记得她犯过什么错误，我想不起来她是不是也犯过同样严重的错误。

"是的。"我说。

她看着我的眼睛，笑了："你是个好医生，马特，记住。"

我们把碗塞进水池，抓起白大褂，就去上班了。

1小时后，我回到病房，从一个隔间跑到另一个隔间，熟悉了5个夜间入住的新患者的情况。实习轮转令人应接不暇，我要花好几个小时才能赶上进度。丹尼斯·伦德奎斯特，一个因兄弟死亡而心脏病发作的女人，她现在已经停用呼吸机了，可能会在周末之前转出病房。然而，本尼的情况仍毫无进展。他在那里，一个小时又一个小时地骑着健身脚踏车或躺在床上看电视，心脏加护中心就好像他的小公寓一样。对于一个心脏衰竭的患者来说，他的心态非常好，这让他能不受加护病房里紧张氛围的影响。今天早上我经过他的房间时，他正在看《豪斯医生》（House M. D.），我觉得这情景有点像一名乘客在乘坐飞机时看一部关于飞机失事的灾难片。

"你好吗？"我一边问，一边朝他竖起大拇指，同时把头伸进门去。

"我想还好吧。"

"太好了。"我去关门，低头看着我的待办列表，在查房前还有13件事要核对。我对自己重复了一遍他的回答："我想还好吧。"这不像本尼会说的话。我抬头一看，发现他也穿着同样的巨人队T恤，而且好几天没刮胡子了。他的胡子比我想象的要白得多，薄薄的嘴唇上挂满了汗珠。"你有时间吗？"他问道。

"我有1分钟，不到1分钟。"

他把电视音量调小："马特，我每个月都会在这里看到一群新实习生。每当那个时候，我非常乐意提供反馈。"

"哦。但根据我有限的经验，即兴的反馈很少受到欢迎或具有建设性。"

"马特，就只是坐在这，等着，我就遇到过各种各样的人。好的、坏的……"他的声音越来越小，"主要是好的。"

"听你这么说真高兴。"

"有好人、有坏人，但都不令人讨厌。"他看着我"咯咯"地笑，"马特，你好像总是脚不离地，忙忙碌碌的。"

"那是因为我真的很忙啊。"我的脊椎不由自主地变得僵硬。

"似乎你和我或任何一个人交谈，都只不过因为我们是你需要检查的病人而已。"他低下头说，"我这么说只是因为我知道你还年轻。"

"而且很敏感，"我低声说。我放松了一点，这种批评让我难以接受。作为一个年轻、没有经验的医生是一回事，但是没有医生想听到他的病人认为他不关心他们。不过，本尼的话听起来不像是在训斥人。他的声音带有一种神奇的力量，使我感到很自在。我在他床边的椅子上坐下，吐了口气。"不，你说得对。"我说，"事实上，我完全不知所措。"

"看得出来。"

"哈，太好了！所以永远不要让他们发现你的不安，就是这么回事。"

"这没必要。"

我摇了摇头，说："我想我早点到这儿来就好啦。"

"这不是问题所在。根本不是这个意思，看看你在做什么，你正坐着，和我在进行真正意义上的沟通。通常你……"

"我一进房间就设计好了逃跑路线。"

"是的。而有一半的时间，你只是在看笔记，或者背过身站在那里，充耳不闻。"

"但我在听。"

"感知就是现实，马特，我感觉你根本没听，至少没有听进去。"

为什么他出汗那么多？

"你的情况怎么样呢？"我问。他的病情比我想象的还要严重吗？"有好有坏，"他说，"今天感觉不太好。"

我无法想象自己处在他的位置，每天只是日复一日地等待。换成是我，我一定会很愤怒，除非他的病情没有我想象的那么不稳定。

"你看起来确实有点发热，"我说，"让我来看看你发不发烧。"

当我刚把手背贴在他湿润的前额上，此时有人敲门。

"欢乐的时光结束了，"拜奥说，"让我们谈谈。"

"感谢关照，"我走出房间时，对本尼说，"我去叫护士来。"

"在初级保健诊所辛苦吗？"当我们走向两台空闲的电脑时，拜奥问道。他是对的，在初级保健诊所的日子很痛苦——但我们感到痛苦的原因却完全不同：我觉得难以应付的事情，他觉得平淡无奇。我仔细端详着拜奥的脸，想知道他是否会提起格拉德斯通。"不管怎样，今天会很忙，非常忙。"

我不愿意去想它。我深吸了一口气，伸手去拿贝果圈。一直以来，我都没有被叫去为格拉德斯通的事负责，所以继续往前走就容易多了。我一直备受煎熬，但现在似乎已经开始麻木了。我不能一直担心，否则我就永远无法继续工作，这个过程很可能彻底毁掉我的胃。随着时间的流逝，我的上级没有任何回应，很可能是我在脑海中把整个事件放大了。我提这件事损失太大了，不管怎么说，不管格拉德斯通现在在哪里，肯定有更好的医生在照料他。

"你知道，"我对拜奥说，我的同事拉丽塔从我身边匆匆走过，她身材高挑、魅力十足，带着一点英国口音，来自孟加拉国，"我真的很佩服这些女孩。"

拉丽塔正把丹尼斯送去做CAT（计算机断层成像）扫描，而我另外的两个伙伴，阿里尔和梅根，正在为一个新入院的病人施行穿刺术。

"看看她们，"我继续说，"性格开朗、精力充沛、热情奔放，在病房里活跃着，同时能做上百件事。"虽然还没有人正式宣称她们的表现比我好，但我感觉到了压力，并且一直在寻找蛛丝马迹。

拜奥笑着说："谁还不会遇到点事？要记住没有人不犯错，也没有人能保证永远都不遇上突发的灾难。"接着，他的笑容消失了，继续说道，"我是说，每个人。"

"此话怎讲？真是这样吗？"

"很长一段时间里，你只能面带微笑地做个'铲屎官'。"

"什么时候的事儿呢？你也遇到过不好的事吗？"

他将椅子转过来，说："无可奉告。说到'铲屎'，我需要你帮某人做个愈创木脂检测（guaiac）。"

"没问题。"拜奥想我把戴着手套的手指插入病人的直肠，检查他内出血的情况。我想知道为什么在这件事情上，拜奥说起来如此惬意。

"我报复你的时候到啦，"他拍了拍我的背问，"你以前做过吗？"

"嗯——"

"我就当这是又一个'不'吧。老实说，真的怀疑他们在哈佛有没有教过你，有吗？"

"我以前做过，但不是在病人身上。"

拜奥搓着双手，咧嘴一笑，说："哦，麦卡锡医生，那就请说一说吧。"

"嗯，没什么好说的。在医学院，一个人的父亲死于前列腺癌，患者曾充当万能的实验对象，帮助医学院的学生学习直肠检查，差不多我们全班学生都曾把手指插入他的直肠中，真是个好人。"

"不管他们付给他多少钱，都不够，"拜奥说，"但坦率地说，在哈佛教给你的为数不多的实用知识中，能囊括这一技能还真让我感到出乎意料。"他挥了挥手。"不管怎样，我想对新入院的病人进行抗凝治疗。在我们开始使用血液稀释剂之前，我们必须确保她没有内出血。瞧，轮到英雄你出场啦。"

就在这时，从寻呼机里传出一个声音："心搏骤停，花园南5号！心搏骤停，花园南5号！"

拜奥刹那间就从我眼前消失了。我向后靠在椅子上，想象着他在走廊里狂奔的时候嘴里说着"ABC，ABC"。20分钟后，他回来了，双手放在胸前，就像刚做完美甲的女孩想要抓住机会秀一下闪亮的指甲一样。

"跟我来。"他有气无力地说。

他看上去疲惫不堪，好像发生了什么可怕的事情。幸运的是，我没有在他的衣服上看到粪便的痕迹。他把我带到病房的后面，进入了住院医师的工作室——一个杂乱的房间，两张黑色皮沙发上堆满了吃了一半的博洛尼亚三明治和薯片包装纸。"摸摸这些，"他眼睛一直盯着自己的手说道，"感受一下。"

我看看他是否在笑，是否有开玩笑的迹象，但什么也没有。我伸手去摸他的手，摩擦着他的指尖。

"这太奇怪了，伙计，"我说着，看看有没有人在看我们，"刚才出去之后，到底在那里发生了什么事？为什么让我搓你的手呢？"

"我的朋友，这是一双能治病的手。"

他举起双手，走向可以俯瞰哈德逊河的落地窗。

"看看这个。"他示意我走过去。"在这里。"他指着一块白板，上面写着一长串名字，包括他自己的名字，沿着白板左边垂直排列，顶部有4个字母：ASDP。

"A，"他用手指拍打着白板，"代表心搏骤停，是我们每个人抢救的心脏病发作的患者的人数。"

"你在跟踪记录吗？"

"是的。S代表幸存，是那些心搏骤停患者中的幸存者人数。"

"原来是一个计分板。"我自言自语道。

"D代表死亡。"

"那P呢？"我看着最后一列空着的纸问道，"局部复苏？瘫痪？"

拜奥笑着说道："P是几天前我自己造出来的一个词，排便的意思。心跳停止的人恢复过来后的第一反应是排便，可惜这个数字一直是0。"

我眨了眨眼睛："等等，什么？"

"你会发现，麦卡锡医生，"拜奥继续说，"我的A栏和S栏都有11个斜杠。"

"我看到了。11人心搏骤停，11人幸存。"

"那个D栏，明显是空的。"

名单上其他医生的救活率仅略高于75%，与全国平均水平相比，这是一个引人注目的数字。但拜奥从未失手，他的病人全都被他救活过来。

"你救了所有人。"

我站在他面前，肃然起敬。

"不错。"我希望他再多说点话。

"今年将会有一个时刻，实际上是很多个时刻，你会问自己为什么要从医，"拜奥说，"这一年会让你精疲力尽。"

"我相信。"

"我想让你记住这一刻，"他说着努力挤出一丝微笑，"因为它就像是快饿死的时候突然看见一个大鹅蛋一样，那感觉真是太好了。"

"我会的，我当然会。"然而，我再次意识到，真的很难相信就在一年前他也如同现在的我一般只是个实习生，经历什么才能使我变得像他那样呢？我很快评估了一下，我每天要学习20～50个新知识和1个新手术。经过整整一年后，我将掌握很多知识。但时间似乎还是不够，学习曲线会逐渐趋于平缓，同时我也会忘记一些知识，我无法想象我所有的导师都像天才的拜奥医生一样有天赋。

"这份工作的低谷将会很低。"他表示，"非常低，难以言喻的低，但巅峰……"

"是吗？"

"很棒。巅峰时刻真的很美妙。"

12 »

他像敲钹一样拍手："好了，庆祝到此为止。重返工作岗位，我们进行到哪了？"

我跟着他走出房间，回到电脑前。"在你走之前，你说你想让我去给某个病人做个愈创木脂检测。"

"啊，对了。你的未来其实有两种，忘了提M和M了。"

"M和M？"

"并发症和死亡病例（Morbility & Mortality）讨论会。有这样一种会议，我们经常把整个部门的人召集在一起，复查某个人搞砸了的一个案例。"

我立刻想到了格拉德斯通。毫无疑问，他的事情，正适合在这样一个案例研究的会议上揭开。这个案例会不会已经有了结果？我知道我的一个实习生同事犯了一两个小错误，但都比不上格拉德斯通这个错误，当然也没有什么值得深入探讨的。在我的脑海里，有人拿着一个封面写着"M & M"的文件夹，里面只有一张纸，记录着我的愚蠢行为。我确信他们会谈论我。

本以为发疯地沉浸在CCU的工作中，我就能暂时摆脱由格拉德斯通衍生的繁杂思绪和因索斯考特来电带来的羞耻感，但是现在我被迫去承受整个部门的公开羞辱。傲慢医生会怎么想？这会带来惩罚或责难吗？我的胃翻滚着，我想知道拜奥是否能听见。

"天哪。"我低声说道。

"据说是匿名的，但我们通常能找出谁该为此负责，会产生戏剧性的效果，脾气变得暴躁，自尊心受到打击，人们会激动起来，自我会被碾碎。"拜奥握拳，"这是一场悲剧，同时也夹杂着一些不经意的喜剧成分。我总是坐立不安。"

"听起来糟透了。"他怎么能说得这么漫不经心？

"别担心，"他说，"这周晚些时候我会提醒你的，但还是回到手头的工作吧。"

"是的。给我指出直肠检查的正确方向，我准备好了。"

"这是一些愈创木脂。"他说，并把要涂在粪便上的显影剂递给我。如果肠道出血，棕色的粪便就会变成明亮的蓝色。

"谢谢你。"

"不，该是我谢你。"

一个护士拍了拍拜奥的肩膀，在他耳边低声说了些什么。我滴了几滴显影剂在手指上，为了确保实际的大便样本不会出现任何差错，我觉得有必要向他请教一下。

"你说今年的低谷会很低。"我用拇指和食指摩擦显影剂。

"是的。"

"但每个人都说情况会好起来，对吧？一年比一年好。"

他挠了挠下巴："他们是这么说的，是吗？但是，我想让你知道他们错了。"

我皱起眉头。"真的吗？"

"所有人都会向你保证，明年会更好，之后的每一年都会越来越好。但相信我，其实并不会如此。"

"别这样。"

"不。"

"我期待着有一天，我会真正明白自己在这里做什么。"

"那一天不会来了。知道得越多，责任越大。"

"我想是。"

"你要开始把工作带回家了。"他面无表情地盯着电脑屏幕说。我想进入他的内心世界，他是在以一种我没有意识到的方式挣扎吗？他在想格拉德斯通吗？或者他只是在和我开玩笑？我观察了他的脸，但没有发现任何线索。与许多医生不同，拜奥似乎不受焦虑或自我怀疑的困扰。但是，在他能干的外衣下隐藏着什么呢？

"可以，"我说，"我没意见。"

"这并不好。好了，集中精神，麦卡锡医生。我需要你重新登记14号房间，跟上帝一起去吧，我的朋友。"

几天后，我和拜奥隔着快要关上的电梯门再次相见。他伸出一只手，使电梯门猛地弹开，露出十几件白大褂，他们正准备去参加"并发症和死亡病例讨论会"。我在想，如果他们谈到格拉德斯通，我该说些什么。我当然会后悔，但不会为自己辩护。我会承认我的错误，接受随之而来的惩罚和羞辱。除此之外我还能做什么？

当我们挤进电梯时，拜奥说："当电梯门快要关闭时，你可以通过一个人挤进来的身体部位，判断他是什么类型的医生。"

"哦？"

"内科医生会伸出手，外科医生会伸出头。"

"还有社工，"后面的一个女人说，"会掏出她的钱包。"

一个身高6英尺3英寸、穿着牛仔裤和没系鞋带的白色网球鞋，留着胡子，身材圆润的男人咧嘴一笑，把手放在拜奥的肩膀上。

"看看是谁？"他说着，用双手掐住拜奥的脖子，"我的第一次，也是最后一次——"

拜奥扭动着从他手中挣脱出来，就像一个逃过一劫的年轻人。"过得好吗，杰克（Jake）？"拜奥一边问他，一边指了指我，"这是我的实习生，马特。杰克是我的第一位住院医师，我所知道的一切都是他教给我的……"

"去年这个家伙出现的时候，"杰克把一只"爪子"放在我的三头肌上，打断了他的话，"他真的是顾头不顾尾！"

这无法想象。"是真的，"拜奥说，"我一团糟。"

"不，"我轻快地说，"不可能。"

"噢，是啊，"杰克看着拜奥笑着说，"这家伙简直是个灾难！"

电梯里的其他人都保持沉默，我试着想象他不称职的样子：拜奥眼中没有丁点自信的光芒，而是充斥着恐惧，在医院里四处晃荡。拜奥无助地摸索着如何与初级护理病人相处；拜奥坐在索斯考特打来的那个悲惨电话的另一端。脑海中的形象没有一个是成立的。

电梯到了一层，当我们走出电梯时，我感觉杰克看上去更像一个进攻前锋，而不是一个医生。也许他曾经是个足球运动员，哥伦比亚大学到处都是拥有着前运动员身份的人。他拍了拍自己的膝盖，"现在，"他对拜奥说，"你要告诉一个实习生，未来的一名医生，该怎么做？这真是神奇。"

"生命的循环。"拜奥直截了当地说。

杰克转向我："他告诉你关于M和M的事了吗？"

"告诉了我一点点。"我不知道如何理解这个伟大的预言。"他说，人们会激动起来，自我会被碾碎。"

"还会流泪，"杰克说，"别忘了还会流泪。"

"我会留意的。"

"给你个建议。"杰克边说边朝拜奥点了点头，"那家伙说的话你一个字也别信。"

我们在礼堂里坐了下来，我打起精神。我周围的人都在进行快速的交谈，但当一位医生走上讲台，轻敲讲台上的麦克风时，台下顿时一片寂静。

"欢迎大家来到并发症和死亡病例讨论会。"她说。

我环顾整个礼堂，想看看是否有人面露痛苦的神色，我祈祷他们不会讨论格拉德斯通。有人说，人生的前半段是无聊，后半段是恐惧。这样看来，我才刚刚步入中年阶段。

"今天，我们要讨论一个很不幸的案例。像往常一样，我提醒大家，今天的会议是保密的，而且——"

我的寻呼机响了：丹尼斯的家人想讨论出院计划，尽快返回病房。

我深吸了一口气，接着又深吸了一口气。我不得不走，但我起不来。当演讲者滔滔不绝地讲述"并发症和死亡病例讨论会"的概括性内容时，我的耳朵留意着格拉德斯通或瞳孔不等这两个词。但是介绍部分拖得很长。拜奥看着我，我扫视着礼堂，寻找其他可能瞟向我的目光。寻呼机又响了起来，我得走了。我把消息拿给拜奥看，耸了耸肩并为自己辩解，心里想，我会不会因为缺席而挨骂。

13 »»

我走进丹尼斯·伦德奎斯特的房间，她的丈夫彼得就坐在她床边，用手轻轻抚摸着她的手。丹尼斯睡着了，彼得穿着一件深灰色的高领毛衣和一条绿色牛仔裤，腿上放着一块垫子。他是个年轻人，大概30岁出头，我一进屋，他就迅速站了起来。我看得出他很慌张。

"你是主治医师吗？"他问道。

"不，"我握着他的手说，"我是实习生，马特。我和主治医师一起工作。"

我在他旁边坐了下来，他点了点头，把丹尼斯柔软的手指和他的手指交叉在一起。他的温柔打动了我，他是一个身材结实、体格健壮的男人，但他的声音很轻，几乎是耳语，好像担心会吵醒他的妻子。

"我有一大堆问题要问，"他说着，摸了摸黄色的便笺簿，"你有几分钟时间吗？"

"当然，说吧。"

我意识到自己的举止严肃，试图用一个大大的微笑来缓和气氛，但我不完全确定自己在笑什么。丹尼斯在好转，但状态不佳。她的脸色看起来还没完全恢复过来，看上去像挂衣服的塑料人体模特的脸。确切地说，这样的状况还不能放松警惕。我想，在这谨慎而又充满希望的时刻，是否有一个适合医生的面部表情，能传达出谨慎、乐观的含义？为此我开始观察拜奥和那位傲慢医生。

彼得伸手去拿小床头柜上的眼镜，但意识到戴上它得放开丹尼斯，于是他决定不戴了。我朝他指了指眼镜，但他挥手示意我不用帮他拿，他清了清嗓子，说："今天有人提到可能要心脏移植，她需要一个新的心脏吗？"

我看着那位年轻的女士，眯起了眼睛。尽管丹尼斯的脸色很糟糕，但她的病情正在逐渐好转。在查房时，我们讨论过在接下来的几天里可以把她转到普通病房。莫非彼得听到的是我们谈论别人的情况时提到的事情？

"我不确定，"我说，"我印象中没有人提过要为你妻子做心脏移植手术，我去确定一下，但我想应该不会有坏消息。"

"哦，明白了。"他划去第一个问题，深吸了一口气。

我凑近他，看到他至少写下了13个问题。我本能地猜测，我最多能回答其中的四五个问题。我觉得这一定会让彼得失望，或者更糟，让他更困惑，就像我对山姆那样。当我收回下巴，紧张得再次咬紧牙关时，我突然意识到我的身体在不知不觉中已从靠近彼得的方向斜向了门口的方向。我下意识地向前探探，坐回椅子上，但同时感觉到自己双腿紧绷，似乎随时准备起身逃离，我的身体不由自主地向后退。我想，这多么符合本尼之前对我的描述，看着彼得望着我的样子，我能想象本尼看到了什么：一个不说话，敷衍了事的医生；一个可能不懂得关心病人的医生；一位非常担心自己可能会出错的医生，以至于束手束脚，不能全身心投入去照顾他的病人。我控制住自己，俯身向前，直视彼得的眼睛。

"我一定会帮你弄清楚你妻子是否需要做心脏移植手术，"我说，"但我认为应该没有这回事儿。"

彼得点点头。他低头看着写在便笺簿上的问题，什么也没说。他只是抚摸着妻子的手，看着她呼吸。这时，从她的喉底里发出了几声轻微的咕噜声，彼得期待地张开了嘴。我侧着头看问题，希望可以自问自答。眯着眼睛看过去，我只能看到下一个问题。

为什么上帝会让这种事情发生？

这回答不上来，我的视线继续往下看。我扫视了整张纸，发现纸上潦草地画了一颗心，心形图的里边写着：

丹尼斯＋彼得

我看了看这位悲痛欲绝的丈夫，然后又看了看那张纸。在最下面的角落里，他画了一颗小一些的、破碎的心，上面没写名字。我把目光从画上抬起来，看见彼得正在拨丹尼斯额头上的刘海。

看到这一幕，我禁不住哭了出来。

不是眼里涌出泪水的那种哭，而是真正的、大声的、流着泪、喘着气、颤抖着肩膀的那种抽泣。也许是对"并发症和死亡病例讨论会"上正在讨论的事情感到恐惧，也许是被彼得如此深沉的爱和心痛感染，也许是睡眠不足。但是，在彼得身边，陪着他一起面对他的痛苦和惶恐，这比什么都重要。我把一切都揽在自己身上，结果反过来像压煎饼一样，把我自己"压扁"了。

彼得搭着我的肩膀，带我走到房间的角落，态度温和，但很急迫地说：

"马特，她是快不行了吗？"

我努力使自己振作起来。"不，"我抽泣着说，"彼得，她的状态很好，她恢复的速度令人惊讶。"

他满脸狐疑地问："那，你怎么哭了呢？"

我的思绪不仅停留在这个悲伤的人身上，它们也飘向了别的地方。我很想知道在"并发症和死亡病例讨论会"上会谈到什么，有多少人在摇头？谁在诅咒我？

"丹尼斯有望完全康复。"话刚出口，我就想收回。我不确定我是否应该描绘出这样一幅美好的画面。经过几轮检查，我们都认为丹尼斯的病情正在好转，但目前她的病情仍然危重。

"哦，谢天谢地，"他说着，往后退了一步，"感谢上帝。"
"是的。"

我用语言掩饰我的情绪状态。彼得看上去非常困惑。

"你爱你的妻子。"我说。

我泪眼蒙眬地看向丹尼斯，说："刚才我有点心烦意乱，很抱歉。"

他拍了拍我的肩膀，说："我们都承受了很多。"

我笑得像葬礼上含泪的人。这是他们在医学院忽略的另一个技巧：当你不能安慰病人时，让病人安慰你。我和彼得又坐了下来，他再次握住丹尼斯的手。

"我们能只是坐着吗？"他边问边把那本便笺簿放在她床上，"就我们

3个人？"

　　"是的，当然可以。"

　　我不习惯这种剧烈的情绪波动，我想知道我是否患上了情绪障碍。资深医生是如何在不变成机器人的情况下，筑起坚固的情感壁垒来避免号啕大哭的呢？

　　"你知道，"彼得说，"她生病这事有我的原因，这让我很内疚。"他用手背碰了碰她的耳垂，皱起了眉头，继续说，"是我把她哥哥的事告诉她的。我一直在脑海里回放那个场景，觉得我应该换种方式告诉她。"

　　我用白大褂擦了擦眼睛，但泪水仍然顺着脸颊往下淌着，我真的感觉自己一团糟。大家都会低落，拜奥说过。我只是没想到我这么快就崩溃了。

14 》

1小时后，当我与拜奥再次会面时，我仔细地留意他的目光，想从中探寻是否有任何迹象表明我曾是"并发症和死亡病例讨论会"上被讨论的对象。但他从未提及会议上讨论的内容，我也从未问过他。我太害怕了。让这件事悄无声息地过去似乎成了一种解脱。我们继续讨论了我们的新病人，仅此而已。随着时间的流逝，索斯考特渐渐从我的脑海中消失了。

"听着，"几天后，拜奥对我说，"有另外一个病人需要你做直肠检查，在16号病房。"

"当然可以。"我说着从椅子上跳了起来。那段时间，我逐渐精通了重症监护病房里的多数技能。静脉注射变得轻而易举，我终于体会到把鼻胃管插进病人胃里的感觉。"我可能在查房前就能完成。"逐渐掌握这项技能让我感到十分兴奋。我掏出愈创木脂和显影剂，朝16号病房走去。

当我回来时，拜奥抿着嘴。

"有什么事吗？"我问。我用眼角的余光瞥见了傲慢医生，查房就要开始了。

"太快了。"他嘲讽道。

我笑了笑："没有流血。"

"你甚至都没有问过你为什么做直肠检查。"

"检查出血情况，"我回答，"是你让我这么做的。"在这点上，工作的描述似乎很清楚了：执行主治医师的意志。考虑我的相对无知，对我的病人和我来说，严格遵照他的指示行事是最安全的。

"对的。"我们默默地站着，他抱起双臂，"然后呢？"

我不知道这是怎么回事。"你让我做了很多。"

"是的。"

"我试着尽可能快速、高效地完成。"

拜奥有点厌恶地说："有热情是很好。但你没有动脑思考，你只是在机械地完成我交代给你的任务。"

"是的，我做了很多。但没有自己的思考，只是服从。"

"听着，马特，你这一整年都得听人指挥。一个好的实习生会快速而准确地完成每一项任务。"

"我当然在努力。"

"但优秀的实习生会停下来问，'这些医嘱都是合理的吗？'"

"你这是什么意思？"

"在开始使用血液稀释剂之前，有必要先给病人注射愈创木脂吗？"他问道。

我环顾了一下病房，说道："这似乎是这个病区的标准做法。"

"有什么既定的指南建议这样做吗？"他不以为然地问。

这似乎是一件顺理成章的事情，但我并不确定。在这个病房里，我学到了很多关于高级心脏护理的知识，但我并不是这方面的专家。"我不确定。"

"你当然不确定。关键是，在某个阶段，你会被指示去做一些你不应该做的事情。"

他在说什么？这是一个可怕的想法。要是我所有的上级都不像拜奥那么机敏怎么办？他们只比我大一岁，而且还在训练中。如果他们在手术过程中遇到困难或者因为优柔寡断而耽搁了救治怎么办？其影响是可怕的。

拜奥拍拍我的背，笑着说："我祈祷你能辨认出那些时刻。"

几分钟后开始查房。实习医生阿里尔已经工作了27个小时，她先是详细描述了5名新入院患者中第一位患者的异常情况。"41岁女性，患有非缺血性扩张型心肌病和双相情感障碍，正在服用锂盐（lithium），今天早上4点住进了重症监护病房。"

阿里尔在申请医学院之前曾从事咨询工作，她在25岁左右时转行。她是"查房明星"，她的发言干脆利落，没有一句废话。我能想象她在上一份工作中的样子，穿着套装站在会议室前，告诉高管们，他们的公司需要裁掉中层管理人员，减少用纸。

我侧身靠近拉丽塔乌黑发亮的马尾辫。"嗨，"我低声说，"最近怎么样？"我们一直忙着和各自的二年级住院医师搭档，没有太多时间闲聊。

拉丽塔盯着前方的阿里尔，低声说："呕吐（barf）。"她的口音，是带有伦敦腔吗？让这个词听起来更像boff——性的俚语，我咬着下唇，这样我就不会"咯咯"笑了。我也盯着阿里尔——她说的是心电图上的T波峰值——想知道拉丽塔是什么意思。"呕吐"是什么？她生病了吗？还是她指的是我们的工作？我从眼角的余光看不出她脸上的表情。我令人作呕吗？我把一切都扯上了个人恩怨。我是不是无意中做了什么让她不高兴的事？我瞥了拜奥一眼，想起了他说的"颠簸之旅"。

我潦草地写下"呕吐是什么意思？"把它放在拉丽塔的眼前。

"一切。"她低声说，眼睛仍然盯着阿里尔，阿里尔正试图把她那乱蓬蓬的红头发盘成一个发髻，但没有成功。"有没有人考虑过，"拉丽塔对整个团队说，"这都是由锂中毒引起的？这样一切就说得通。"

我当然没有，这种情况我只在报纸上看到过。我几乎每天都在惊叹身边的天才。医院里到处都是天赋异禀的人。有些人似乎有过目不忘的记忆力，有些人则对逻辑和数字驾轻就熟。哥伦比亚大学医学中心的实习生和住院医师在生活中什么都能做，但他们选择了工作时间更长、薪水却更低的医学，因为这对他们很重要。和这些人在一起的感觉很好。

"似乎就这么简单。"拉丽塔总结道。

她转向我，低声说："昨天我的住院医师让我在4个人身上抽血。这很平常，一点都不酷。"其他顶级医院的医生没有被要求完成这项耗时的任务，但在哥伦比亚大学，我们要做这些。

"完全赞同。"我仍然不能确保毫无差错地完成抽血任务，但拉丽塔甚至可以在睡梦中完成这件事。她曾在一所医学院学习静脉切开术，而我没有。

"你觉得呢，马特医生？"傲慢医生大声问道，"你同意吗？"

我不确定地挠了挠下巴，但希望表现得若有所思。"我想，"我说，

"在我们听完这个病例的所有细节之前，得出任何结论都有可能是错误的。"

拉丽塔转了转眼睛。

"但，"我说，"我很赞同她的看法。"

拉丽塔在她的列表上潦草地写了些什么，然后把它斜向我，笑了。我低下头，看到"政客"这个词正指向我。也许她是对的，也许我只是想给出含糊的回答，避免以后可能对我产生不利影响。

我们静静地站着，阿里尔向我们展示复杂的临床信息矩阵，在她不断尝试将眼睛旁卷曲的红头发拨开时，傲慢医生让她解释经胸超声心动图的结果。她彻夜工作后还能如此镇静令人钦佩，我知道我昨晚值班后看起来很糟糕。

"好吧，麦卡锡医生，"傲慢医生在陈述结束时说，"你已经了解了整个病例情况。你的诊断结果是什么？"

"我听到的每个细节，"我说，大家转过来看向我，"都指向锂中毒。过量的锂会导致肾功能衰竭，这反过来又导致液体容量超负荷，体液淹没心脏和肺，她就会——"

"缺氧，"他说，"很好，我赞同。下一位病人。"

但我还没准备好继续往前。我的脑子里一直在回想着拜奥的建议——基本上要质疑一切。当我们准备转向下一位病人时，我还沉浸在阿里尔的病例中无法自拔。

"但为什么？"这群正大步向前走的人，被我这么一问，身体都像僵住了。有那么一刻，我觉得自己就像网络犯罪程序中的一员。"这不太合理，"我看着一个又一个同事，补充说道，"为什么会有那么多的锂呢？"

"可能是服药过量。"一个金发碧眼、鼻尖上有雀斑的医学生说。

我的第三个伙伴梅根摇了摇头。她看起来和蔼开朗，一双蓝眼睛炯炯有神。和我一样，她在医学院时也在实验室做过研究，在入学培训时，我们简单地谈过将来要做血液专家的职业意向。她来自达拉斯（Dallas），说话时鼻音很重，但总能被她巧妙地掩盖住，只有在她连续工作一整天不合眼的情况下鼻音才会暴露。"这个病人服用同等剂量的锂制剂已经12年了，"她一边说，一边用手摸了摸自己的金发，"从来没有出现过问题。"

"可能是自杀未遂，"忧郁的心脏病学进修学员迭戈说，"有求救或类似的行为吗？"

"我和她丈夫谈过，"阿里尔说，"她心情很好，在工作中升职了并且期待今年夏天在托斯卡纳的假期。我不认为她会试图自杀。"

"这是个好问题。"傲慢医生说，"我同意，这个病例的某些方面无法解释。麦卡锡医生，我想请你在查房结束后开展进一步调查。为了节省时间，我们应该继续前进。"

后来我才意识到，正是他冷酷无情的实用主义才得以保证在4小时内查完房。

"好的，先生。"我边说边潦草地写下：锂，什么玩意？！？！

查完房后，我们一起坐在黑色的皮沙发上，分配着一天剩下的工作任务。迭戈和这位傲慢医生把这个时段留给我们，让我们在查完房后稍作休息，迅速吃完午饭。

"拉丽塔，我需要你在12点抽取一组血培养物，"拜奥盯着他在过去3个小时里列出的事项清单，说，"马特，4分钟后把病人送去做CT（计算机断层扫描）检查。梅根，我们需要做中心静脉插管——"

"为什么要做CT？"我问。我正忙得不可开交呢。

他的视线从清单上抬起望向我。"这是我们在查房时想出的计划。CT排除肺栓塞，你看这样行吗，医生？"

其他的医生和医学生也慢慢地转向我。在查房的大部分时间里，我都在偷偷地阅读有关肺栓塞的诊断和治疗方法，为这一刻的到来做准备。"这个病人有肺栓塞的所有典型症状，"我略带怯意地补充道，"对于危重病人，建议在做CT检查之前就开始治疗。我们为什么要等？这似乎是在浪费宝贵的时间。"

拜奥笑了笑缓和了一下气氛："说得好，麦卡锡医生。有人愿意回答吗？"

没有人说话。

"还是这里的每个人都只是盲目地遵循指示行事？"他问道。

我环视了一下房间，大家都低着头，盯着即将发生的事。我的脸发热，因为我的实习生同僚们也不是无知的机器人。

"当马特听到'肺栓塞'的时候，他做了一件正确的事情。"

拜奥鼓了鼓掌说："他查阅了诊断和治疗的要点，做得很好。他查阅了教科书，试图作出一个临床决策。"拜奥在他人面前上演说教课程，这有点奇怪。但我内心渐渐升起一股自豪感。"但他犯了一个致命的错误，他当时没有考虑病人的具体情况。"

我猛地收紧下颌，差点咬到舌头。拜奥总是领先我一步。当病人心脏病发作时，不要跑去图书馆。

"在这种情况下，"拜奥继续说，"如果马特查阅了检查表，他会发现这个病人最近曾因为消化道出血差点丧命。"

"哦。"我低声咕哝。

他俯身拍拍我的背："传统的肺栓塞治疗可能会杀死这个病人。"

"哎。"

"但是谢谢您的质疑，医生。"

拜奥转身向医学生走去："记住，医学不是万能的。"

学生闭上眼睛，说："当然。"

15 》》

1周后，我决定问他一个自从我们相识以来一直困扰我的问题，拜奥当时正在我们的休息室里画一个顶部写有"SHOCK"的表格。"你怎么懂得这么多？"

他继续写着，为自己的网格添上最后一笔。

"似乎就在一年内，"我继续说，"你已经——"

他向我转过身来："好，5分钟完成了SHOCK表格的框架。"

"有过目不忘的能力？读一堆课本？还是什么？"

"奉承不会给你带来任何好处，麦卡锡医生。可悲的是，医学的变化如此之快，大多数教科书在印刷的时候就已经过时了。"

我想起了我在医学院埋头苦读了几个月的课本章节。"所以那是什么呢？"我坚持问道。他为什么这么捉摸不透？我想知道实习的这一年对他的心理造成了怎样的影响，以及他是如何毫发无损地脱颖而出的。

拜奥耸了耸肩，望着窗外，一艘船正沿着哈德逊河朝南航行。"我猜实习这一年你看了很多。这些小小的教导对你很有帮助，它们助益良多。如果你要教导别人，你就得知道你自己的本事。"

"肯定。"

他拍了拍我的肩膀："要准备好回答各种愚蠢的问题。"

"你知道他们说的并没有愚蠢的问题。"我说。

"都只是些蠢货。"他笑着说，"你知道吗，你应该去教书。"

"我？谁？"

"教医学生一些东西，任何东西。而且永远不要低估，"拜奥仍然盯着那艘船说道，"羞辱的力量。我见到杰克时总是一言不发。但当我看到其他医生的时候，他们教会了我很多东西，这很荒谬。"

每天出勤就够了吗？是生活经历如此捉摸不透、瞬息万变，以至于你别无选择，只能来学医吗？我希望是如此。

"我马上回来。"拜奥说着，朝门口跑去。

过了一会儿，迭戈走了进来。他朝我咕哝了一声，然后花了30秒的时间来决定是吃苹果松饼还是葡萄松饼。我站在房间的另一端望向他。迭戈在我们组很受敬重。他既不像拜奥，也不像那个傲慢医生，他的地位在我之上，却管不着我。虽然我们的关系不是很亲密，但我钦佩他的聪明才智。迭戈的研究成果发表在国际知名心脏病学杂志上，但他不愿意谈论它，有一次他告诉我，他的研究"大多是无聊的扯淡"。

突然我听见自己在说话。

"迭戈，你，呃，你还记得卡尔·格拉德斯通吗？几周前的那位教授？"

迭戈选了一块松饼，朝我的方向转过身来说："我记得呢。"

我屏住呼吸，感觉就像没带氧气罐潜入了深海。迭戈在我旁边坐了下来。

"你知道他出了什么事吗？"我问。

"老实说，我知道。"他的眼睛睁得圆圆的，完全看不出有斜视的迹象。我等着他继续，但他没有再往下说。我已经考虑过对这个问题所有可能的回应，但仍然没有准备好回答。

"他好吗？"我终于问道。

他放下松饼，叹了口气："你知道吗，马特，格拉德斯通刚来的时候我在急诊室，还是我把他推到导管室的，我是第一个注意到他的瞳孔的人，然后给神经外科医生打了电话。"

我向后退缩了一下，短促地吸了一口气，几乎喘不过气来，说了句："我不知道。"

迭戈是对的，我那时确实不太清楚CCU收治程序如何运作。我也不清楚迭戈的一天除了在查房时给我纠错之外，其他时间都在干什么。索斯考特当时在喊什么？为什么要打那个糟糕的电话？

"我接到一个神经外科医生的电话。"我怯生生地说。
"看了你的留言，他可能非常困惑。简直就是前言不搭后语，不知所云。"

我试着把第一个晚上的记忆片段组合起来。为什么迭戈不告诉我？为什么我第二天不提呢？

"你为什么现在问起他？"迭戈问道，"这是几周前的事了。"

"我也不知道。"为什么这么长时间才提起？因为羞愧和不安。

迭戈抱起双臂，靠在椅背上："这里有层层的监督，马特。即使你认为没有人在看……"

我也抱起双臂，跟他摆着同样的姿势，问："神经外科会诊是什么时候的事？"

"你和本尼在胡扯的时候。"

我感到脑子里血压一阵上升，一想到格拉德斯通的妻子萨莎，我的呼吸就变得不规律起来。事情还是没有好转："我在查房陈述时怎么样？傲慢医生说要扫描他的脑袋。"

"我让他取消了头部扫描。早就做了。"我记得他们在查房时低声耳语，"你刚做完报告，他就去手术室了——"

"你有打算告诉我这些事吗？"

迭戈低下了头说："你打算问吗？"

我望着窗外，想着格拉德斯通的瞳孔。为什么不告诉我？那这几周我就不用担惊受怕，饱受折磨了，几周的折磨，几周的焦虑。还是这其实只是一个测试？为了证明某种观点？"听着，马特，"他说，"遇到这种事情我不会高声抱怨，我也不会乱扔东西发泄。但可笑的是，过了这么久你才问起格拉德斯通。"

我羞愧得想立刻找个地缝钻进去。"真的很抱歉，"我低声说，"我很为难。我一直在想格拉德斯通的事。"

迭戈盯着哈德逊河，又咬了一口松饼："从事这份工作，你需要问自己一些尖锐的问题。但在这之前，你必须问自己一个非常基本的问题：你在追寻什么？"

我无精打采地瘫坐在椅子上。

"你自己？"他问道。

我伸长脖子，摇了摇头："当然不是。我……"

"你的名声？"

"我只是……"

"还是病人？"

我一边寻找着合适的词语，一边想起我曾经是一个很有前途的医学生。我回想起第一次在查理·麦凯布的办公室缝香蕉皮时，在他脸上闪现出伯乐发现千里马的赏识表情，以及几个月后我告诉他我不想当外科医生时，从他眼里流露出的失望。当我双手捧着头坐在那里时，忽然意识到自己忘记在麦凯布的葬礼上送花，葬礼是在本周早些时候举行的。当我坐在那里试图消化这一切时，拜奥再次走进了房间。

迭戈摇了摇头，站起来说："你真以为我们会把决定权交给你们两个笨蛋？"

A physician's first year:

The real doctor
will see
you shortly

第二部分

16 »

在医学院，当我把选择内科而非外科的消息告诉查理·麦凯布时，他做了个鬼脸，对我说："让我给你介绍一个人吧。"我跟着他穿过麻省总医院的大厅，来到另一间办公室，一个名叫吉姆·奥康奈尔（Jim O'Connell）的男人正在拥抱一位中年妇女，她穿着粉红色的丝袜、粉红色的毛衣，涂着鲜红色的口红，口红被随意地涂抹超出了嘴唇轮廓。吉姆和麦凯布年龄相仿，看起来像是电视节目中的父亲：穿着开襟羊毛衫，梳着整整齐齐的灰色头发，有着和蔼的眼神，面带热情的笑容。他让我立刻放松下来。

"吉姆！"当我们看到他时，麦凯布叫了一声。之后麦凯布转向我，对着吉姆竖起了大拇指。"应该有人写一本关于这个家伙的书。"吉姆对麦凯布的建议置之不理，伸出一只手。

两人都曾在麻省总医院做过住院医师，就像麦凯布一样，当吉姆完成训练后，生活给了他一个难题。他原计划在曼哈顿斯隆凯特林癌症中心（Memorial Sloan–Kettering Cancer Center）开始一项肿瘤研究，但在他为期3年的内科住院医师实习结束时，一位麻省总医院的管理者问他是否考虑花费1年的时间协助一个新计划，为无家可归的人提供医疗保健时，他同意了，于是他与无家可归者相处从1年变成25年。在这个过程中，他与别人共同创立了波士顿无家可归者卫生保障计划，彻底改变了向贫困人口提供卫生保健的方式。

"下个星期见，吉姆。"病人一边说，一边俯下身来拥抱他。
"不见不散，谢丽尔（Sheryl）。"

那个穿粉红色衣服的女人走后，麦凯布请吉姆向我解释他的工作。吉姆将自己的职业生涯总结为学会将募捐作为一种生活方式。从剑桥大学获得神学硕士学位后，吉姆走到了人生的十字路口（他开玩笑说，他的文科教育为他调酒和开出租车做了独一无二的准备）：他在全国各地奔波——在夏威夷教高中，在罗德岛做服务员，在佛蒙特州的谷仓里烤面包、读书；之后，他做了一件不可思议的事情，上了医学院。他在30岁时来到哈佛大学医学院，大约就在那时，麦凯布的手开始有了刺痛感。

"跟我到车上来。"吉姆说。我扫视了一下他简朴的办公室，他准备去看下一个病人。"今晚出来见见我们的病人。"

我不清楚他为什么提出这个建议，我也不确定，作为一名医学生，我能为他的项目带来什么。也许他和麦凯布有协议，也许那些不愿做手术的人不得不和吉姆一起坐面包车来赎罪。我转向麦凯布，他正在微笑。"去吧。"

那天晚上晚些时候，我在波士顿著名的无家可归者收容所松树街客栈（Pine Street Inn）见到了吉姆，他穿着一件笔挺的白色衬衫、一条卡其裤，戴着一条新的卡尔文·克莱恩（Calvin Klein）领带。我坐在角落里，看着打扮得像杰瑞·宋飞（Jerry Seinfeld）（译者注：美国脱口秀演员）的吉姆，站在一长排做例行检查的男男女女中间。我很快发现，他的绝招是从不打断别人的话。他让病人们随意地聊他们想谈论的任何事情，大多是与他们的健康完全无关的问题，而他则仔细观察病人的耳朵、鼻子、喉咙和其他任何需要检查的部位。他能够掌握一个故事的节奏，当有人停下来喘口气时，他就会用听诊器去诊断，而当故事重新开始时，他就会把听诊器拿掉。

我想记笔记，但没有什么可写的，他只是知道如何与每个病人互动。他尤其擅长与明显患有精神疾病的人打交道。他知道他们远房亲戚的名字和一些隐晦的阴谋论细节。他的方法很了不起，几乎带有宗教色彩，就像他是牧师，而他的病人是忏悔者。

几个小时过去了，在看诊完最后一个病人后，吉姆走到施粥处的柜台后面，把装有鸡肉面汤的24个泡沫塑料盒装了起来。然后，我跟着他跳上面包车，开始寻找波士顿的无家可归者，用吉姆的话说，他们"暂时脱离了保护网"。

我们的司机是一位名叫皮埃尔（Pierre）的海地人，他按照自己的正常路线行驶，在自动提款机前、废弃的地铁站和新英格兰荒地处停下来，寻找那些可能想要一顿热乎乎的饭、一双袜子或高血压药的人。我们在寻找那些在日常生活中我们极力回避的人，那些穿着破衣烂衫、几个月没洗澡的人。我简直不敢相信居然有一个无家可归者是哈佛大学医学院的教职工，甚至连我们遇到的那些无名人士都能对他直呼其名。

毫无疑问，他们看见他都很高兴。

"告诉他们一些你自己的事情，"第一天晚上，当我们带着手电筒寻找一个睡在河岸附近的男人时，吉姆建议道，"尽可能告诉他们想知道的东西。做你自己，要诚实。"吉姆孤身一人，奔向水面与陆地相接的地方，来回挥舞着手电筒，像小灯塔一样。他看到查尔斯河边有一堆毯子，就示意我过去。远处的建筑灯光照在水面上，我能感到我的心随着每一次焦虑的呼气怦怦直跳。吉姆把食指举到唇边，低声说了句"他专属于你"，然后消失去找别人了。

"先生？"我眼睛盯着那像手风琴一样轻轻摆动的毛毯。"你好？你好，在吗？有人吗？"我朝河那边望去，皱起了眉头。"我叫马特，"我边搓着手边说，"我是来登记的。"我挪近一点，把右手放在那堆毯子上，"我和吉姆·奥康奈尔一起做医疗保健工作，你认识吉姆吗？"

突然一些杂乱的思绪涌上心头，在医学院的时候，我已经和香蕉皮告别好几个月了，阿克塞尔根本不可能遇到这样的病人。麦凯布的声音回荡在我的脑海里，我开始咬牙切齿，你只需要问自己一个简单的问题：除了外科医生之外，还有什么职业能带给我同样的快乐？在我思考的时候，我手边的毛毯像正弦波一样上下起伏。"喂？有人吗？"

我正准备转身，这时一个声音响了起来。不一会儿，一双眼睛从毛毯里露出，凝视着我。

"嘿，"我说，"我是马特。"
"你和吉姆一起工作？他在这里吗？"

我倾身向前，试图看清他的脸："他在。你想让我去把他带来吗？"

"你是谁？"
"我和吉姆一起工作，"我试探地说，"我是一个学生。我带了袜子和汤。"
"我能……我能和吉姆说话吗？"
"好的，我去叫他。"
"他能看看这个吗？"这名男子从毛毯下面钻了出来，指着他左小腿上的伤口。他的皮肤又黑又斑驳，边缘有脓液流出，臭气熏天，令人难以忘怀。我抑制住了把头扭开的冲动。"我去找吉姆。"我轻声说。

当我回到车上时，我想起我在医学院时塞进脑子里的东西，并把它和吉姆脑子里浮现的东西进行了比较。他的脑海里有一幅城市无家可归者的复杂地图，那是一张很少有人拥有的地图。吉姆·奥康奈尔无疑是唯一一个能告诉你为什么天桥比其他场所更适合睡个好觉，为什么科普利广场比法纳尔大厅更适合行乞的医生。

和阿克塞尔一样，吉姆也乐于传播智慧。"关键是，"那天晚上我们在一座废弃的桥下打着手电筒散步时，他说，"要建立一种关系。"我们倾向于展示自己的优越感，但我们要抵制那种冲动。在一次富有挑战性的互动之后，"问题在于我们，而不是他们。"在去往每一站的途中，吉姆就会和我聊一聊波士顿神秘的罪犯怀特·巴尔杰（Whitey Bulger），同时也会讨论棒球运动。"丹尼斯·埃克斯利（Dennis Eckersley），"吉姆指的是前红袜队投手，"他的哥哥无家可归。这又有谁知道呢？"

我回到布鲁克林的公寓后对这些经历赞不绝口。我想像吉姆一样。我想成为吉姆：一个不落俗套、低调、聪明的医生，按照自己的一套规则行事，以我从未见过或考虑过的方式与病人打交道。他的方法有力地挖掘出我作为一个局外人的形象——一个曾是棒球运动员的医学预科生，一个常青藤联盟小球队中的球员。我也知道自己想成为医学界与众不同的人，但直到我遇见吉姆，我才知道什么是真正的与众不同。

我的室友们不止一次地被我的看法左右，认为吉姆·奥康奈尔为波士顿的穷人所做的事情，就像特蕾西·基德尔（Tracy Kidder）的书《越过一山，又是一山》（*Mountains Beyond Mountains*）里的主人公保罗·法默（Paul Farmer）为海地所做的事情一样。"你知道他在建造什么吗？"我问希瑟，我指的是吉姆全部工作中的核心部分，那是一个大型医疗综合体，包括一个拥有104张床位的住院部和一个专为无家可归者设计的牙科诊所。"你有没有意识到，"我一遍又一遍地重述，"那是多么不可思议？"我的女朋友很快就听腻了，但我仍对她说个不停。

一天早上，我在吉姆·奥康奈尔位于麻省总医院的小办公室的一角，看着他审视那个涂着口红的中年女人，就是麦凯布介绍我们认识时和他说话的那位女士。这一次谢丽尔穿着肮脏的灰色运动裤和蓝色的塔斯马尼亚魔鬼运动衫。她的嘴唇和脸颊上涂满了霓虹色口红。

在他把听诊器从她的胸前拿下来后，吉姆坐在离谢丽尔几英寸远的一张黑色塑料椅子上，把她的一只手握在他的手里。"一切看起来都很好。"他说，"非常棒，事情正朝着好的方向发展。"

她看着我，在检查台上低声说："我希望一切正常。"

"一切看起来都很好，"吉姆亲切地补充道，"验血、尿检和心肺一切都正常，我非常高兴。"

我在派恩街旅馆见过谢丽尔几次，从吉姆那里得知她已经在波士顿的大街上生活了近10年。谢丽尔喜欢漫谈她的前夫，有时会无缘无故地放声大笑。她有一次因为电视节目《设计女人》（*Designing Women*）对我大吼大叫。

吉姆轻轻地拉着谢丽尔的手，想重新引起她的注意。"你知道我接下来要说什么。"他说，"即使你回答'不知道'，我也不会停止追问。"

她向吉姆俯下身去，他们的距离近到膝盖几乎碰在了一起。"你问吧，吉姆。"

吉姆深吸了一口气："我想让你和我们的心理健康专家谈谈。"谢丽尔抗拒地往后退了几步，但她的手仍然握在吉姆的手中。"这不是为了对你进行诊断，"他说，"我只是认为你会从与人交谈中受益。比我更专业的人。"她闭上了眼睛，吉姆继续补充道，"我们已经讨论了很长时间，我认为这真的会对你有所助益。诊所今天正好还剩下一个名额。今天下午你就可以去接受治疗。"

我凝视着谢丽尔，视线停留在她的红唇上，不知道此刻她脑子里在想什么。她为什么不愿意找个人谈谈呢？这会带来什么不利影响吗？我拉直了刚浆洗过的白大褂，抱起双臂。

"我明白你为什么不想去。"吉姆边说边慢慢地靠近了她，"真的。但这很重要，我不会放弃这个提议的。"

她抗拒地摇了摇头："我没有疯。"

"我知道。我知道你没有疯。我建议你去和心理健康专家谈谈不是认为你心理有问题，只是我仍然认为这可能会对你有所帮助。"

谢丽尔低头看着地板，我的目光也转向她凝视的方向。她在想什么？她疯了吗？通过我们短暂的接触来看，似乎是这样的。

"这很重要，"吉姆补充道，"至关重要。"

谢丽尔望向我，我轻轻地点了点头表示赞同。

"请考虑一下。"吉姆说。

她稍显夸张地对吉姆笑了笑，轻声说："好吧。"我扬起眉毛，吉姆也挑了挑眉。

"我会做到的，吉姆。任何你想要的。"

"你会吗？"他问道。

"我会的。"谢丽尔笑着看着我说，"多年来，他一直让我倍感苦恼。成年累月从不间断地在我耳边念叨。要我去看医生，去和别人谈谈。喂，我在跟你说话呢，吉姆！你想要听什么我就说什么。"

我想回应谢丽尔，但不知道该说什么。"是这样吗？"我轻声低语。

"我现在就帮你转诊。"吉姆说着，脸上闪过一丝微笑，"马上。"

过了一会儿，诊疗结束了。谢丽尔拿起她的物品，给了吉姆一个拥抱，说："待会继续。"然后悠闲地走出他的办公室，走向心理健康诊所。当门关上时，我留意到吉姆正盯着他办公桌上的一张白纸。

"真是位有趣的女士，"我走近他说，"太有趣了。"我在谢丽尔坐过的地方坐了下来。"那边有很多人。"

吉姆叹了口气，看着我说："那个女人的人生被精神疾病毁了。她的婚姻，她的工作，她的每一段人际关系，都被精神疾病毁了。"说着他的眼睛湿润了，声音也更轻软了。"6年来，我一直试图劝她去看心理医生，但她总是拒绝。6年来的每一次看诊，都是以她的拒绝告终。"

我仔细观察着他的脸部表情，努力想说些有意义的话。但我只能发出一声"哈"。

"她从来没有给过自己机会。"吉姆用右手拍了拍大腿，笑着说道，"直到今天。"

"这简直令人难以置信。"他的眼睛从左到右扫视着我，我试图跟上他的目光。我能听到办公室外面有人在谈论一台新到的咖啡机。"今天为什么同意了呢？"我从白大褂前面的口袋里掏出一支笔和一个小笔记本，开始记下这次交流的细节。"我想知道是什么发生了变化。"我说。

我等着吉姆说些是他的坚持不懈或机智策略打动了谢丽尔之类的话，但他什么也没说。他只是凝视着那张白纸。当我们静静地坐着时，我试着想象过去6年吉姆和谢丽尔会面时的场景。她曾对吉姆大吼大叫吗？还是会礼貌地拒绝他的提议？吉姆曾经为她的不听劝导而感到沮丧或气愤吗？

"马特，"他最后把一只温暖的手搭在我的肩上，说，"有时候，有些事表面上看起来像是取得了小胜利，非常小的胜利……"

他的声音越来越小，逐渐消失，但我想让他继续说下去。我放下笔追问道："是吗？"

他起身摇了摇头："有时候，这些事情实际上可能预示着巨大的胜利。"

我被吉姆和他的哲学思想深深吸引，我说服哈佛大学医学院给我这门课的学分，因为我跟吉姆在一起学习。学校不是因为我学习了如何有效地处理像山姆那样复杂的初级护理问诊而给我学分，而是因为我每周有一个晚上为无家可归的人提供医疗服务给了我初级保健的学分。这是我刚开始在哥伦比亚初级保健办公室工作时感到不知所措的原因之一，我曾看到吉姆在街头提供初级保健，但我自己做得并不多。

当然，我会在一旁分发干净的袜子和脚药膏，并在人们想聊天时聆听他们的倾诉，但吉姆是检查和治疗病人的人。他是那个作出艰难决定的人，他会说服一个不情愿去就医的人前往急诊室或为其提供保障。但正是在那些深夜的行走中，我发现了与患者沟通的重要性。后来我意识到，当时拜奥让我向CCU的病人做自我介绍，我第一次去了本尼的房间，就是因为他，我没有被那些医学上病情最复杂的病人吸引，我去找了那个骑着固定健身脚踏车的人，一个我能与之交谈并有可能建立联系的人。

我从吉姆那里学到，通过医学，我们有可能接触到那些我们在日常生活中无法触及的人，甚至是那些被我们大多数人遗忘或试图忽视的人。这就是我们职业的力量和魅力所在。他把晚上的时间花在波士顿无家可归的人身上，这样才能获取他们的信任，当生病时，他们才会愿意来他的诊所就诊。我发现，对于那些住在桥下或废弃仓库附近的大箱子里的人来说，这可不是一件容易的事，他们会因为腿上的溃疡或皮肤上的气味而感到尴尬。大多数人甚至都不会想要蹒跚走进一家医院的大厅，坐在候诊室里。但是为了吉姆，他们愿意这样做。

我希望他们也能因为我做这件事。

17 》

　　"让我们从最基本的开始。"一位在病房外拿着记号笔的女士说。在心脏加护病房待满1个月后，我告别了拜奥，转到了传染科。我的新任务是照顾艾滋病、结核病或病毒性肝炎患者，这1个月的实习轮转普遍被认为是最吸引人、最需要情感投入的工作，回顾我刚刚经历的一切，这里的生活真是令人难以想象。我们被告知，大多数入住医院传染科的病人要么是静脉吸毒者，要么是有精神疾病的患者。他们是那些可能会对你大喊大叫或朝你吐口水的难以接近的病人，他们一无所有，他们会利用你任何情感上的、职业上的，或其他方面的弱点。

　　"如果一个病人出现在我们的急诊室，说他感染了艾滋病病毒（HIV），你必须获得哪六条信息才能确保万无一失？"香奈儿医生（Dr. Chanel）是传染科的一名初级教员，她向我们这一小群住院医师和医学生发问道。她年近40，梳着一个浅灰色的马尾辫。团队里的半数人都在低声细语。我们刚从一位年轻女士的房间里出来，她因为持续的喉咙痛而不情愿地来到我们的急诊室。当我们都在一旁紧张地观望时，阿里尔告诉她，她的症状实际上是由急性艾滋病病毒感染引起的。眼泪瞬间从这位病人的脸颊流下，我被吩咐去给她拿些面巾纸。经过几分钟盲目的搜寻后，我带着一盒面巾纸和一卷卫生纸回来了，那个女人伸手将它们取走。然后我们就都被她赶了出来。

在寻呼机"嗡嗡"作响传达新任务之前，我们这群人现在有30秒的短暂交流时间可以试着从刚遭遇的情况中学到一些东西。"第一，"香奈儿医生接着说，"他们是哪一年染上艾滋病的？是已经患病25年经历了无数治疗方案的人，还是像刚才那位患者一样，1周前感染了这种病毒，现在正为使自己接受这一确诊结果而苦苦挣扎？"

我在想，如果把现在的时间用来劝慰刚刚被颠覆了整个世界的那位女性患者，会不会更好？

"第二，"香奈儿说，"CD4细胞计数是多少？CD4细胞是白细胞的一种，是人体免疫系统的指挥中枢。艾滋病病毒（HIV）对CD4细胞的破坏会打断完整的免疫反应链条。第三，艾滋病病毒载量，即血液中HIV复制的数量。毫无疑问，我们的目标是让病毒载量无法被检测到。第四，危险因素。病人是怎么感染HIV的？"

我半举着手，香奈儿医生朝我点了点头。"为什么了解一个人是如何感染HIV的这个问题会很重要呢？"我问道，"他们要么生病，要么没病。怎么染病的与我们又有什么关系呢！"

她扫视了一下大家，问："有人能回答麦卡锡的问题吗？"

梅根清了清嗓子，也许是想压下自己的鼻音。"大概是因为，"她说，"通过静脉注射药物感染的患者更有可能患丙型肝炎或心内膜炎。而那些通过肛交感染的患者则应该进行肛门癌筛查。"

香奈儿笑了。我想知道这是不是第一次有人用"肛门癌"（anal cancer）这个词来结尾。"她的回答完全正确。"

我迅速地记下这一信息，并稍微停顿了会，抽空回想了一下阿里尔在传达这个会给人带来毁灭性打击的诊断时是多么镇定自若。我不可能像她那样面不改色。我想知道，她做咨询工作的那段时间是否磨炼了她传递坏消息的心理素质。可能她已经习惯了走进一个房间，毁掉一个人的生活，然后平静地走出去。

"很好。接下来第五点，"香奈儿接着说，"他们在用什么药？他们的HIV治疗方案是否合理？第六，他们出现了哪些机会性感染？HIV患者很容易感染一系列异常的疾病。事实上，HIV就是这样被发现的。在20世纪80年代早期，健康的男同性恋者中开始出现……"

"心搏骤停，花园南6号。"寻呼机响了起来，这种声音足以让我双膝发软。"心搏骤停，花园南6号！"

我是我们组中唯一一个打退堂鼓的人。最近，我不得不接受这样一个事实，那就是我永远也习惯不了这种尖锐刺耳的、扰乱人心的呼叫声。两名队员飞快跑开，我想起了忙着抢救病人的拜奥。和他分开让我觉得不太适应。我想知道他在哪里，正在教谁。那个在这么短的时间里教会我这么多东西的人，现在只不过是我在大厅里偶尔遇到，或是在病例讨论会上看到的狼吞虎咽地吃着比萨的人。

"也许我们应该就此打住，"香奈儿一边说，一边重新整理她的头发，"我们20分钟后再集合吧。"

几分钟后，在本次轮转期间与我共事的二年级住院医师阿什丽（Ashley）——我的新老师，回来了。她的颧骨凸得很高，说话语速很快，生硬干脆、慷慨激昂，一个点子还没说完，就冒出了第二个。后来回忆起她的时候，我脑海中浮现的是"傻大姐"詹妮弗·劳伦斯（Jennifer Lawrence，一位女演员）的形象，只是阿什丽穿的鞋子没詹妮弗那么夸张、离谱。

那天早上，阿什丽对我说："未经我允许，不要做任何事，明白吗？"我还没来得及反应，她就开始布置一系列需要在查房前完成的任务，比如推着病人去透析和快速地把一管子血送到检验科。她的语速太快以至于我完全无法记录下她安排的任务。随后她又像布置任务时那样，快速地撤回了所有交给我的工作，并解释说如果她自己亲自做会更快。这已经成为一种惯例，这让我觉得自己可有可无，甚至可能对她来说是一个潜在的危险因素，显然，她认为我是一个累赘，一个仍然不能像她那样熟练地输入与艾滋病病毒护理相关的电脑指令和撰写病历的人。我们之间简短的交流让人联想到一个淘气的孩子和他挫败的保姆。她的朋友叫她阿什，但她让我叫她阿什丽。她故意拉开我们之间的距离，这让我很焦虑。尽管我们的性格很难合拍，但我还是想和她友好相处。我想和大家打成一片。

"你刚刚在哪儿？"阿什丽一边问一边用手梳理着橄榄油色的头发，"你本应该来参与抢救这些心搏骤停病人。"

我抬起头来："我不知道我也需要去。"

她穿着一双细跟高跟鞋，看着我说："原来如此。"

"我没有看到其他实习生去，所以我——"

阿什丽摇摇头说："我不需要解释。那位女士已经去世了，抵达时死亡的。"我想，拜奥一定不在那里。

"大约10分钟后，我们将与主治医师重新开会。"我说。

"很好，以上就是刚刚所发生的，整个抢救情况就是如此简单。"她飞快地补充，"我知道你的体检技能很厉害，但你需要在其他方面付出些努力。"

"好的。"我不知道格拉德斯通那件事是否已经传到阿什丽的耳中。

"所以，让我们发挥你的长处吧。你是眼睛，我是大脑。"

"明白了。"

"检查病人，告诉我他们的情况，然后我制订计划。"

我快速地记下：我是眼，阿什丽是脑。

"然后，马特，你执行那个计划。确保把事情完成好。"

我不再相信自己能记住任何事，除非它被写下来。在这一天中，我的脑子里突然被塞进成百上千的小任务和新知识，我发现不把它们写在纸上是不可能完全记住并完成它们的。把这些事情按优先顺序排列还需要另外一套技巧。"好的，女士。"我笨拙地回答道。我的每日任务清单就像一个疯子的日记，布满了潦草的字迹。我时常想起阿克塞尔，他曾要求我不要在手上写字。

"如果要我给你一个提醒，那就是，要有效率。"

"我会尽力的。"

"但效率需要能力。"她说，"这有太多需要掌握的了，信息产生得如此之快，你现在这个阶段仍需要努力学习基础知识。"阿什丽又说对了。大量的科学杂志不断地炮制出新的，有时是相互矛盾的医学信息。我们永远都不可能把它全部读完，我们需要一个称职的信息策展人。在许多方面，拜奥已经充当我在CCU的策展人。但现在我需要自己去做，阿什丽看起来不像是那种会给我提供信息的人。

一个只穿了内衣的年轻人从我们身边走过，要求我们宣读他的米兰达权利（即犯罪嫌疑人、被告人面对讯问时，有保持沉默和拒绝回答的权利）。"为了达到这个目的，"我试着不去理会他，"实际上我已经开始使用'临床顾问'（Up To Date①）。"我指的是一个总结医学专家意见的网站。

"很棒。"她说，"那应该是你的'圣经'。"

"这个网站简直令人难以置信。"

"只要不在查房时提到它——主治医师都会认为那是你偷懒的表现。"

两个护士护送这个产生幻觉的人回到他的房间。

"可以用它查询除了解剖学之外的一切信息。"阿什丽说，"解剖学要知道奈特。"

奈特指的是外科医生兼艺术家弗兰克·奈特（Frank Netter），他的医学插画是人体解剖学的标准。阿什丽把笔在面颊上轻轻点了一下，强忍住不笑出声来。"从哈佛毕业，你的解剖学技能肯定是，嗯，灾难性的。"她指的是最糟糕的情况——这是顶级医学院公开的秘密：尸体太少意味着哈佛的医学生必须选择解剖上肢或下肢，而不能同时进行肢解。我解剖过的是腿。

"我感到好惭愧。"我笑了笑，"事实上，只要有时间，我就会尽量在家阅读补充知识。"

"不必如此。"她说道，"你在家应该放松你的大脑。"

"好吧。"

"尽管在这里受到了摧残。但是当你在家的时候，你就得到恢复了。"

我想起自己开始实习以来，以心理健康为借口，在家里看电视真人秀、读小报度过的无聊时光。毫无疑问，我们这一代的医生是不同的——很难想象那位傲慢医生会做类似的事情。他看了拜奥一眼，是否会想到电视连续剧

---

① 译者注：Up To Date是基于循证医学原则的临床决策支持系统帮助全世界的医生在诊疗时作出正确的决策。

《快乐时光》（*Happy Days*）或《乔安妮爱恰奇》（*Joanie Loves Chachi*）？不太可能。也许他休息时打高尔夫球，或者驾驶单引擎飞机。

阿什丽看着她的寻呼机，喝了一大口拿铁。

"你知道，"我说，一时觉得毫无防备，"我还是觉得不知所措。我试着了解每件事，并学习每一个步骤。"我不完全确定我为什么要对她敞开心扉，但长期的睡眠不足导致我们大多数人的行为都有些异常。我发现自己更愿意向同事倾诉，其他人会选择在餐厅里的番茄酱卖完时放肆大哭。

她皱起了眉头："这些话你不应该挂在嘴边逢人就说。"

"我只是实话实说。"
"没人想听到你在此过程中的痛苦挣扎。我也不想听。"

我退缩了："的确如此。"

"要有信心。你知道的比你想象的要多，但是不要再磨牙了。"她举起一张心电图，"不管怎样，你是愿意成为一个正确的医生还是一个有把握的医生？"

过了一会儿，一个叫卡尔顿（Carleton）的医学生加入了我们。他来自普林斯顿，或者来自阿贝克隆比&费奇（Abercrombie & Fitch），也可能兼而有之。

"我刚和史密斯女士谈了1个小时！"他又热情又略带沮丧地说。当一个精神错乱的病人要求和医生聊天时，医学生首先会碰壁。在麻省总医院，有一次一位实习生让我去和一位病人谈话，但却忘了告诉我，这位病人只能说一个词："为什么？"在用尽了我那点蹩脚的解释技巧后，我拿起那位病人的病历，意识到他并不是一个过分好奇的人；相反，他遭受了一次严重的中风，大脑中的语言中枢受到了损伤。说这是一个恶作剧也不尽然，因为这件事并没有对我造成什么伤害，并且最终实习生和我之间建立了友情。这正是拜奥会做的事。

"谢谢你这么做，"我对卡尔顿说，"今天早上会很忙，但我们下午得花一点时间谈谈休克这个话题。"

阿什丽冷淡地看了我一眼。"你们为什么要讨论休克？"

这是我掌握的为数不多的几个话题之一，这就是原因。而且因为拜奥曾对我说过，我应该去教学。"这是要讨论的基本话题。"我说。

"这个话题在重症监护病房值得探讨，"她说，"但在这里就不用了。我们应该集中精力尽可能地了解艾滋病。"那样的话，我想，卡尔顿可就倒霉了。我对这种病毒所知甚少，当然不足以传授知识。"知识就是这样学来的，"她说，"了解病人的病情，并阅览与该疾病相关的资料，把病人的症状和病情联系起来。"

"我只是觉得——"

"我并不是在跟你商量。"她面带厌烦地说，"就这样做。"

阿什丽的做法让我想起了拜奥。即使在我们相处最不愉快的日子里，拜奥也从来没有在我们的对话中强行塞进一个教学环节；而当我们从一个病人聊到另一个病人时，教学会自然地穿插其中。尽管他们的风格可能不同——阿什丽似乎总是居高临下地对我进行说教，而拜奥帮助、扶持着我——但他们都想给我留下难忘的生动的印象。他们传授的教学要点和与病人相处的场景将会在我的脑海里停留几十年。

"好吧，卡尔顿，"当阿什丽拿起电话时我说道，"如果今天下午没什么要紧事，我们可以谈谈艾滋病。"

"心搏骤停，哈德逊北8号！心搏骤停，哈德逊北8号！"

阿什丽和我从椅子上一跃而起，冲向楼梯。我在心中默念"ABC、ABC"。

当我穿过走廊，从一脸困惑的彼得·伦德奎斯特身边飞奔而过时，差点将他手中的特百惠水杯撞飞。即使在丹尼斯转出病房后，彼得也每天给CCU的员工带来饼干和蛋糕。与我们习惯的辛辣的菲律宾姜味甜点相比，这种甜品让人感到心情愉悦。

当我到达心搏骤停的患者身旁时，20多名医生和护士已经围在了病床旁边。

"人太多了，"一个护士说，"现在请大家都出去。"

实习指导让我认识到医生越多，就越混乱。我从那具毫无生气的躯体旁退开，走出门口几步，有人抓住了我的胳膊。

"你想去哪儿？"

是拜奥。

"人太多了。"我说着朝人群指了指。

他朝我摇了摇头。"你绝不应该离开心搏骤停的抢救现场，永远都不要这样做。"他陪我走回抢救室，"如果有人让你离开，你就躲在窗帘后面。如果有人推搡你，你就站在门口旁观。你需要尽可能多地了解这些。我们去瞧瞧吧。"

我们站在门口，看着这疯狂的一幕上演。"迈克尔·乔丹（Michael Jordan）说过当他进入状态时比赛会为他慢下，"拜奥低声说，"同理，你越多见识这些场面，他们的抢救步骤和动作在你眼中就会越慢。"

我点了点头，看着一名麻醉师将一根呼吸管插进一名多米尼加中年男子的喉咙，而另一名护士正试图对他进行静脉注射。

"时刻留意那个正在实施抢救的住院医师。"拜奥说着朝站在床脚边的医生点了点头，"他是本次抢救任务的负责人，你觉得他表现如何？"

"我也说不准。"

当有人开始对那位患者进行胸外按压时，我环视了四周的医务人员。我想我听到了肋骨断裂的声音。

"确切来说，你说不上来是因为他还没有确定自己是负责人。如果是你，你必须掌握好抢救室的指挥权。"

"明白了。"我伸手去拿我的钢笔。

"别只知道埋头做笔记，你需要的是认真观察。"

进行抢救的住院医师开始在病房里下达指令。

"大声点。"拜奥喊道。

住院医师们的声音提高了。

"其次，你必须弄清楚发生了什么。"拜奥继续说道，"你首先要问的是：'是否有人目击了病人心脏病发作的过程？'如果那里有人回答，'我看到这家伙吞下了一颗弹珠。'你就得到了答案。"鲜血溅落在我的脚边。事实证明，给这个病人进行静脉注射是很困难的。"你知道的远比你想象的要多。"

这是我今天早上第二次听到这句话。"情况越来越糟了。"我低声回答。在CCU待了1个月后，再看到抢救室里鲜血飞溅不再让我感到恐惧，但这出血量似乎也太多了，足够装满一个小咖啡杯了。如果几个月前我在电影或电视上看到这个场景，我可能会退缩。但现在它再也不可能困扰我，没有人在乎我们脚下的一片混乱。我们满屋子的人都适应了这鲜血飞溅的场景。

"观察一下那个做胸外按压的家伙，"拜奥说，"他表现得如何？"

"挺好的，我想。"

"是按照《活着》这首歌的节拍按压的吗？"

我边看边自言自语："不，他太快了。"

"没错，所以如果你是负责人，你就得让他放慢节奏。"

"我们应该告诉他吗？"

"不，当然不。这应该需要有一个负责人。"

"太可怕了。"我说，这时鲜血再朝我这边飞溅过来，落在了我的衣服上，刚好在膝盖下面。

"抢救进行多久了？"一个护士问我。

"14分钟。"拜奥轻声说。当我在躲飞溅的鲜血的时候，他却在悄悄地掐着时间。

"哎呀。"

"要时刻留意时钟。这是一场可怕的葬礼。"我抬头看了看病人头顶上那个黑白相间的小钟，就是我上高中时教室悬挂的那种，有那么一瞬间，我仿佛回到了高三的教室，心里希望时钟能走得快点，希望时间能快点过去，这样我就能去上大学，开始真正的生活。现在我正在想办法让时间慢下来。

"他应该停止按压吗？"我低声问。

抢救室里的资深医生怀疑引起这位病人心搏骤停的原因是心包压塞，这种情况下血液会在心包腔内积聚，导致心脏无法正常泵血。唯一的抢救方法是做心包穿刺，心包穿刺是医生将穿刺针从病人的肋骨下刺入心包腔，引流心包腔内积液，降低心包腔内压的诊疗技术。当患者是由心包压塞引起的心搏骤停时，心包穿刺应与胸外按压同时进行，这时心脏成为一个移动目标。医生们焦虑地来回打量，思考着应该由谁来实施这个手术。这项操作是很危险的，针头插到偏离目标一英寸远的地方就会刺穿心室，可以肯定，病人会因此死亡。

"这不会是你想经历的。"拜奥低声说。

"抢救行动应该停止吗？"一位护士平静地问我，"那家伙已经死了20分钟了，现在他们应该把针扎到哪里去？"

"我想，"拜奥低声说，"我想应该就此停止了。但是，葬礼就像婚礼一样，在举行之前，你必须先问问是否有人反对。"

心包穿刺术开始了，房间里一片寂静。进行手术的医生是一位瘦小的男士，他双手握着那根大针，针穿过皮肤，渐渐没入胸部，当针完全消失时，我屏住了呼吸。一想到要做这个手术我就感到害怕。

随着针越陷越深，汗珠从那男人的脸颊滴落到他的一缕胡子上。当针完全在病人的肋骨下消失时，他咬着嘴唇。他先是轻轻地将注射器往后一拉，然后加大力度，希望能抽出液体，但是什么也没有。我伸长脖子想看得更清楚些。

"我没能抽出积液。"几分钟后，那位男士说着便从病人的身体旁走开了。胸外按压仍持续进行。另一位医生接过刺针，准备重复这一操作。一阵恶心感袭上我的心头。

"好了，停下，"负责抢救的医生喊道，"抢救工作似乎无济于事。"

心肺复苏术已经尝试了22分钟。

"死亡时间是上午11点52分。谢谢大家的努力。"

就这样，一切都结束了。护士和医生们从血迹斑斑、被按压后一侧凹陷的胸腔旁走开，表情坚毅地走出了抢救室。相互之间没有交谈，没有眼神交流。每个人都平静地查看各自任务列表中最棘手的病人，开始着手下一个任务。拜奥摇摇头，消失在长长的走廊里。

这是我目睹的第一个失败的抢救病例。当人群渐渐散开时，我走进抢救室，仔细打量着尸体。最后房间空了，只剩下我、病人的尸体和另一个实习生。她合上了逝者的眼睛，然后轻轻地说："我会一直走下去的。"

18 »

第二天，我在传染病病区查房时，向团队成员介绍一位病人。与心脏护理病区查房不同，这次讨论是在会议桌旁进行的。我说话时，有人递给我挂了糖衣的甜甜圈。

"所以，"我总结道，"病人的情况很好。我觉得他今天可以回家了。"这位病人名叫大卫（David），34岁，几天前他走进我们的急诊室时，身上满是令人感到疼痛的紫色和黄色的脓肿。病因是单纯的葡萄球菌感染，但因为他的免疫系统已被艾滋病病毒破坏而无法抵抗它因而引发了病症。这是他在过去一年中第三次带着这些爆发的、带着异味的皮肤损伤来我们医院就医。

香奈儿医生用手梳了梳她的马尾辫。"我同意，"她说，"但我想再做几项检查，在我们让他出院去面对更不确定的世界之前，我想看看他的肝脏情况如何。"

现在是10点15分，上午实验室的所有时段都已经被占用了。但抽血医生不会连续在岗6个小时。"我自己来做这个检查。"我宣布。从最初到CCU时的什么都不会到现在我已经成长了很多。尽管我没有准备好做心包穿刺，但抽血这项工作我是完全可以胜任的。

123

"我能加入你们吗？"卡尔顿问道。

"快点，"阿什丽在一旁催促道，"有两个人正在下面的急救室里等着我们呢。"

我穿上白大褂，把深绿色的听诊器挂在脖子上，和卡尔顿一起穿过大厅来到大卫的房间。

"太令人兴奋了。"卡尔顿说。他比我更擅长假装充满热情和活力的样子，这让我很恼火。我一走进医院的大厅，同事们就能察觉到我的犹豫。但卡尔顿是那种适应力很强的孩子，能够扮演需要他扮演的角色。他在医学院是很善变的人，他能在需要他被动的时候被动，例如在精神科，我们更多的时间是在倾听，也能在该主动时变得积极。例如在外科轮转时，他是那种可以轻松地完成医学院课程和住院医师培训而不受折磨，也不会感到痛苦的学生。几年后，他会和其他美丽、无忧无虑的伙伴到汉普顿斯避暑，在私人海滩上畅饮鸡尾酒。

我敲了敲并推开了大卫房间的门。他身材高大，有着稀疏的棕色头发，当他看到我时，往后退了几步。

"又是你。"大卫说。他抗拒似的摇了摇头，伸手去拿一本杂志。

"又是我，"我高兴地说，"这次我还有伙伴。如果你不介意的话，我带了一个医学生来。"

"这家伙昨天让我饱受折磨！"大卫笑着对卡尔顿说。他把手背贴在额头上，补充道，"我不知道自己是否还能康复。"

一天前，我花了几个小时用小手术刀切开了他的脓肿，但花了更多的时间用纱布清理他脓肿里的脓液。在大学，甚至在医学院时，我一见到或是闻到那些脓肿就会感到恶心，但现在不会了。有人曾跟我说，每个医生最终都会发现最令他或她感到不适的体液，这种认识有助于指导子专业的选择。血液、唾液、尿液或脓液我都尚能接受，但我确实介意腹泻，这意味着我注定不会成为一名胃肠病学家。

"抗生素对你的病症不会起作用，"我说，"你知道的。我必须剖开这些脓肿。"

"我知道，我知道，"大卫说，不以为然地摆了摆他的手，"你不得不这么做。但是为什么要做CAT检查呢？这占用了我整个下午的时间！"

格拉德斯通的身影在我脑海里一闪而过，我甩了甩头。我现在每周都会安排几次可能并不必要的脑部扫描，和几乎同样频率的神经科咨询。"好消息是你正在好转。电脑断层扫描很正常，你很快就能回家了。"尽管我认为格拉德斯通会好起来，但他的身影一直萦绕在我心头。每当我觉得我开始掌握事情的诀窍，似乎开始成为一名真正的医生时，我就会想起拜奥和我曾犯下的巨大错误。更重要的是，我意识到自己需要被监督。幸运的是，哥伦比亚大学恰好有一个提供这种服务的机构。但当我是监管者时会发生什么呢？现在，我可以练习防御性医疗（医生担心因误诊被起诉而让病人做过多的化验、手术等）——像阿什丽这样的人会在我过于谨慎时告诉我，但最终，我需要切断安全网。

"感谢上帝。"大卫说。

"我真高兴你能开始接受艾滋病的治疗，你的艾滋病病毒载量已经爆表了。"我放下抽血设备，转向卡尔顿。

"你知道，如今患艾滋病比患糖尿病要好。"

"但是我也有糖尿病。"大卫说。

我皱起了眉头说："那现在我们开始抽血吧。"

我跪在床边，再次转向卡尔顿说。"抽血的关键是找到静脉，这时你可以借助止血带来帮助自己。"我说话时，他在记事本上飞快地进行记录。"有时候可能找不到静脉，这时可以在病人的手臂上绑上一个乳胶手套。"

"严格来说，它们是不含乳胶的手套，"卡尔顿说，"因为很多人对乳胶过敏。"

"是的。"我戴好手套，摸了摸血管。"他的血管不太好找。"我说。大卫皱起眉头，看着自己的手臂。"你听说过'实习生的静脉'（intern's vein）吗？"

卡尔顿摇了摇头，问："那是什么？"

"这条静脉沿着大拇指方向延伸。试找一下，每次都管用。"

我很喜欢我的新身份——指导老师。我拿出一个酒精棉签，在大卫看向别处的时候用酒精在准备抽血的部位上擦了擦，打开蝴蝶针的盖子，把它接到一根细塑料管上，塑料管固定在一个小瓶上，放在病人右腿旁边的桶里。

"无论什么手术，在你做手术之前，"我说，"在下刀之前都必须停下来反复确认，这是保证手术安全不出错的最后一道防线。在你做任何手术准备工作之前，不管是多么微不足道的小事，你都应该多带一个人进来，帮助你做确认工作。"

"明白了。"他说着，把这句话记了下来。他将我们口述的内容详细地记到记事本上，这使我想起了我自己。但我怀疑，我是否需要告诉卡尔顿不要在手上写字。他可能已经知道术前需要停顿了，他也许只是做笔记来安抚我。

我斜着头望向他的记事本。"首先，确认你是否找到了对的病人。然后，检查你是否真的对身体的正确部位做了适当的处理。"

我验证好这些信息，把针扎进了大卫的大拇指。当血液流经塑料管将小瓶注满时，他条件反射地把他的手向后缩了一英寸。

"可以了。"过了一会儿，我举起采血小瓶说。

我用左手将采血针从他的拇指里抽出，用右手去取创可贴。被针扎过的地方渗出血来。为了不让血滴在地板上，我迅速地将创可贴朝大卫的大拇指贴去。

但是，创可贴始终没有到达预定的目的地。我的右手被蝴蝶针挡住了去路，刹那间我的食指就被采血针扎破了。我把针扔在地上，扯下手套。卡尔顿目瞪口呆地看着血从我手里滴落下来。成千上万个艾滋病病毒正顺着伤口注入我的血液中。

19 »

我感到一片黑暗。

我只记得这些，直到我听到卡尔顿的声音。

"天啊！"他大喊着，把我从茫然中摇醒。我跪了下来，用力地捏了捏手指，想把被感染的血液排出体外。我的呼吸变得十分急促。我反复使劲挤压着我已经变得苍白的手指，甚至此刻把手指捏断我都不会介意。"不，不要。"卡尔顿说着，慢慢地向门口走去。"不要引起炎症。它会将白细胞吸引到病毒上，然后——"

我茫然地看着他。他是一个难以名状的华斯普（WASP）①。但他似乎知道该怎么做。

"水槽，"他说，"去水槽！冲洗掉！"

---

① 译者注：指的是白人的盎格鲁-撒克逊的新教徒（White Anglo-Saxon Protestant，WASP），略称"WASP"，音译华斯普，或称白人凯尔特与日耳曼新教基督徒（White Celtic and Germanic Protestant），本义是指美国当权的精英群体及其文化、习俗和道德行为标准，现在可以泛指信奉基督新教、精通英文的欧裔美国人。此群体拥有庞大的经济、政治势力，构成美国上流社会和中上阶层的绝大部分。尽管美国社会日益多元化，但他们的文化、道德观和价值取向仍在很大程度上影响着美国的发展。

卡尔顿是如何得知该怎么做的呢？他们在医学院学过如何应付这种场面吗？我甚至试图把手指放进嘴里，想着我能把病毒吸出来吗？我低头看了看我的手掌，舔了舔我的嘴唇。在我的余光中，我瞥见了大卫。他双手捂着脸，就像《小鬼当家》（*Home Alone*）中的麦考利·卡尔金（Macaulay Culkin）的经典动作。

"去洗掉！"卡尔顿恳求道。

我觉得我快要晕过去了，也有点想吐。时间不知怎么的同时在加速和减速。我整个人都僵住了，无法动弹，身陷困境，几尺开外就是掉落在地的针头、血液和大卫。我想尖叫，但我无话可说。我想逃离，但我无处可去。

卡尔顿打开水龙头，拉着将我的手置于流水之下。我们看着仍在渗血的手指，面面相觑。他似乎已经镇定下来，平静的脸上看不出一丝波澜。我想知道他在我脸上看到了什么。

我的手在冰冷的水里晃动，刺骨的寒意又把我拉回到可怕的现实中。我冲出房间，奔向附近的一间会议室，那里有一群治疗艾滋病的医生正在吃午饭。"抱歉，"我说着，发疯似的将门撞开，6个黑黑的脑袋回头望向我。"我只是被自己用针扎了，针头携带艾滋病病毒，我抽血的时候把自己扎到了。"

香奈儿医生顿时吃惊地从椅子上蹦了起来，喘着气说："什么？"我用左手托着右手，就像对待阿克塞尔的香蕉皮一样小心翼翼。当其他人继续他们被我打断的谈话时，香奈尔冲了过来把手放在我的肩膀上。"你还好吗？"她放慢语速轻柔地问道。

我不好，但我似乎已经失去了言语的能力。我盯着手指，想知道伤口是不是在结痂，把病毒封在了我的身体里。

"你会没事的，马特。"她故作轻松地说，"你需要去员工健康中心，行吗？"她注视着我的眼睛，看看我是否听到了她所说的。

"好的。呃，那个地方在哪？"

我感到牙齿发沉，嘴唇也麻木了。我觉得自己突然变得像个小孩子一样，想要逃离，想要消失，却无法用语言表达。

香奈儿抓起她的钱包。"我们走吧。"她把手放在我的腰上，轻轻地推了我一下，带着我离开了会议室。我们朝电梯走去时，我递给阿什丽一张纸，上面写着怀特·卡尔顿对这件事的详细叙述。

"他是谁？"香奈儿医生问道，"是哪个病人？"

麦考利·卡尔金的脸又浮现在我的脑海里。"大卫，"我咕哝道，"是大卫。"

"好吧，"她说，"我得……我需要打几个电话。"

过了一会儿，我们挤进满载着病人和医生的电梯。

"马太·保罗·米勒（歌星Matisyahu）！"一群在后排的实习生大叫道，他们指的是那个犹太说唱歌手，这也是我在卡拉OK迎新会时得到的一个绰号。我举起我的待办清单，摇了摇头。我们在九楼上的电梯，电梯里的每个按钮都被按亮了。到八楼时我感到一阵热浪袭上心头，到七楼时我打了个寒战。我感觉我要大小便失禁了。

"你还好吗？"香奈儿低声问道。

"是的。"我像个不能见光的吸血鬼一样用弯曲的手肘遮住嘴巴，然后静静地干呕起来。汗水在我的每个毛孔周围聚集，人群慢慢散开，给了我喘息的空间。

"快到了。"当电梯没那么拥挤时，她说。

当我们到达员工健康中心时，香奈儿把她的手从我背上拿开，和诊所的管理员聊了起来。我听到的唯一一句话是"不能再等了"，片刻之后，我来到了医生的办公室，对面坐着一位来自南美的医生，他看起来像年轻的安东尼奥·班德拉斯（Antonio Banderas）。为什么工作中遇到的每个人都让我想起影视剧里的演员呢？也许是因为医院生活经常呈现出电影一般的戏剧化效果，而我在潜意识里选拍了一部电影——一部刚刚从喜剧过渡到悲剧的电影。

班德拉斯灿烂的笑容和精心梳理的黑发展现出一种亲切、自信的神态，他看起来像是迭戈的哥哥。他开始说话，但我完全没有听进去，他频繁地朝我点头微笑，我却在注视他的发胶。当我盯着我的手，"描"着那些纹路时，他说得更加投入了。最后，来自班德拉斯的一些令人恼火的孤立的话语开始出现：

"危险、不幸、变化、感觉、失眠、良好、支持、预防……"

在这样不受欢迎的极端情况之间来回转换是一种全新的体验。前一刻，我还是身体健全、充满活力的；下一刻，我便失去了知觉，迷失在迷雾中。我一遍又一遍地按压着那根手指。按压的节奏一开始是配合着我那慢得惊人的心率，然后是跟着一首在我脑海里挥之不去的20世纪80年代的歌——外野乐队的《你的爱》（*Your Love*）的节拍。班德拉斯把一只手放在我的肩膀上，歌曲在我的脑海里轻快地回响。

"乔西正在遥远的地方度假……"

"马特。"他叫了我一声。

我想知道外野乐队现在如何,在我面前的这个人是谁,他在哪里上的医学院,我能相信他吗,他的生活和我一样,是一系列电影和情景喜剧的闪回吗,他有什么爱好,他是不是一个综合格斗爱好者,是不是一个可能会穿衬衫去夜总会的人。

"马特!"他朝我大声喊道,"这是很重要的。"

我突然回过神来,仿佛一列火车出乎意料地从相反方向开过。"好的,好的,你刚刚说了什么?"

"马特,你知道这个病人是否患有丙肝吗?"

我摇了摇头:"我肯定我们检查过了,但我不确定他是否有丙肝。"

为什么他会提到肝炎?

"我并不是想要吓唬你。"他指着墙上的一张图表说。图表显示一个大注射器和一连串的数据。"但我想让你了解所有的信息。丙型肝炎病毒更容易通过针刺传染。"

"我对他是否患有肝炎不了解。"我说,"我会弄清楚的。"
"另外,马特,我强烈建议你采取暴露后预防措施。"

他走出办公室,过了一会儿又拿着药回来。同样的药物,我曾花了一个上午在地铁上背诵,试图把它们那令人困惑的名字牢牢记在脑子里,来给阿什丽留下好印象。例如:特鲁瓦达(Truvada,艾滋病药物)、洛匹那韦(Lopinavir,艾滋病药物)、利托那韦(Ritonavir,艾滋病药物)。它们听起来就像漫画书里的反派,每个都有鲜艳的外表和独特的外形。几分钟后,与班德拉斯的谈话结束了，我们握了握手，同意在本周晚些时候继续跟进我的状况。他说这种情形无法预测，我可能没事，但也可能会有问题。但没得到答复前，我不想离开。我怎么能离开呢？

当我走出他的办公室时，我想象着艾滋病病毒像一群精子一样疯狂地向我腋窝的淋巴结游去，然后从那里向我的脖子和腹股沟扩散。艾滋病病毒开始在我体内复制了吗？抑或是我的免疫系统杀死了它？我怎么才能知道从现在起一天、一周，或一个月后我的身体会发生什么？班德拉斯曾说没有办法知道，我只能吃药等待。一个多月后，他们将进行验血，并给出答案。

我试着去想别的事情来分散注意力，但我失败了。我脑海里浮现的是我在病床上痛苦扭动时，一位牧师在为我做临终祷告。然后，出现的是教科书上的艺术家绘制的艾滋病病毒图片的场景。很快，药瓶和注射器的形象就在我的脑海里飞舞。但问题的重点是病毒传播的科学真相仍然难以捉摸。酶、血细胞、生化反应……这一切突然变得模糊起来。为什么我记不住我需要记住的东西？我想要把这一切弄清楚，但我唯一能轻易想象的是一个巨大的问号在我的头顶上闪烁。

在外面的候诊室里，香奈儿笔直地站着，双臂放在背后。

"你不必等我。"我说，为她的等待感到感动和宽慰。

"马特，"她低下头说，"我和几个人谈过了。"

"你看上去很着急，"我突然说，"我的意思是你好像更加焦虑。发生了什么？"

"我和我们的一位专家谈过了。你得跟我走，我们可以边走边谈。"

"很抱歉！"

她把手放在我的肩膀上，她的指甲无意中划伤了我的皮肤，触觉将我从迷失中惊醒。我又开始感到不舒服了。"你会没事的，但事情比我们想象的要复杂一些。"一种纯粹的、真切的恐惧传遍我的全身。"不管他刚刚给你开了什么针对艾滋病病毒暴露后预防的药物，那些都是不够的。大卫的艾滋病病毒株具有很强的耐药性，你需要更广泛的药物治疗方案。"

她的嘴唇还在动，还在说着话，但我什么也听不见了。我的思绪转到了我在医学院学到的关于HIV的一些知识上。被针刺伤的事件很少见，但确实发生过。有人做了一项研究，发现在6 000个带有HIV阳性血液的针头中，病毒被传播了20次。这都是很有可能的概率，但是还不够精确。我认为自己促进了它的第21次传播，21也是我以前的棒球号码。我想象着自己穿着一件球衣，球衣的前后印着红色的字符，前面是病毒，后面是我的名字，向全世界宣告我由于自己的无能而染上了一种致命的疾病。

我不知道香奈儿说了多久，我们走了多远，但当我们到达哥伦比亚艾滋病门诊的候诊室时，我瞬间清醒了过来。候诊室里有几个男人和女人在看杂志，用手机聊天，看上去和普通的候诊室没什么两样。我对这些病人的了解主要来自更年长的住院医师。根据他们所讲的奇闻逸事，我原以为艾滋病诊所的候诊室会像僵尸电影里的场景，有瘾君子和精神病病人对着彼此大喊大叫、吐口水。但这些只是普通人——有家庭、工作、宠物和信用卡账单的人——他们试图与病毒共存。我现在可能也将成为其中的一员。

"到我的办公室来。"香奈儿说，"这边。"

当我们走在那条漫长的走廊上时，时间似乎慢了下来，就如同拜奥说的迈克尔·乔丹在渐入状态时所感受到的一样。但这更像白天与黑夜的交界地带。

"请坐。"香奈儿说。

我从她办公室的窗户往外看，暴风雨即将来临。当这一艰巨性时刻终于来临时，我的身体感到一阵颤抖。我感觉自己可能已经感染HIV了。因为一个失误，一秒钟的疏忽就可能完全改变我的人生。我可能得带着药瓶旅行。我可能会生病，我可能会死。抽血本不在我的工作职责范围内，我的这种情况完全是我自找的。

我突然间变得十分激动，强烈的愤怒感席卷了我的全身。我看着香奈儿医生水汪汪的眼睛，尖叫道："真是见鬼！"

她也直勾勾地盯着我，与我对视，并没有被我吓到。

"真是不敢相信！天啊！"我想要砸东西，脏话接二连三地从我嘴里蹦出来。我想掀翻香奈儿的桌子，将窗户打碎。我想把我所有的愤怒转移到别的东西上。如果我打破一扇窗户，玻璃碎片也会被牵扯到这场磨难之中。除了我的无能，我就又有了可以责怪的东西。我再次尖叫起来，那声音听起来像从扩音器发出来的，音调低沉，声音失真。我想象着声波撞击着她小办公室里的水泥墙的情景。

我从来没有想过我会在一位资深医生面前有如此表现，但我当时吓坏了、精神错乱了。我感觉自己好像刚爬了十层楼梯，脸就被踢了一脚。最后我停下来喘了口气，意识到我已经相当成功地从第一阶段的悲伤（否认）过渡到了第二阶段的愤怒。值得赞扬的是，香奈儿处变不惊。几个小时前她是老师，我是学生；现在她是医生，我是病人。

"好了，马特，"她平静地说，"你需要服用几种药物。有些药物是1天1次，有些1天2次，1种1天3次，还有1种需要冷藏。等我们研究了副作用后，我会给你开处方的，这些药物副作用可能会很严重。"

我曾听到她在查房时对那位年轻的妇女说过同样的话，那位妇女被阿里尔确诊为艾滋病病毒感染者后痛哭流涕。我很庆幸没有一屋子的医学生和年轻的医生在这里看着我。我没有办好差事，我想要隐瞒，我想消失，我无法想象在一屋子的陌生人面前处理这件事。"我做好准备了。"我说。其实我还没准备好面对艾滋病。但我没有别的话可说了。

我常常在想，为什么艾滋病患者不愿意服药呢？这是我们经常遇到的令人感到吃惊的事，但这对我来说毫无意义。即使药物副作用很严重，服用这种药仍然比选择丧命要好。大多数病人知道停用药物的后果，但许多人还是这么做了，当我询问缘由时，我很少得到直接的答复，对我而言，哪怕只是少服用一剂药都是不可理解的，为什么要逃避一些可以挽救你生命的事情呢？

我要设法找出答案。

20 》

在离开香奈儿医生的办公室后，我走出医院的大门，在一张空着的长凳上坐下。潮湿的空气又热又闷，天快要下雨了。我双手抱着头，开始试图梳理刚刚发生的一切。我不断抽搐的眼眶湿润了，但不是被眼泪浸润。就好像是我眼睛里所有的小血管都破裂了，血液现在正慢慢地渗到我的眼皮上。干了的唾液粘在我的嘴角，我的头发好像竖了起来。如果有谁在艾滋病诊所的候诊室里看起来像个僵尸一样，那就是我。

我想到了希瑟。她会怎么说？尽管这种情况是如此不同寻常，连我也不能确定她会有什么反应，但直觉告诉我，她会支持、鼓励我。我知道她现在已经睡着了，她刚在重症监护病房上了30个小时的班，正在恢复中，所以我决定不给她打电话。这个对话需要当面进行。我低头看着自己的前臂，想象着自己的皮肤也像大卫一样布满了脓肿。然后我拿出手机，翻看着通信录，思考着我该给谁打电话？这是我可以群发的东西吗？

工作时被针头刺伤。害怕感染艾滋病。我会没事的。呵呵。

应该是不行的。我突然觉得饿了，但一想到食物我就恶心。我想要独处，但我找不到地方可去。我想责怪别人，但没有可供我宣泄怒火的对象。我关上手机、闭上眼睛，试图用在医学院学到的知识来克服我的恐惧。被针刺伤的事件其实并不罕见，仅在美国就有将近100万人，那些扎到自己的人往往是不走运的，而不是因为他们没有本事。我和大卫之间的插曲是一个意外，一个工作上的失误，只是一个暂时性的变故。我试图说服自己这也许是每个医生必经的劫难，也许傲慢医生也曾经历过类似的事情。

我站起来，朝卖沙拉三明治的车走去。

我点餐的时候，天空开始下起小雨。当摊贩把白酱和辣酱淋在鸡块上时，我突然感到一阵心塞和胸闷。是的，也许很多人都被针扎到过，但那些针头上很少携带HIV阳性血液，也很少有针头同时扎进过血液里携带大量HIV的患者身体里。大卫的每一滴血液中都含有成千上万的HIV，因此，班德拉斯把我的手被扎破评为高风险事件。所以不能把我的情况和常见的被针误扎的情形相提并论，说傲慢医生也经历过类似的事情也是不合理的——他可能在艾滋病还没成为一种流行病时就完成了实习阶段的训练。

沙拉三明治我只吃了一半，剩下的扔掉了。我一方面很想回到传染科，因为我的意外缺席无疑会给其他的实习生同事增加压力，但香奈儿不允许我这样做。她正在和药房协调我的治疗方案，并说一旦药配置好了，就会发短信通知我。我躲在遮阳篷下等着她的消息，我又拿出手机，但我知道我不会打开它。我一边用右手拿着手机，一边用左手擦眼睛，一不小心便把辣酱弄进了眼睛里。偶尔一阵风把温暖的雨水吹到我的皮肤上，就像喷淋花草的水雾喷洒在身上。当水滴在我的手上和胳膊上积聚时，我又一次把这些水滴想象成成百上千个紫色的小脓肿。我把手伸进衣服后面的口袋，拿出那个被确诊艾滋病后充满绝望的年轻女人挥手让我走开时，我带给她的那张皱巴巴的卫生纸，轻轻地擦了擦我湿润的眼睛。最后，我收到了香奈儿的短信。我穿过街道来到药店，将手写的处方递给一个男性印度人。在我告诉他我的全名和出生日期后，我仍想说点别的，比如"我实际上没有感染HIV，这都是预防措施。你知道的，对吗?"但最终我什么也没说,只是站在那儿等待着他给我拿药。

20分钟后,我提着一个大塑料袋,坐上了开往南边的地铁回家,袋子里装着所有我需要服用的新药。总共有11个药瓶,包括防止恶心和呕吐的药物。我双手抱着头,不知该对希瑟说些什么。这事我必须告诉她,但我应该怎么说呢?今时不同往日,我该如何做呢?以前,我经常接到一些大学朋友在"避孕套破了"之后打来的疯狂求助的电话,但这次完全不同。我和希瑟一直强调不在家里谈论工作,但这一原则即将被打破。

"打扰了,女士们,先生们!"有人喊道。是阿里,他穿着吊带裤,戴着礼帽。我的精神治疗师回来了。他朝我的方向走来,想再递给我一张名片,但我挥手让他走开。我不想见他或其他的任何人,不想和任何人有肢体接触,也不想跟任何人聊这件事。我需要完全的独处,我只想要一个答案。我是否感染了艾滋病病毒?班德拉斯说要几周后才出结果。如果说这段时间病毒没有摧毁我的话,摧毁我的可能是惶惶等待中的这种高度不确定性。

我从79街潮湿的地铁口里走出,一边朝我那被煤烟熏染成灰黑色的房子走去,一边开始检查装着各种药片的瓶子。香奈儿开出的处方有地瑞那韦、洛匹那韦、替诺福韦、利托那韦和雷特格韦。药品说明书上都有各种图示,其中一部分专门介绍这些药物会给身体造成的巨大副作用。地瑞那韦看起来有点像一个橄榄球,呈橘黄色和椭圆形,而利托那韦则是一个巨大的白色胶囊,里面像是装着便于宇航员携带的药丸。我用拇指和食指摆弄着这些花花绿绿的药瓶,思索着腹泻药和便秘药的药效是否会相抵消。

当我路过一家文具店时,我突然想起彼得·伦德奎斯特和他在便笺簿上画的那颗破碎的、没有名字的心。那颗破碎的心戳中我的泪点,令我那天忍不住泪奔。如果那天下午与丹尼斯和彼得坐在一起的时候我都没能保持镇静，现在我又该如何面对这件事情呢？这无疑是发生在我身上最痛苦的事，就是那种你听说发生在别人身上，会让你庆幸"还好，不是我"这样的事。这可不像醉酒在外过夜之后等待性病检查结果，这是一次高风险的、危及生命的灾祸，可能会影响我关心的每一个人，甚至那些我不关心的人。在过去的一个月里，我在医院看到了太多在生死边缘挣扎的病人，但当时风险总是属于他们的，我并没有受到威胁。我甚至不确定自己是否准备好面对结果。如果结果证明我感染了艾滋病病毒……我当然还没准备好考虑我的未来。

"马特先生，"我走进门厅时，看门人吼道，"今天还好吗？"

我赶紧把药塞回袋子，向他致意，说："好极了。"

等电梯时，我的思绪转移到了别处。患有艾滋病的我还能要小孩吗？怀孕会让希瑟冒太大风险吗？我的天，我应该知道的，我的脑子突然变得不好用了。那一刻，我不太确定希瑟会作何反应。

我开始琢磨对她说的开场白。

"今天工作中发生了一件有趣的事……"

"猜一猜谁又开始打算使用避孕套啦？"

"我可能感染了艾滋病，如果你想离开我，我会理解的。"

我悄悄地打开门，进了卧室。我轻轻地摇了摇她，但她睡得很熟。也许我可以再等等。

我很害怕把这件事告诉她，想找个借口拖延时间。我退了出去，但当我关上门时，希瑟睁开了眼睛。

"怎么了？"她问道，睁开带着睡意的眼，问，"你回家干什么呢？"

我勉为其难地笑了笑，一个个零散的词语从我嘴里蹦了出来：

"小心……理解……针……噩梦……可怕……解释……卡尔顿……携带病毒……抱歉。"

"哦，见鬼。"她说着把毯子扔在地板上。"你还好吗？"她猛地从床上一跃而起，站在离我只有几英寸的地方，问道，"你没事吧？"

她仍没有跟我有肢体接触。我不知道她会不会碰我。"今天下午我被携带HIV阳性患者血液的采血针刺伤了，患者需要抽血，我在给他抽血的时候，事情就这样发生了。"

"哦，我的天哪。"她伸出双臂搂住我说，"无论发生了什么事，我想让你知道我就在你身边。"

"我不知道那是怎么发生的，但我真的被那该死的东西扎到了，我不知道我是昏头了还是怎么了。"

"不管发生了什么事，"她说着把我搂得更紧了，"我都会陪着你的。我哪儿也不去。"我退出了她的怀抱，看着她的脸。

"我爱你，"她再次抱住我，说，"我爱你。永远。"

我目瞪口呆地站在那里。这是我听过的最美妙的话。我伸手去拿那装满了药品的塑料袋，准备向她展示我的新生活，但后来又改变了主意。她又拥抱了我一下，过了一会儿，我们一起爬上了床，我的手被她紧紧地握在手里，就像丹尼斯和彼得一样。

几个小时后，我被突如其来的一阵排泄冲动扰醒。在浴室的盥洗台边，我好奇从我的粪便中是否能够看出艾滋病病毒的早期迹象。我能察觉到某种细微的差别吗？还是说我的想法太可笑了？我不确定。

我想到了我的朋友，他们会说什么呢？但在我联系他们之前，我需要和我的父母谈谈。我曾经为患者提供咨询，告诉他们跟自己的伴侣而非父母透露艾滋病病毒确诊的结果。几分钟后，我和他们都通了电话。我的童年是看TBS和Lifetime电视节目度过的，这教会了我接下来该说什么。

"妈……爸……你们是不是正坐在椅子上？"我略带严肃地问道，"我恐怕有些坏消息要告诉你们。"

我想象着他们抓起各自的手机在听，坐在客厅里相隔几英尺远的地方，略带怀疑地扬着眉毛。

"我今天在抽血的时候把自己扎伤了。"电话那边一片沉默，"我给自己注射了艾滋病病毒。成千上万的——"

我停顿了一下。我突然意识到我的计算是存在偏差的，我不可能知道到底有多少个艾滋病病毒已经侵入了我的手指。我记不清大卫最新的化验结果了，检查报告上的数据可能比这个数字要高很多。电话那边传来我父母的声音，但我只听到一些片段。

"哦……孩子……亲爱的……你……安全……什么时候……为什么……工作……回家……爱……走开。"

我的思绪转移到了其他的地方，试图回想大卫确切的艾滋病病毒载量。是更接近一百万吗？但明确具体的数值真的重要吗？我又回到了和父母的对话中。

"这显然是一场噩梦。"我说。

"你知道吗，马特，"爸爸把声调微微提高了些，说，"我不想这么说，但如果你是皮肤科医生，就不会发生这种事了！"

长久以来，我和爸爸之间很习惯开这样的玩笑，它总是让我忍俊不禁。我离变幻莫测、充满不确定性的人生只差一次皮肤活检。在相互保证不会太焦虑和牵挂之后，我挂了电话，重新爬回床上。

21 »

第二天早上，我透过卧室的窗户看到了自己的影像，我的脸耷拉着，扭曲得像达利的一幅油画，同时我的脑海里飞快地闪过几十个数字。在黎明前的几个小时里，我一直在埋头研究艾滋病病毒的传播，希望通过精确计算我的风险，可以建立统计学上的绝对安全界限，以此来防止情况恶化。但这些数字只是强化了我的现状，一些不幸的人会在被针扎伤后感染艾滋病病毒，我可能就是其中之一。我只好吃了药，祈祷好运，然后等着。

我一边刮胡子，一边对着镜子做出各种各样勇敢的表情。如果我不小心割伤了自己怎么办？感染艾滋病病毒的血液会滴落到水槽里吗？我闭上眼睛，放下剃刀。现在那种极度的恐惧感已经开始消退，一种新的、同样可怕的感觉——难堪开始蔓延。一想到要再次回到医院似乎就让人难以忍受。我怎么面对大卫？或者阿什丽？我是个累赘，我对自己和周围的人来说都是个潜在的危险因素。阿里尔、拉丽塔和梅根怎么能相信我可以胜任我的工作呢？我又如何面对那些在我面前崩溃的艾滋病患者呢？他们有多大可能会相信一位粗心导致自己也意外感染艾滋病的医生呢？

而这仅仅是我今天需要面对的。更令人担忧的是，从长远来看，它可能会对我的声誉和职业发展造成影响。在我的实习小组里，无论是否有人说过，但每个人都感到有种压力，促使大家每天不断进步——更迅速地作出诊断，更熟练地书写笔记，还要比医院里的任何人都更了解我们的病人和他们的疾病。这些都是我们在幕后辛勤工作、加班到很晚与病人的家人交谈，或者提前上班来研究某种罕见病的成果。在很多情况下，我们是通过悄悄地违反严格的工作时间规定来做到这一点的。没有人知道我们的这些违规行为，因为我们没有正式打卡上下班，我们只是一直待到工作完成，但工作永远都做不完。我们都是些无名小卒，这意味着我们能为病人提供更好的照护，因为我们会对规则加以变通。我担心这次意外会让我这个无名小卒的名字曝光，我将成为大家都认识，并被密切关注的那个人。在这个意外事件里，我将不会是我的错误的唯一受害者，很多人将被卷入其中。

我在想，在这个与世隔绝的医院空间里，我被采血针扎伤的事情可能已经传得人尽皆知了。虽然我们没有太多的时间社交，但我们还是有时间去聊天，甚至八卦的。我知道医院里谁在搞外遇，谁怀孕了，又有谁想要怀孕。我很轻易地就能获取那些我从未与之交谈过的同事的大量的真实性未经证实的二手消息。我只能想象人们会如何评价我，阿什丽会怎么转述这件事呢？卡尔顿又会怎么描述？

我被带去见班德拉斯后，他说了什么？这位冷静、镇定的医学生会向他的同学详细描述这件事吗？他是说我处理得很好，还是说他知道我很害怕，并且受这个失误的影响而越来越无法正常地开展工作了？我为什么要在乎这些？事情已经发生了，除了继续前进和完成即将下达的任务外，别无他法。但我当然在乎。

我小心翼翼地把所有治疗艾滋病的药物放在厨房的桌子上，连续拿出6种药服了下去，接着喝了一杯水和一把玉米片。剩下的药片被我装在一个密封塑料袋里，塞在我白大褂的前兜里，以备不时之需。严格说来，我并没有被要求重返工作岗位——主治医师明确表示，当我准备好时，我可以重返工作岗位——但我不想让我的同事失望。一开始实习生的人数就非常少，在家里生闷气只会让事情变得更糟，也许还会让人觉得我不是一个有团队精神的人。另外，事实上，尽管我在心理上受到重创，但我身体实际上并没有什么问题，我得回去工作了。

乘地铁去医院的路上，我一直在翻看《心脏病傻瓜书》，但一支乐队在车厢之间来回走动进行表演，使我无法集中注意力。我合上书，闭上眼睛直到到达第168街。

进了医院，我穿上白大褂，把手伸进口袋，药在我手指间滚动。我遇到的第一个认识的人是本尼，他站在一台自动售货机旁，咧着大嘴笑着。

"你怎么样，大个子？"他问道，"你还好吗？"

"嗨，呃，本尼。"毫无疑问，他是CCU中唯一一个能够散步到自动售货机前的病人。

他拿起一块士力架，"咯咯"地笑了起来，说："不要告诉别人。"

他不应该吃那个，我边想边回答："放心，我不会的。"

"你最近还好吗？"他伸出一只拳头又问了一遍。我们身旁围满了医生、护士和病人，拥挤而嘈杂。他们中的一些人盯着手机，另一些人专注于任务清单。这些人里我谁也不认识。

"嗯……"

"你看起来面色苍白。"本尼说。

相比之下，本尼看上去和我之前见到的一样状态良好。他穿着一件蓝色巨人队运动衫和灰色的运动裤，刚刚在健身脚踏车上完成了一次训练。但我很快发现，他在为他的一个女儿在家里的行为不端而感到沮丧，这消减了他对橄榄球新赛季的热情。我试着想象一下那个女孩会是什么样子，她会想念她的父亲，会告诉朋友父亲不在身边，因为他在医院里等着可能永远不会到来的心脏移植手术。

我注意到本尼的脖子敷着一块小纱布垫，之前那里插着一段静脉导管，现在已经被取走了。这提醒我他并不是在无所事事地等待，他一直在接受血液检测、核磁共振、CAT扫描和X光检查，同时接受各种强效的、可能有毒的药物治疗。但这么做到底是为了什么？在很多方面，本尼让我想起了一个实习生：脸上充满微笑，内心却饱受折磨。

"马太·保罗·米勒！"一个路过的实习生喊了我一声。我微微点了点头，看向自动售货机里的多力多滋薯片。一时之间，我的胃口似乎比决心更大了。但一想到针，我的食指就发抖。我想知道我是否应该用创可贴贴住手指，还是说那样做只会引起人们的注意。

"我还在等。"本尼说。

"我想知道，"我指的是他即将进行的心脏移植手术，"他们预计还要多久？"

他摇了摇头。"我还在等你告诉我你过得很好。"他把士力架当成手枪一样指着我，"需要我再问一遍吗？"

我碰一下他的拳头，笑着说："我很好。"

他斜眼看了看我："是吗？"

"是的。我接受了你的建议……放慢了脚步，不再那么匆忙。"我没有仓促地抽血，不是吗？我又回想起被针扎伤这一事件，这件事发生后每隔一小时左右它就会出现在我脑海里，我再次试图找出问题出在哪里。我想象到了几年后，那时我可能已是艾滋病诊所里的一个普通病人。一个因为利托那韦的肝毒性副作用而不能饮酒的人，一个因为替诺福韦的危险副作用而需要每周透析的人，据我所知替诺福韦可能会造成严重肾脏损伤。我想象自己的名字出现在等候名单上，就像本尼一样，希望在自己的器官被艾滋病病毒摧毁后能移植一个新的器官。

"不管发生了什么，马特，你会挺过去的。"

"我很好！"我坚持说，又跟他碰了一下拳。"近来CCU里有什么新鲜事吗？"

"我在读一本好书。"他说，"名字叫做《病女孩》（*Sick Girl*），是一本与心脏移植有关的书。"

"我还没读过。"

"还有——"他眨了眨眼睛——"这是《法官乔布朗》（*Judge Joe Brown*）里的坏女孩周。"

过了一会儿，我的寻呼机响了：一个病人怀里有非法药物，请评估。

"这本书很畅销。"他说，目光越过我，望向一个拿着气球的小男孩，"保持乐观，朋友。"

"我会的，"我说，"我得跑了。"

"走吧。"他说着，吃了最后一口糖果。

我又看了看寻呼机，对即将到来的搜查和扣押摇了摇头，轻声说："奇葩的事情……"

"它们正在发生，"本尼指着光滑的白色地板说，"就在这里。"

几分钟后我走出电梯，碰到了阿什丽。"想问个问题。"她指着我的肚子说。

我双腿发软。关于这次事故，她会说些什么呢？我没有心情和她重温那一刻，也不想因为我的粗心大意而受到责备。"有什么事吗？"我紧张地问。

"我需要你的意见。"

"好的。"

"你是愿意嫁给一个对你不忠的人，还是愿意嫁给一个酒鬼？"

她朝我笑了笑，一种如释重负的感觉涌上我的心头。"我喜欢这个问题。"

"我也是。"

我们在医学院的时候偶尔会讨论这个问题。大家一致同意嫁给对你不忠的人，但希瑟和我一开始都选择嫁给酒鬼。

"我会选择那个酒鬼。"我对阿什丽说，"毫无疑问。"

她摇了摇头。"不可能！"

我耸了耸肩："也许是因为我有信任危机。"

"你和酒鬼一起生活过吗？"

"没有。"

"那你就回答不了这个问题。"

我笑了笑："让我纠正一下我的回答。我不能回答你的问题，因为我从来没有和酒鬼一起生活过。"

她的寻呼机响了起来，她朝我摇了摇头："回头见，伙计。你很棒。"

和有漂亮颧骨的她进行愚蠢的互动正是我所需要的。她待我就像什么都没发生过一样，我不必感到尴尬，我不需要为自己的行为辩护，也不需要提供站不住脚的借口。也许在接下来的几天里，事情会有不同的发展，但是现在，阿什丽已经明确地让我知道，我可以专注于做一名好医生，而不必担心我周围的人会怎么想。

"但，"阿什丽一边蹦蹦跳跳地走开，一边补充道，"我想你把卡尔顿吓坏了。真是糟糕！"

22 »

我瞥了一眼我的任务列表，试着分清轻重缓急。我的直觉告诉我，要想在接下来的6个星期里安然度过，而又不因忧虑而心烦意乱，唯一的办法就是全身心地投入工作中去，把精力集中在病人身上。然而，即使这样，还是有一大难题——我将花1个月的时间沉浸在艾滋病患者的世界里，同时等着看我是否会成为他们中的一员。与艾滋病患者的每一次互动都为我提供了一面可能的镜子，让我看到了我拼命想要避免的未来。

鉴于我和大卫的经历，我担心自己最终会将我所有病人的症状都内化，即我会长出艾滋病患者身上所具有的皮疹，会感受到顽固性腹部不适带来的疼痛，会感染弥漫在艾滋病患者中的厌世情绪。许多人感到没有人关心，没有人爱护，好像生命已经因为被污名化的疾病而离他们而去。一想到我可能会成为这个团体中的一员，我就感到害怕。因此我有一个计划，那就是尽我所能来改善我的病人的健康状况，这样他们的疾病症状就会相应地从我自己身上消失。

排在待办清单第一位的就是那个可能在胸部藏了东西的病人。我注意到目前还没有关于她的信息。她入院住了一晚，将在上午晚些时候接受检查。我艰难地爬上楼梯，鼓起勇气向她的病房走去。

"你好？"我说着，慢慢地打开门。

"你好。"一个低沉而柔和的声音回答道。我看到一位中年黑人妇女，体重不超过80磅。她穿着一条松松垮垮的裤子和一件白色T恤，额头和脸颊上有几十个光滑的肿块，让人想起了教科书上天花的图片。1979年，也就是我出生的前一年，天花被消灭了。它们与我在大卫身上看到的脓肿不同，她脸上的脓疮看起来并没有充满脓液。它们似乎已经长在她的脸上很长时间了，短时间内不会消失。"我是麦卡锡医生。"我说，"我听说这里有些热闹。"

"并没有。"她说着，仍然扭头望向别处。

"有个护士用寻呼机呼叫我，"我停顿了一下，思考着合适的措辞，"因为我们在你的衬衫里发现了一样东西。"

"我没穿衬衫。"她否认。

"在你的胸罩里。"

"我没穿胸罩。"

我有点恼火，很快地叹了口气说："护士在你身上发现了一些东西，所以让我过来查看。"

"看吧。"她转身对我说。当我们目光相接时，我开始安静地对她进行检查。她的眼珠几乎全白了，好像人行道上积满了雪，谁也懒得把它铲走似的。这一症状是由什么引起的呢？我那空无一物的思绪中溜过几株风滚草。我的鉴别诊断仅仅是青光眼。莫拉尼斯大概能说出30种导致她的眼睛出现这一症状的原因。

"要我看什么？"我问。

"那里，"她指着一堆衣服说，"你们要找的东西可能在那里。"她指了指房间的一角，这意味着她可能还有一些视力。我再次看向她的眼睛，希望能从中找到一些线索，把一切都联系起来，来解释她脸上出现的那些脓肿、完全变白的眼睛与艾滋病病毒的关联，但我被难住了。我从那个角落里拿起一件红黑色格子衬衫和一条短裤。衬衫的胸袋里有一个小塑料袋，里面装着类似大麻的东西。"这是药用的。"她一口咬定。

"是吗？"我乐观地问道。

"是的。"

"治什么的药？"

她嘲讽道："我失明了，无家可归，身患艾滋病。还用我继续说吗？"

"这是干什么用的……麻烦说具体一点。"

我相当肯定药用大麻在纽约州是不合法的。艾滋病患者有例外吗？我应该知道的。"我想相信你。"

"那就相信我。"

"你有这种药的处方吗？"

她向后靠在椅背上，说："如果我没有呢？"

我皱起眉头，说："我不确定。我想我得……我要……"

她摇了摇头，问："你为什么要这样对我？"

我看着塑料袋里的绿叶，又叹了口气，说："你知道我必须报告这件事。"

这话从我嘴里说出来，听起来很滑稽。我需要报告这件事吗？我不确定。在医学院的时候，我接触过很多吸毒的人，但是没有人会把这些东西带进医院。这似乎更像是保安而不是实习生应该负责的工作。

"你不必这么做的。"她亮出一排黄棕色的牙，"拜托，请不要这样做。"她的声音里透着一丝绝望，我真的不知道该怎么办。我是另一个试图让她陷入更艰难的生活境地的人吗？或者我作为一个负责任的实习生，就应该适当地查封和报告违禁物品？不管怎样，拿走一个双目失明、无家可归的艾滋病患者的大麻有什么意义呢？这似乎有点残忍。我们不是常将"不要伤害"（Do not Harm）奉为最重要的伦理原则吗？

我当机立断地决定躲在医生这个身份后面。"我也讨厌这样说，但我只是在履行我的工作。"

"到这儿来，"她一边说，一边挥手示意让我过去，"过来，近一点。"

"我们要开始去查房了。"我边说边制订出一条撤退路线，但当本尼的建议在我脑子里闪过时，我又放弃了离开的打算。如果说本尼给我留下了什么印象的话，那就是让我明白给病人时间和全部注意力的重要性。这正是吉姆·奥康奈尔所宣扬的。自从我和本尼谈话之后，我就克制住自己，不去想彼得·伦德奎斯特的事，我一直希望自己能更多地与我的病人相处。即便如此，要真正做到也是极其困难的。6个地方同时呼叫实习生，寻呼机一直响个不停。这一天的日程安排得很紧，有会议，有查房，还要整理笔记，但有时又会出现不可思议和难以预料的状况。与病人聊天看起来似乎是一项可以自由支配的活动，但事实并非如此。

我脱下白大褂，坐在床边。

"你叫什么名字？"她问道。
"麦卡锡。马特·麦卡锡。"

"马特·麦卡锡……M&M。"

"M&M，就像这个牌子的糖果的名称。"

"也可以是说唱歌手，艾米纳姆（Eminem）。"

"的确。"我说。就像"并发症和死亡病例讨论会"也可以简称为M&M一样，我想。

我问她："我该怎么称呼你呢？你的名还是——"

"叫我德瑞（Dre）吧，"她"咯咯"地笑着说，"你是阿麦，我是德瑞。"

"很好。"

她摇了摇头，问："那你为什么要告发我呢？"

我差点哼出声来。她找到了有效应对我的核心办法。"我不想的。但我该怎么做呢？"

我还没反应过来，她就伸出手来摸我的脸。一只手盖在我的左眼上，另一只手压着我的右脸颊。这一举动让我不知所措，以前从来没有人对我做过这样的事。她那双布满老茧的湿润的手抚摸着我的脸，在我的眉毛和嘴唇上停了一下。她身上有一股薰衣草味的润肤乳的味道。我希望她脸上的肿块没有传染性。被针扎伤的画面又映入我的脑海，我努力将这个画面甩开。"我知道你很矛盾，"她的声音听起来就像午夜电台节目里的算命先生，她说，"我看得出来。"

"我其实并不矛盾。"我微微向后靠了靠。

"难道他们没有告诉你，病人永远是对的吗？"

我笑了，她抓住我的手，放在她的脸上。她耳朵上有无数因打耳洞而留下的瘢瘤性瘢痕。她耳垂上这些看起来像小蘑菇一样的瘢痕，实际上是皮肤愈合不当造成的。我在医学院经常看到它，知道它不具有传染性。但从"蘑菇"的数量来看，我怀疑她是否已经知道自己的病情，她试图一遍又一遍地在耳朵上穿孔，这只会使她的病情变得更糟。我想知道她对自己的其他病症了解多少。我们会通过这种方式建立联系吗？在我脑海里关于医院的电影中，抚摸她的脸会帮助我以某种独特的、以前无法企及的方式来认识她。但事实并非如此，这只会让我为她感到难过，让我更多地想了解她的情况，以及我怎样才能帮助她好起来。

"我想俗话说，顾客永远是——"

就在我们的手放在彼此的脸上时，阿什丽很突然地走进了房间。"我在找我的实习生，"她从寻呼机上抬起头说，"我想他——搞什么鬼？"

她被眼前的场景惊呆了，在我将手从德瑞脸上放下时，她用足跟转了个圈儿飞快地离开了房间。我站起来，捏了捏我手掌里的那一小包大麻，然后整理了一下我的外套。"你会再见到我的。"

"不要告发我！"我关上门时，德瑞说，"不要这样做，阿麦！"

在我向护士站走去时，许多想法在我的脑海里浮现。我刚被一个法定失明的艾滋病患者抓着手，我的白大褂里突然就装有价值100美元的大麻。吉姆不会这样做的。我无法想象他从他的一个病人手里抢药。但我也认为，吉姆可能会欣赏这次交流的某些方面。德瑞不是典型的病人，不仅因为我们彼此进行了面部信息交流，还因为我们谈话中隐含的幽默。她就是吉姆会接触的那类病人，那种他愿意花额外的时间与之建立联系的病人。为什么呢？她有什么特别的呢？我并不完全清楚。我常常很难预测哪些病人会得到吉姆的特别关注，但我相信，德瑞会是其中之一。

我把那小包大麻放在大木桌上，在阿什丽旁边坐了下来。"我不得不没收这个。"

"伙计，这真是太变态了。"她笑着说，"我说你是眼睛，我是大脑。显然你也是手。"

23 》

几分钟后我们开始查房。甜甜圈在我们之间传来传去，当上夜班的实习医生拉丽塔向大家介绍德瑞的情况时，我的耳朵都竖起来了。

"在她进入青春期之前，一场先天性感染让她失明了。"拉丽塔边说边把她的黑发扎成马尾。"十年前她感染了艾滋病病毒，从那以后，她过着令人难以置信的艰难生活，经历了好几段虐待性的情感关系，很少连续3个月住在同一个地方。"德瑞已经几个月没有服用过任何药物了，根据一些初步的实验室信息和体检结果，她似乎患有神经梅毒，这是未经治疗的梅毒引起的一种严重的神经并发症。这种疾病会导致大脑产生幻想，看到和听到各种不同寻常的东西——从神秘的声响到交响乐——这种疾病需要通过脊椎穿刺进行诊断，而德瑞拒绝了这种诊断方式。

德瑞向拉丽塔提供了一些她的病史信息，但并不完善。关于她感染艾滋病病毒的方式，她遇到的感染者及她目前正在服用什么药物等方面与真实的情况仍存在着巨大的出入。德瑞已经告知了值夜班的小组成员，不提供非必要的信息，因为她不认为自己有必要回答所有的侵入性的医疗问题。她拒绝接受艾滋病药物治疗，这让我想要对她有更多的了解。为什么有人会拒绝可能拯救生命的治疗呢？

我突然想到自己在拿到一堆药之后，变得格外神经质。我不想让同事知道我是如何服药的，什么时候服药的，或者这些药对我的内脏会有什么影响。每次我吞下一粒药丸，感觉就像吞下了一颗小小的手榴弹，它会在我最不希望它爆炸的时候爆炸，让我腹痛得弯下腰，或冲进浴室拼命呕吐。我不想让其他医生知道，我偶尔会因为察觉到自己会呕吐而找借口不去查房，也不想让其他医生知道我大便发荧光，因为我不想成为被评估的对象。也许德瑞也认为她将成为被评定者，所以拒绝提供自身的全面信息，也许她只是想一个人待着。

然而，她身上有某种特质让我觉得她是可以讲道理的。也许是她触摸我脸的那一刻，也许是她向我伸出的手，让我感到我也许就是她想沟通的人。我的头脑开始闪现各种可能。如果我能以一种让她感到安慰或尊重的方式与她交流，我也许能像吉姆那样与她建立联系，找到她的病史细节。需要有人这样做。不管她是否知情，德瑞是个身患重病的女人，如果不服用治疗艾滋病的药物，她可能在几个月内就会死去。如果她同时患有神经梅毒，事情可能会变得更加复杂。我们对她了解得越多越好，但这要通过与她坐在一起交流，了解什么使她染病来实现。这些是无法从课本上读到或者通过打小报告获知的。

"精彩的发言。"在拉丽塔医生完成陈述时香奈儿说道，"还有什么要补充的吗？"

阿什丽看了我一眼，用手捂住脸，忍住笑声。

是时候去告密了。既然我已经告诉了阿什丽，我就别无选择了。"是的，"我说，"因为有位病人的衬衫口袋里好像有类似大麻的违禁物品，今天早上我被叫去看望了那位病人。"大家点了点头。"我把它交给了护士长。"

"很好，"香奈儿医生说，"我们去看看病人好吗？"

显然，这条信息是无关紧要的。但我怎么会知道哪些信息是重要的呢？我不会告诉德瑞我曾向其他人提到过这些大麻的。走在九楼的走廊时，香奈儿再次把手放在我的腰上。"你没事吧？"

"坚持得住。"这在当时是事实，但在精神上是谎言。在过去的18个小时里，我又重新咬紧牙关，感到焦虑不安。思考德瑞的困境是一种有效的分散注意力的方法，但很难根治我的焦虑。在回答香奈儿这个简单的问题时，我的脑海里有上千个想法要喷涌而出，但此时此地我不适合以病人的身份出现。我在查房，我们有工作要做。

"如果你需要昂丹司琼①，请告诉我。"她说，"虽然很昂贵，但很管用。"她对我微微一笑，我也回了她一个笑脸。

"谢谢你陪我度过了这一切。"我轻声说，回想起前一天我对她说过的脏话。在我实习的第一个月，我对拜奥充满敬畏，他能解决任何临床难题，但在香奈儿身上，我看到了一些独特品质，一些我同样钦佩的东西。她是我的参谋，让我觉得在她面前说或做任何事都很自在。在她面前我可以崩溃，我知道她不会再看轻我。

"我想让你把我们的方案告诉病人。"她用手指梳着她的侧马尾轻声说。过了一会儿，我们的医疗成员在德瑞周围围成一个马蹄形。大家的目光逐渐转向我的方向，我清了清嗓子，想知道在其他住院医师面前，我和她应

① 译者注：Zofran，用于治疗和预防癌症病人接受细胞毒性药物化疗和放疗引起的恶心、呕吐。

该表现得有多熟悉。尽管我已经听说过她坎坷人生中如此私密的细节，但我们确实只说过几句话，而且都是关于大麻的。

"是你吗，阿麦？"她问道。

我听到这个外号就脸红了。"是我，还有我的整个团队都来了。在我们开始之前，你喜欢别人称呼你的名字还是姓？"

"就叫我德瑞吧。"她说。

在对她的病情进行解释总结后，我们一个接一个地对她进行了检查。她的脖子非常僵硬，下巴无法碰到胸口，小腿以下几乎都失去知觉了。我本想检查她的瞳孔，寻找神经梅毒的特征，但她告诉我，她已经受够了刺激，想小睡一会儿。

"长话短说，"我边说边把光笔放回白大褂里，"我们很担心你。你需要进行脊椎穿刺。"拉丽塔已经连夜向她解释了这件事，但我不确定她记下了其中多少内容。

"不需要，谢谢。"她说着，闭上了眼睛。

"你需要重新服用治疗艾滋病的药物。"

"不用。谢谢你。"

我转向香奈儿医生，寻求指导。她扬起眉毛，好像在说："接着说。"

"你需要检查，"我坚定地说，"你需要药物。"也许只需要我坚持她就会妥协。

"不要，"她抱起双臂，再次转过身去背对着我，说，"我不会让这些发生。"

我怎样才能说服她？德瑞意识到她面对的是什么了吗？也许没有，也许这就是问题所在。"你会死的。诚实地说。""行呀，"她说，"让我死吧。"

我张了张嘴，可是什么也说不出来。她打断我无可辩驳的逻辑论证。让她死？我该说什么？我可以治疗她的艾滋病病毒和看起来像是神经梅毒的病症，但我该怎么治疗那些让她宁愿死也不愿吃药的东西呢？

站在她面前，我感受到同事们的目光。香奈儿一定感觉到了我内心的冲突。她在床沿上坐了下来。对德瑞说："晚点，我们能再聊聊吗，一对一的交流？"

"可以，"德瑞说，"你想聊什么就聊什么。"
"很好，"香奈儿说，"我一会儿再来。"

我们走出房间，讨论如何治疗这个难缠的病人。每个人都同意，有必要制订一个涉及精神病学、社会工作学、护理学，以及囊括其他相关方面的多学科诊疗方案。

当我们选择治疗方案时，我在脑海里一遍又一遍地回想着我和德瑞之间的互动。为什么我的方法失败了？我刚才所说的能被描述成一种方法吗？我只是解释了一下她的病情，并试图恐吓她，让她服从。我以为对死亡的恐惧足以让她同意接受治疗，至少对我来说已经足够了。在不到一天的时间里，我服用的药片已经开始溶解我的内脏，但在对艾滋病病毒听天由命前，我会服用使我感到眩晕的药片。如果我要理解德瑞，我就得弄清楚她是怎么看待这些的。

我在艾滋病领域遇到的挑战与我在其他医学领域遇到的挑战是如此不

同。做胸外按压和调整呼吸机都有一个正确的方法，规定哪些可以做，哪些不可以做。我治疗艾滋病患者时需要的技巧更加抽象，例如机智、耐心、同理心。风险同样很高，如果我不具备这些特质，病人可能会死亡。

如果德瑞真的有什么难言之隐，而我完全错漏了呢？也许她脑子里真的有个声音告诉她不要吃药呢？我们能强迫她接受治疗吗？医学伦理有时会让人感到困惑。

"这群人真不好对付。"阿什丽拍拍我的背说。

"是的。"

"午饭后跟她聊聊。她喜欢你。"

"她隐藏得很好。"

"我看见她让你用手抚摸她的脸。"我注意到阿什丽对我的态度有了变化。军事化的训诫离我而去，取而代之的是一个对我很温和的人。我不知道这是不是件好事。

我们走回会议室，结束了查房。当已经24个小时不着床的拉丽塔以一个精力充沛、富有同情心、做事井井有条的实习生形象完美地陈述着下一个病人的情况时，我正盯着墙上的小挂钟，一分一秒地数着时间。我想到了燃烧的橙色橄榄球和宇航员药丸。除了甜的利托那韦之外，其他药物的味道相当清淡。利托那韦被包在一个含糖的胶囊里，吃起来像《聪明笨伯》（*The Flintstones*）①里的维生素。我想知道德瑞是否吃了这些药，或者她是否因为忘记自己在吃什么药而感到尴尬。我很想离开查房室给她展示这些药，但我不确定她能看到什么。给一位失明女士看一把药，问她是否眼熟，这样做明

---

① 《聪明笨伯》，又称《摩登原始人》（*The Flintstones*，原意为"打火石家族"），是由汉纳-巴伯拉制片公司所创作的美国动画电视剧。1960—1966年，它是美国广播公司中最成功的一部动画电视剧。

智吗？

当拉丽塔开始在记号板上写写画画的时候，我来回摩挲着白大褂口袋里的药丸，想知道它们究竟会陪伴我生活多久。当我们还有病人要讨论的时候去想自己的病情是不对的，但我控制不了我的思绪。香奈儿医生说，我必须服用至少4周的药物，但也可能更长或是需要终身服药。

"你的好运还在继续。"阿什丽在查房后说，"今天有第一年住院医师病例讨论会。"

我摇了摇头："那是什么？"

"我可以拿着你的寻呼机1小时，这期间你可以和其他实习生一起吃午饭，放松一下。"

这个想法对我很有吸引力，我有很多想说的和想讨论的。其他人也像我一样在实习中苦苦挣扎吗？还是像我印象中的卡尔顿那样游刃有余呢？我至今没有见过所有的实习生——在一个4人的团队里待上3年无疑会有好处，但这种隔离似乎也是一个重大缺陷。在年初和我一起工作的那群人中，我可能只和一半人说过话，只和其中几个人喝过啤酒。我很少看到有人完全放松警惕，大家都在努力成为真正的医生，同时保持我们质朴、光鲜的形象。真是太累人了。

"如果没有别的事，"阿什丽说，"那就休息1小时。"

我溜出会议室，沿着一条长长的走廊走去，一路上听到肚子咕咕直叫。快到吃药的时间了。重提我对德瑞的请求，需要考虑新的策略。是做一个好"警察"举报她携带违禁药品呢？或是跟她分享我自己的经历？还是乞求她？

我走进了只剩下站位的住院医师病例讨论会的会议室，一位名叫戴夫（Dave）的年轻住院总医师站在一块记号板前对着在座的近40名实习生讲话。他左手拿着一根蝴蝶针，右手拿着止血带。我一边扫视房间，试图寻找熟悉的面孔，一边朝着放着苏打水和比萨的纸盘走去。

"今年已经有7起被针扎伤的事故了。"戴夫调整了一下眼镜，大声说，"太多了。"当我咬下第一口比萨的时候，人群中有几只眼睛看向我。"到现在为止，你们应该已经对抽血这项技能非常熟悉了。"当他们的目光与我的目光相遇时，我感到一阵愤怒。这应该是一次宣泄情绪的会谈，而不是冗长的训诫性的演讲。"我们今天要复习抽血的基础知识，"他继续说，"和其他任何手术一样，关键在于集中注意力。你不能太过匆忙，也不能马虎草率。你要为你的工作感到自豪。"

我觉得他就是说给我听的，暗示我的不幸与对这个职业缺乏尊重有关。但当我听着这些话，看着窗外的房间时，我也感到了一种解脱。我不是唯一一个被针扎过的人，我的同事们也干过同样的事。理论上，我们甚至不应该抽血——医院雇用了专业的抽血师来做这件事。但如果其中一个人找不到静脉，或者无法说服病人相信验血是必要的，我们就要被叫去做扫尾工作。没有关于指导如何抽血的定向研讨会，也没有提供相关指南或说明书。和其他许多事情一样，我们不得不自己解决。

我扫视了整个房间，看着每一个实习生，希望从他们脸上寻找一丝不安或痛苦——那可能是他人在面对被针扎伤的后果时会表露出的迹象。但映入眼帘的都是疲惫的神情。我看到几个实习生在吃着油腻腻的比萨的间隙偷偷摸摸地拍着屁股，习惯性想查看寻呼机，但在休息的这一小时里，寻呼机暂时离我们而去。

一只手抓住了我的胳膊，是阿里尔。她那乱蓬蓬的红头发扎成了两条辫子，就像皮皮·朗斯托克那样。"我们走吧，"她低声说着把我领出了房间，"去温迪快餐。"

我们默默地走过大厅，吃完了比萨，这是我在吃过沙拉三明治之后吃过的第一份真正的食物。阿里尔微笑着轻轻拍了拍我的背，就像是在哄一个孩子吃东西。

由于我们的工作时间安排，我和阿里尔更多的是在查房时交谈，而私底下交流甚少。她对我几乎一无所知，而我对她更是知之甚少，但我突然觉得我们就像老朋友一样。我们像队友一样分享了很多经验，相比让人感到内心平静，病理报告会给人们带来更多的焦虑感，这足以让她对我产生保护欲。我很感激她让我从中脱离。"我觉得，"当我们走进空荡荡的电梯时，阿里尔说，"你可以教那门课。"

"谢谢你救了我。"

当电梯向一楼大厅降落时，一股怒火又开始在我体内翻涌起来。的确，今年还有6位被针扎过，但其中有多少针头会携带HIV阳性病毒呢？有多少实习生会拿到满满一大塑料袋的艾滋病药物，然后藏在柜子里？有多少人担心他们能否在不传播病毒的情况下生育孩子？

当我们走出医院时，我的怒火彻底爆发了。"他妈的！"我们一起走在街道时，我脱口而出，"我感觉糟透了！混蛋！"

阿里尔并没有回避我的话，而是倾身向前，故意撞了撞我的肩膀。"臭狗屎！"她问道，"那听起来很糟。"

"他奶奶的，"我笑了起来，"也不好。"

166

我们沿着百老汇大街往南走，几乎没有交流，几分钟后到了温迪快餐店。"两个双层芝士汉堡和两个冰淇淋。"我认定我的同伴不是素食主义者。我想象着阿里尔以前做顾问的生活，在中城与客户共进牛排午餐，讨论利润率。

"我看，你的胃口还好吧。"

"还行。"

"我无法想象，"她说，"昨天一定是……"

"我真的不想谈这个。"

"我也不想。"她说。我们把食物拿到一个小摊位上时，我们以冰淇淋代酒来敬对方，并条件反射地摸索着我们此刻并没有佩戴在身上的寻呼机。

"你看过《钟声激越》吗？"我问道，心里还在想着德瑞的大麻，想着我要去揭发她。

"看过一两集。"

"剧中有这样一个场景，"我说，准备引用该剧最著名的台词，"其中一个女孩杰西·斯帕诺（Jessie Spano）沉迷于咖啡因药丸，精神崩溃。她开始哭泣和尖叫：我很兴奋，我很激动，我太害怕了。"

阿里尔把她的小拇指伸进冰冷的冰淇淋里，笑着说："马特，你是不是在某一刻有跟杰西·斯帕诺同样的感受？"

阿里尔是个温柔的人，她还可以向任何人夸海口。几个星期过去了，我发现有两种类型的实习生：一种是从大学直接到医学院实习；另一种则是像阿里尔一样，不是从大学直接到医学院实习。后者似乎有一个更独特的、更舒适的方法与患者互动。我想到她把新的艾滋病诊断报告交给那位年轻妇女的方式。这是一个难点，但她处理得很好，当然比我想象的要好。她的态度没那么激动，也没那么为难。也许是因为她的年龄和成熟，也许是别的什么。

当我们吃东西的时候，我想告诉阿里尔关于针头的事——似乎回想每一个细节都会对我有所帮助。但我脑海里的这些话听起来并不正确，感觉就像我在寻求同情，或者是想通过一个错误哗众取宠。阿里尔不是我的治疗师，也不是我的医生。

"你知道的，"我从一扇大窗户向外望去，"我们整天都在做这些事……这是一个奇怪的工作。"她点了点头，我接着说："就像在拍电影或电视节目，或是一本书里的情节。"

她咧嘴一笑。

"有时候，"我继续说，"实际上，很多时候，我只是觉得事情并不顺利。"

"我明白你的意思。"

她以全班第一名的成绩毕业。我不确定她是不是在逗我。"真的吗？"

"是的。"

"有时我担心自己是一个危险因素，无论是对我自己，还是对病人。"我认为我确实想和别人谈谈这件事。被针扎伤这起事故进一步削弱了我的自信心，它正在侵蚀着我。我需要向别人倾诉，这样我才不至于独自面对。"我并不总会有这种感觉，但有时我确实会为其感到困扰。"

"我们可以把你扔进那些装有危险品的箱子里。"

"你觉得我适合吗？"我扬了扬眉毛，问道。

"马特，"她放下汉堡说，"那只是个意外。你听见了，已经有7个人被针扎了。"

"还有，"我说，"我不得不从性情上怀疑，这份工作是不是——"

"别这么想，"阿里尔说着站了起来，说，"我们再吃一轮吧！"

我们重新排队并看了看菜单——无视医嘱进行了点单，狼吞虎咽地吃着双层芝士汉堡和冰淇淋，颇有点自我放弃的颓废感和恶作剧的味道。我想象着成千上万的小薯条堵塞我的动脉。

"我觉得……"我考虑着用恰当的方式来表达我隐约的不安，"这听起来很傻，但……我觉得我是一堵需要粉刷的墙，每天都有一点油漆溅到我身上。"阿里尔听了我的话咧嘴笑了笑。"这就像我每次看到一个新病人或新病例，都会被溅上一点油漆。"

"我们谈论的是什么颜色的油漆？"她说着，把一根薯条放进嘴里，"这样我就能和你在一起了。"

我看了看我们之间的番茄酱包，说："红色的。"

我们相视一笑。

"很多时候，"我继续说，"我看到的也是同样的臭狗屎，描绘每一个病例情况的文字千篇一律，都是心力衰竭、肺炎、血块之类的，将它们变成一幅幅画作的话，也看不出有什么区别。画布上仍留有大片空白，读这些案例对我填补这些空白毫无助益，往往我还没看完一页就睡着了。我必须亲自去实践，去面对不同患者，否则永远也不会有收获。但是罕见疾病呢？当我是主治医师，面对一个垂死的病人和一堆我从未见过的症状时，又会发生什么？"

"我也有同感，"阿里尔干脆地说，"不能在沙发上学医，纸上谈兵，没有实战经验是学不到东西的。"

阿里尔也许是在迁就我——我猜想她能像卡尔顿那样顺利地完成她的轮转——尽管我对此表示怀疑。我感觉她同样也在寻找一种方法来学习一切。

"当然，现在我还有别的事要做。"我摇了摇头，低头看了看自己的手指，说，"我还是不敢相信。"

"我们都有一些事情需要处理。"

我等着她进一步阐述她的想法，我想知道她现在正待处理的问题是什么。她犯错了吗？挨批评了吗？还是被大声斥责了？她是不是在和本尼这样的病人做朋友了？这些我都没有关注过，可能是因为我太沉浸在自己的世界里了，只是想努力度过每一个疲惫的日子。

我等了又等，但阿里尔仍旧没有详细说明，我不知道我能问出来多少。我不知道她的沉默更多的是为了给我发泄的机会，还是因为她不愿展露自我。这可能是一种本能反应。就连住院医师病例讨论会，表面上是一个让新医生放松警惕的场合，实际上也变成一个关于培训采血基础知识的补习班。

阿里尔转过头望向窗外。再次摸索了一下不在身边的寻呼机。

"不管怎样，"我打破了沉默，说道，"我可以向你保证，这根该死的针永远地刻印在了我的脑海里。我也永远不会忘记艾滋病药物的副作用。"

"我敢打赌，"她举起了她的冰淇淋，说，"你会没事的。"

"你是这样想的吗？"是在骗我吧，我想说，如果有必要的话，对我撒谎也无妨。

"总有一天，这只不过是墙上的又一道带血的污迹。"

"油漆，"我笑着说，用右手食指蘸了蘸番茄酱，说，"我们还是用油漆来形容吧。"

阿里尔看了看表，我们站了起来，放松时间结束了。我们仍有寻呼机要取回，有病人要照看。我还与满满一袋艾滋病病毒药丸有个约会。

24 »

"这就是我送给你的礼物。"10分钟后，阿什丽把寻呼机递给了我，"嗡嗡的呼叫声不绝于耳。"

"谢谢。"

"住院医师病理报告会怎么样？"她问道。

"挺好的。"我说，"听着，我要和德瑞再谈一次。"从温迪快餐店回来的路上，我一直在努力地想怎样才能打动她。我没有想出什么好主意，但午餐时我和阿里尔坦诚的交流，让我此刻感到精神振奋。"我认为她需要的是严厉的爱，为了帮助她治疗，我们或许应该对她强硬些。"我想象着阿里尔可能会对德瑞说些什么。"或与此相反，我真的没有头绪。"

"我想和你多谈谈她。一些在查房时没提到的内容。"

"当然好。"

阿什丽拿出一张实验室检查报告，问："你认为她需要透析吗？"

我挠挠头说："有人提到过她患有肾病，但我不确定她是否需要透析。"

"你为什么不能确定呢？"她眨着淡褐色的眼睛说，"告诉我你的想法。"

"这可能要说上一会儿。"

"试着说说看。"

"她的血肌酐指数值几乎是3，"我指的是反映肾功能的血液测试。临床上检测血肌酐是常用的了解肾功能的方法之一，正常值在1附近波动。"不太好但也不是很严重。"

"是的。"

我回想起我照顾过的少数几个肾衰竭患者，说："透析通常是在紧急情况下才会采取的治疗手段。"

"有时是这样的。但并非总是如此。"

"好吧。我是说，她看起来很稳定。虽然生病但病情稳定。当然我也可以打电话安排透析。"

"但你打电话时，必须给出理由。"她把拇指和食指放在一起，严肃地盯着我的眼睛，"肾科专家很忙，给人做透析是件麻烦事。你得有充足的理由才行。你安排她肾透析的依据是什么？"

"她的肾脏很虚弱，安全起见，我们应该做透析治疗。"

"错！"她像铜锣一般地大声说，"永远不要说'安全起见'。在医院，这是理所当然的。"她喝了一大口拿铁，"还记得你在医学院听过的关于透析的讲座吗？"

"记不清了。"

"这一切可以归结为：Ａ－Ｅ－Ｉ－Ｏ－Ｕ。"她指着我胸前的口袋，我掏出一支笔来记笔记。"A代表酸中毒——病人的血液是酸性的吗？如果是这样，就要透析。E代表电解质。如果电解质严重流失——"

她指着我。

"透析。"我说。

"很好。I代表中毒，病人是否摄入了一些有毒物质，比如私酒，还是过量服用了锂之类的东西？"

透析的各种前提条件总是把我搞得晕头转向。真有这么简单吗？

"O代表过量。体内是否存在液体过剩的状况，比如肺部积液过多？"

她的这种方法让我回想起了拜奥，我知道我不会忘记这个方法的。事实上，复杂的决策常常是使用简单的方法进行记忆的。哈佛并不提倡语言速记——信息必须在掌握之后才能进行缩写——但是阿什丽刚刚把医学院里一系列令人费解的透析课简化成了满嘴的元音。

我的寻呼机在我写写画画时响了起来。我低头看了一眼："大胡子比赛——你参加吗？"

我把寻呼机放在阿什丽看不见的地方。"U代表尿毒症，"她很快地补充道，"就是这样。A–E–I–O–U。"

"哇。"

"明年，安全网将会消失，"她把一只温暖的手搭在我的肩膀上说，"共和党人就会接手，你就得靠自己。话虽如此，但你做得很好，试着放松一下。"

我不再觉得自己是个负担，她也不再像个烦人的保姆。是我被针扎伤这件事引起了她对我态度的转变吗？还是别的？她知道我工作到很晚，到得很早，知道我对我的工作很投入，知道我想成为一名更好的医生。也许我赢得了她的尊重，她认可了我作为她团队中的一员。也许她只是为我感到难过。我想知道是什么发生了什么变化，但我不知道该怎么问。

"好吧，"我站起来说，"谢谢你提供的记忆法。是时候和德瑞较量一下了。"

"祝你好运！"

"还有什么至理名言吗？"

她站起来，双手合十，说："跪下来，马特，放低姿态。"

"你是认真的吗？"

"我不知道。你想听什么样的回答呢？"

阿什丽匆匆离去时，我盯着挂在墙上的那幅印象派海景画，绞尽脑汁。过去我是怎样被说服去做那些令人讨厌的事情的？恐惧、欺骗、酒精和金钱一系列的策略在我脑海里浮现但在这里都不适用。我欣然接受了治疗艾滋病的药物，但我的情况也不适用于德瑞。我最害怕的是跳伞，怎么会有人说服我从飞机上跳下去呢？他们不能，我甚至不会考虑这么做。吉姆会对德瑞说什么？拜奥又会怎么说呢？

我想到了一个新策略，这个策略有很大风险，可能会让我暴露，但我有一种预感，它可能会奏效，我已经没得选了。几分钟后，我敲了德瑞的房门并推开了它。"是阿麦吗？"她问道。

"你怎么总能知道是我？"

"我闻到的。"她靠在床上说。

"真的吗？闻到了什么？"我瞥了一眼自己的腋窝。

"我开玩笑的！这只是一种直觉。"

我在床边坐下——这样做确实能让我去倾听患者的心声。"那么，"我握着她柔软的左手说，"你刚才说你准备好重新用药了。"

她的手稍微向后拉了一下，但我没有松手。"不。"

"拜托。"
"不，谢谢。"

我还没有问过她害怕什么。死亡吗？那不可能。没有这些药物，她就会死。当然，我现在发现自己的腹泻很严重，有时会在卫生纸上留下血迹，但我别无选择。我试着设身处地地为她着想，可那又有什么用呢？如果我处在她的位置，我会吃药。"让我知道发生了什么。"

"我对你的请求无动于衷，阿麦。"

我想到自己害怕的事——跳伞，即使别人有再多的恳求和道理也无法让我系上降落伞，然后纵身一跃。唯一能让我跳下去的方法就是把我按在地上，然后把我推下飞机，但这样我会自由落体。我们可以强制她服用治疗艾滋病的药物吗？"我想解释一下我的出发点。我们对你的情况了解多少，以及还有什么想要了解的。"

"你在白费口舌，阿麦。"

但这个跳伞的比喻似乎并不恰当。事实上，我自己也不是一个模范病人，例如尽管我的家族有黑色素瘤病史，但我经常无视医疗建议，不涂防晒霜，这是为什么呢？

"有时候，"我边说考虑着接下来要说什么，"有时候我们会做一些事……"

然后我就把我的秘密说了出来。"我在服用治疗艾滋病的药物，"我很快地说，"我将和你一起服药。"说出来感觉很好。我重复了一遍，这次说得语速更慢、声音更大。"我会和你一起服药。"

"噢，得了吧。"

"我发誓。我已经在家服药了。"

"使劲编吧。"

"我是认真的。"

她紧握着我的手。"我是瞎了，不是蠢。不是——"

"我向你保证。"这算是道德绑架吗？它可行吗？

"你有艾滋病？"她摸着枕头旁边的遥控器。

"我可能感染了艾滋病病毒。"我向她靠近了一点。我能感觉到我的声音在颤抖，所以我低声说，"前几天我用采血针扎伤了自己，那位病人患有艾滋病。然后……"

"然后你被针扎破了手指？"

"是的。"

她摇了摇头，说："那不是太糟糕了吗？"

我清了清嗓子，说："帮我一个忙。就吃1片，1次。"

我握着她的双手，仿佛在复述忘年恋的结婚誓言。我隐约地感到我正在进步。相比于我看到的其他医生，她更喜欢和我在一起，如果是其他医生，她会立即挥手让他们走开。这虽然算不上什么，但它是有意义的。

我想知道她盯着我看时，到底看到了什么。"好吧，"她说，"1片，1次。"

"太棒了！"要是吉姆现在能见证我的成功就好了！如果有酒杯的话，

我定会畅饮一番。我怀疑德瑞一直拒绝承认她的病情，我希望她能克服这一点。我想让她生气，我想让她把怒火发泄出来，度过悲伤的阶段，然后接受自己十分真实的、可以治疗的病情。我不在乎她是否吸食了大麻，不在乎她是否在售卖大麻。我只是想让她认识到她要面对的是什么，并让她意识到自己是可以被治愈的。在这之前，我会一直感到沮丧。但现在，我看到了一丝希望。

"如果一切顺利，"我兴奋地说，"我们可以吃2次，2片药。"她距离无药可救最多只剩几个月的时间了。"然后，3片。"

"我说的是1片，1次。继续说下去，我可能会改变主意的。"

我松开她的手，站了起来，说："太好了。明天早上见。"

我仍需要说服德瑞进行脊椎穿刺，把她带到手术室，让她同意这个手术。但毫无疑问，我必须和她建立更深的联系，寻找与她沟通的其他方式。

当走出她的房间时，我第一次觉得自己像个真正的医生。用拜奥的话来说，这真是太酷了。

25 》

"好消息，"第二天早晨我对阿什丽说。当时我们正好有37分钟的时间讨论12个病人。"我说服了德瑞服用治疗艾滋病的药物。"

"我不想知道你为了让她同意服药都做了什么。"

她突然大笑起来，举起手掌。我举起手跟她对击了一下。"我差点上了二垒。"我仍然感到兴奋不已。

"你有病啊，"她笑了笑，端起一杯咖啡，"那我们应该给她什么样的混合药呢？"

"我想多合一的药物是最有效的。"

她坏笑了一声，说："立普妥（Atripla）吗？很遗憾，答案错误，她的菌株具有耐药性，她需要别的药物。"

没有其他的全能艾滋病药丸了。"该死。"

"她需要将3～4片药物药性结合的混合药，"阿什丽说，"幸好我们有一些选择。"

"她说她今天只吃1片。也许可以让她服用副作用最小的那个。"

"这也不是一个好选择。你必须同时从多个角度用几种不同的药丸来攻击病毒。只让她服用1片药可能会增强她的菌株的耐药性。"

"她说她今天只吃1片。"

"嗯，但针对HIV不可能只用一种药。一种药不管用的。"

我沮丧地握紧了拳头。我还没来得及庆祝我的重大突破，就已经被告知我做的完全是无用功。更糟糕的是，我担心这将破坏我与德瑞的关系。她可能会把这个消息看作一种背叛，或者认为我在玩弄她的感情，把她当作一个傻瓜，在试图说服她服药之前，甚至都没有查清楚她需要吃什么药。

就在查房之前，我长途跋涉来到她的房间。我感觉自己就像一个取消了迪斯尼乐园之旅的家长，正准备把这个消息告诉我的孩子。

"才跟我说1片就行，这是变相推销你们的药！"德瑞听到这个消息时号叫起来，"这会儿居然变成4片了？不了，谢谢。"她转身背对着我，用床单盖住了上半身。

"为什么你认为我会是那种讨厌鬼？"我问道。我试图保持镇静，但恼怒的情绪开始流露出来。她没有反应。我们的关系又回到了起点。

"跟我说话。"

"你根本做不了主，阿麦。"

她是对的，我做不了主。我穿过房间来到另一边，重新进入她的视野，我的目光又一次被她那张小脸上无数的肿块吸引住了。我把椅子拉到她床边坐下，开始为自己辩护。我有充分的理由说服她吗？还是我应该就未能理解她疾病的复杂性而道歉？我向德瑞解释药物如何起效，以及为什么服用多种药物是对付她的病毒唯一的方法。但是德瑞没有心情听，经过20分钟的贝克特式的来来回回，我认输了，并同意她服用我带来的1片治疗艾滋病的药物——雷特格韦（raltegravir），来作为对她镁的补充剂。这算不上胜利，我们真正担心需要补充镁的是心脏病患者。德瑞是有很多病症，但她没有心脏病。

"感谢！"我说，这时我的寻呼机响了。"我要走了。"关于脊椎穿刺的讨论不得不延迟。

寻呼机上显示：现令你尽快到CCU。

"我们明天服用2片药吧！"我说着，趁她还没来得及回答，赶紧把门关上离开。

这呼叫让我很紧张——医院里的每件事都要求尽快完成——这使得用短信打字通知的人显得很可疑。CCU是我经常去的地方，在那里我第一次遇见拜奥，第一次遇见阿里尔、梅根和拉丽塔，第一次遇见卡尔·格拉德斯通。我更多想到的是格拉德斯通，我从一位同事那里得知，他已经被转到康复中心，有望完全康复。我冲下四层楼梯，进入CCU，条件反射般地低声念叨着"ABC，ABC"，直到被同事马克（Mark）拦住。

"马太·保罗·米勒！"他站在病区的中央，双手背在身后叫了我一声。他留着一头火红的短发，戴着一副金属丝镶边的眼镜。
"还在努力组织活动吗？"我问。
"你是被我呼叫过来的吗？"他问道。我顽皮的同事马克被戏称为我们实习生班的社交主席，他总是组织安排欢乐时光和啤酒乒乓球锦标赛。
"是的，"我举起寻呼机说，"怎么了？"

他把一根手指划过上唇。"胡子竞赛！你参加吗？"

我还在想德瑞。她所说的变相推销药物，对我们的治疗来说绝对是一种倒退。尽管看到过吉姆如何与病人相处，但我还没完全准备好去接触那些最难缠的病人，去承担他们所需要的复杂而微妙的信任。我记得那个名叫谢丽尔的患者，吉姆花了6年时间才让她同意接受一次治疗。我能预料到让德瑞同意接受治疗的进程将会多么缓慢。我可能要花几周甚至几个月的时间才能说服她，而她的时间所剩无几了。我当时就应该回到她身边，而不是在CCU里谈论一场愚蠢的比赛。如果实习生突然长出了小胡子，德瑞或其他病人会在意吗？这个问题让我想起阿克塞尔和他的行医智慧——不要打领带，不要买摩托车——我想象着他会因为我的小胡子而对我大发雷霆的场景。

随后德瑞那惨白的眼球再次浮现在我的脑海中，它们就像两个倾斜的圆顶冰屋。她的话刺痛了我，我突然想分散一下注意力。幸运的是，我前面刚好有了一个分散注意力的机会。我把手放在臀部，模仿马克的动作。"是的，我参加。"我环顾了一下病房，回来后的感觉很奇怪——在得知现在我不用对该病区的任何一个病人负责时，我感到如释重负。这是一次社交性的访问。"我真的等不及了。"我说。打着职业伙伴的旗号，假装非常感兴趣的样子。我突然想到，我再次回到这个病区工作，应该是作为一位二年级的住院医师，任务是教导一个没有经验的实习生如何成为一名医生。

"太棒了！歌洛莉亚（Gloria）将担任本次活动的裁判。那会大大地鼓舞人心。"

歌洛莉亚是这个住院医师培训项目的高级管理员——她是一位不显老的丰满的拉丁人，从不错过任何一个社交的机会。

"我得警告你，"我说，"我的胡子是红色的。"
"真让人吃惊！"

马克在这个病区里似乎很自在，不受工作压力的影响。像拜奥和莫拉尼斯一样，他似乎真的很喜欢行医。我想知道他会有什么秘密。我注意到，包括我自己在内的许多实习生，有时似乎都戴着面具来伪装自己。当我们累得神志不清却仍面带微笑，热情地提出要运送病人或抽血时，我们可能只想回家吃晚饭。包装完美的人物形象无处不在，但马克不同——他看上去不像是那种会沉湎于错误或成功的人。他会尽其所能地帮助德瑞，然后继续前行。

"嘿，那是你的患者，对吧？"马克指着格拉德斯通教授曾经住过的房间，我的轻松感立刻消失了。一群医生和护士在房前徘徊。"前几天我不是看到你跟他说话了吗。"

我站直身，看到了本尼，他看起来像在坐过山车——紧紧抓住床的护栏，牙关紧咬。"哦，该死，"我轻声说，"该死，该死。"他正在大口喘气，这时麻醉师走进去，挡住了我的视线。

"他进了，"马克说，"然后就倒下了，目前还不确定是什么原因。可能需要插管。""进了"（flashing）意味着他的肺里突然积满液体，像洪水一样涌出来。它发生于心脏泵血不足时：血液回流到肺部，造成一种溺水感。一个常见的原因是饮食不当，尤其是像本尼这样在等待心脏移植的人，饮食不节制或食用禁忌食品都有可能导致这种情况发生。我突然想到他前几天吃的士力架。"天哪。"

我想跑过去，但房间已经挤满了医护人员，有人要给本尼接上呼吸机。我紧抓着胸口，想象一根大管子从我的喉咙插入时产生的幻觉般的疼痛。但我什么也感觉不到。我只是站在那里，被眼前的场景惊呆了。本尼溺死在我的眼前，溺死在他自己的体液里。我怎么可以袖手旁观？我怎么才能帮助他呢？或者怎么帮助德瑞呢？一位医生使本尼的头往后仰，那根大塑料管弯弯曲曲地伸入他的喉咙。片刻之后，他被戴上了呼吸机。医生很快给他注射了麻醉剂，以确保他充分镇静。

"希望他能挺过来。"马克说。

他看起来就像任何一位对病人的结果进行健康情感投资的医生。但我不是,我不知道如果本尼挺不过来我该怎么办。"我的天。"

当我们伸长脖子想看清楚本尼时,马克瞥了一眼他的寻呼机,轻轻地敲打了一下我的左臂。"只能看运气了,能救回来就算是运气开挂啦,回去工作吧。"

说着,他漫步到格拉德斯通原来住过的房间,平静地开着医嘱用药,希望能够清除本尼肺里的积液。一个笑容可掬,能在健身自行车上骑上1个小时的男人,吃完一块士力架,竟然会突然肺部充血。我踮起脚尖,茫然地盯着呼吸机,这时,寻呼机突然响了起来:喂,你在哪儿?——阿什。

我将寻呼机设成静音,拿出我的任务清单,回到艾滋病科室所在的楼层。在走廊里,我遇到了拜奥,他正盯着一台自动售货机。我悄悄走近他,看着一排士力架。自从我不在CCU以后,我们再也没有进行过实质性的交谈,我想知道他是否听说过我在艾滋病病区里的不幸遭遇。

"我听说了,"他小心翼翼地塞进一张皱巴巴的美钞,说,"真是糟透了,伙计。"

他当然知道。"坏事传千里啊。"

他目不转睛地盯着机器,机器一遍又一遍地吐出他那张美钞。我想把美钞拿到手里,帮他塞进去,然后对他说句搞笑的话,老师变学生之类的,再转身离开。

"你会挺过去的,"他说,"你会的。"

"是的，"我说，"你都不知道得吃多少药片。"半个小时后我还得再吃一次。

"嘿，至少那家伙没有得丙肝。"

"你提到的这点很有意思。"

"我没有在开玩笑。"他边说边用手捋了捋头发。

"我后来查看了一下。他体内的艾滋病病毒和丙肝病毒每天都在翻倍。"

我不知道他看我时想到了什么。他有没有想过我现在在医院干什么？作为一名医生我长进了多少？他有没有回想过我们一起在CCU度过的时光？

"你会没事的。"他说。

"希望如此。"

"不用怀疑，会没事的。"

自动售货机终于接受了他的美钞。"那有用吗？"我问，"只是告诉每个人，他们会好起来的。"

"没用。"

"是吗？"

他微笑着拍了拍我的背，说："嗯，有用的。"

26 »

第二天早上，天空灰蒙蒙的，我走出上西区的公寓大楼走向地铁时，重新规划着应对德瑞的方案。我一整晚都在想着这些，一遍又一遍地读着自己在前一天做的各种笔记。下班回家后，希瑟看出我需要转移一下注意力，于是带我去了一家可自备酒水的印度餐厅，让我别老想这些事。但我发现，除了医院、我的病人和我的药，我无法和她谈论任何其他事情，在我试着喝第一口啤酒后我就弯下了腰。

这些天来，我跟她不怎么说话，我吃着咖喱鸡发呆，试图把工作和私人生活分开，却徒劳无功。我被德瑞和本尼以及我自己的身体状况困扰。希瑟每天（有时每小时）都会安慰我，但用处不大。我们都知道统计数据对我有利，但如果我是例外呢？把剩下的食物打包好，回到家后不久，我就爬上床迷迷糊糊地睡着了，在睡梦中又想起了德瑞和她脸上的肿块。她最终需要服用9种不同的药物，我希望能帮助她尽快逐一服用。

我断断续续地睡了一晚，在凌晨3点狼吞虎咽地吃完昨晚剩下的印度菜，然后花了1个小时查看我的电子邮件，但当我向住宅区的地铁站走去时，早晨的太阳正从东河上升起，我意识到阿什丽是对的。在她冷漠的外表下，德瑞确实有点喜欢我。这与吉姆和他的病人之间建立的关系不太一样，

185

但我们之间确实存在某种联系。这种联系可能会给我足够的立足之地，让我顺利说服她服用更多的药物。当我跳上开往华盛顿高地的1号列车时，我突然想到要用非常规方法处理最棘手的病例。

"麦卡锡就是那个抚摸患者的脸的人。就像《心灵点滴》（*Patch Adams*）里派奇用的奇怪方法一样，麦卡锡的方法并不适用于所有人，但他有一个方法——"

从第168街地铁站厕所里吹出来的一阵阵熏人的臭气，每次都提醒着我，该停止做我的白日梦啦。但今天提醒我的臭气被硫黄和口水的酸腐味替代。当我走进结核病区时，我的思绪又回到银屏和我最喜欢的电影《偷天情缘》（*Groundhog Day*）中，在这部电影里比尔·默里（Bill Murray）日复一日地过着同样的生活。在哥伦比亚大学医学中心的生活常常像电影一般，但是与那部电影截然相反。我觉得这是件好事。相比之下，我工作以外的经历相对平淡无奇。我和希瑟能吃就吃，能睡就睡。要是心血来潮，我们俩可能会一集连着一集地看《迷失》（*Lost*）。但这一切都被针扎意外颠覆。现在，我发现自己待在家里，无所事事，吃饭时会打瞌睡或者盯着墙发呆，我试图重新获得体力和情感上的能量来应对严峻的工作，同时思考着不确定的未来和令人不安的可能性。

也不全是坏消息。本尼的病情已经稳定下来，预计在接下来的24小时内，在他肺里的液体被排除掉之后，呼吸机就会撤掉。阿什丽在香奈儿医生面前夸赞我说服了德瑞服用镁补充剂，这些虽然都只是小小的胜利，但它们让我觉得我可以在此基础上继续前进。

"2片药。"当我走进医院时，我一遍又一遍地对自己复述，"我知道你能做到，德瑞。"

我走出电梯，直奔德瑞的房间。我敲了敲门，叫了她的名字，但是没有回应。"我是阿麦。"我一边开门一边大声说，房间是空的。"德瑞？"我皱起眉头，想知道她会在哪里。病人常常会离开病房去做影像检查，但我没有为她安排任何检查。当我盯着她空着的床位时，一位年长的白人妇女被护士带进了房间。

"德瑞在哪里？"我问。

护士摇了摇头，问："你说的是谁？"

"就是昨天在这个房间里的那个女人。"医院有时会根据男女床位比例和传染性疾病的病史将病人们安排在不同的房间里。"那个瘦瘦的黑人女性。"我说着，把一只手背在了身后。

"哦，"他扶着这位女病人上了床，说，"走了。"
"啊？她去哪了？"查房前我的时间很紧迫，而德瑞的行动也不快。
"她走了，伙计。"
"什么？"
"半夜走的。"
"什么？怎么走的？"
"她收拾好自己的东西就走了。"
"她是盲人。她不能就这么离开。"
"她就这样在半夜拿了她的东西就走了。"

我摇了摇头："那不可能。"

"保安试图阻止她，但她还是走了。"

我胳膊发软，感觉肚子像是被踢了一脚。直到那一刻，我才意识到自己在情感上已经深深融入了德瑞的生活。脸庞的触摸，俏皮的绰号，和那1片药丸的约定将我们连接在一起，至少我是这么想的。现在我开始怀疑这一切是不是我臆想出来的。如果她和每个人都是如此相处的呢？我以为我是特别的，但也许并非如此，这让我很受伤。

我已经告诉过她，我可能感染了艾滋病病毒。同病相怜，让我跟她之间的关系更进了一步，这似乎很好，但现在我感到脆弱和不安，更不用说内疚了。现在她已经不在这里了，只剩下冰冷的灯光，说我们之间在共同承受着什么，似乎只是我的一厢情愿罢了。她是一个穷困潦倒、无家可归、饱受艾滋病折磨的女人。我是一名医生，甚至不确定自己是否真的得了这个病。这与我向她提出的条件很不相称，也许她看穿了，也许她恨我用这件事来博取她的同情。

这就更加重要了，因为德瑞的出走是我的责任。拉丽塔可能在上夜班的时候给她做了检查，但严格来说香奈儿和我才是她的医生。我觉得我辜负了她。她是在没有艾滋病药物的情况下离开的医院，并且因为我无法和她取得联系，可能在几个月后她就会死去。这种事情从来不会发生在吉姆的身上。

当我走出房间，来到大厅时，我整个人身体发软，瘫倒在地。我想找个人谈谈。我想去温迪快餐店，和阿里尔一起再吃一次冰淇淋。我无法再继续前行，但我必须继续。医院还有更多的病人在等待我去照看，还有更多的知识要学习。我紧紧地闭上眼睛，脑海里蹦出几个字：她为什么走了？

A physician's first year:

The real doctor
will see
you shortly

第三部分

27 》

"我不想捉弄你。"

晚上10点，在德瑞离开几个星期后梅根的话无异于打了我一记耳光。在德瑞离开后的几个星期，我们小组已经从传染病科转到全科医学科，今晚轮到我连续值30个小时的班。这里住着一些很普通的病人，他们有的有血栓，需要戒酒，有的时常腹痛；也住着一些神秘的病人，由于没有被确诊到底身体哪里有问题，他们无法按照诊断科室的意见分配到专科病房里收治。梅根几个小时前就该下班回家休息了，但她却还有闲情在护士站上蹿下跳，看上去忙得不可开交。她在交代什么事情呢？

"我很抱歉。"她从我身边飞奔而过时，我手里正抓着吃了一半的甜甜圈，大惑不解，她为什么还在这里？我挥了挥手想吸引她的注意，但她的关注点却在别处。梅根正在找护士，她朝我举起一根手指，说："等一下。"

我坐在电脑前，开始检查大脑的核磁共振成像报告。拉丽塔和阿里尔几个小时前就把她们的已办和待办事项清单交给了我，并在她们的寻呼机上签字，避免交接班之后出现各种因为交接不清晰而造成的混乱。我们的想法是尽可能地减少待办事项，因为夜班的护理交接本身就充满了各种复杂因素。我还没有见过她们的患者，而我自己却即将入院成为患者这件事也让我彻夜难眠。在这样的情况下，我更有可能误解患者的症状或患者的关注点。但这样的工作交接环节是不可避免的，我听说一些医院甚至在入职培训期间就会进行交接班技巧和要点的专项培训。在哥伦比亚大学已经开展过这样的活动了，估计我当时错过了这个培养环节。

"对不起，我刚才不是想要你，"10分钟后，梅根拉过一把椅子坐下，对我说，"但我刚才被整得一团糟，"她指着自己的待办事项清单说，"上一班我当值。情况简直不能再糟糕了。"她从衣服口袋里掏出一个发带，将她一头金发挽起来。

"哦？"我如释重负地瞥了一眼她要递给我的那张写着稀稀拉拉几个字的清单。

"今天真是噩梦一场。"

"到底发生了什么事？"

她把头向观察室（step-down unit）偏了偏，我顺着她的方向看去，那间比加护病房次一级的观察室的门紧闭着，里面住的是一些重症患者，但又还没达到进重症监护病房的标准。"毒贩。"她说。

"真的是一名贩毒者吗？"我朝着那间病房望去，问道，"《万福玛丽亚》（*Maria Full of Grace*）里的那种毒贩？"

"一个19岁的女孩在多米尼加吞下16袋海洛因，跳上了飞往肯尼迪机场的航班。"

"天啊。"哥伦比亚大学的生活从来不会一成不变。

"下飞机后坐上一辆出租车，径直来到我们的急诊室，供认不讳。医生已经去急诊室了。"

"哇。"

"她被铐在医院的病床上，正试图把它们一个个排泄出来。警察就坐在她旁边。"

"这种事得在观察室里来完成吗？"

"因为如果其中一个袋子破了，她就会死。"

"哇。"

她把这位患者还剩下的待办清单递给了我。"今晚我唯一需要你做的就是检查她的粪便。"

"粪便检查（Poop Check）？"

"一定要让她不停地拉出装有海洛因的袋子，便秘可能会威胁她的生命。如果她停止大便了，就带她去做CAT检查。如果有梗阻，就叫外科医生。"

"好的，放心吧！我相信我能应付得了。"

和我们大多数人一样，梅根在交接班时也很纠结。每一天都像一项正在进行的工作，一大堆悬而未决的问题在等待着，新的问题又源源不断地产生，你不可能期待每次都能顺利将上一班的问题处理完，把一切顺利地交给下一班的接手医生，按时下班只是一个美好的愿望，总会有理由让你在医院多待上几个小时。医生们喜欢说的一句话就是"你只要有几次晚下班，之后你下班的时间只会越来越晚"。这意味着友谊和爱情退居其次，而且在大多数情况下，与家人、爱人和朋友的感情会逐渐淡化。我很难想象我会和在曼哈顿从事金融业的大学同学聊些什么。

"我今天已经翻遍了她价值10万美元的排泄物，"梅根说，"真是难以置信。"

我试着想象哪种生活环境会让一个十几岁的孩子吞下可怕的毒品。当我潦草地写下"粪便检查"这几个字时，我们的寻呼机响了起来。

"CCU免费'骑胡子'正在进行！"

梅根摇了摇头说："你们玩得太过了。"

传呼信息让我想起了本尼。在他的呼吸管从喉咙中取出后，我继续关注他的情况，每天都去打卡，探探平安。每次探视时间不长，主要是窥视一下，确认一下他的情况是否正在好转。等他恢复了说话的能力，我就开始跟他谈论足球，分享洋基队比赛的情况。值得注意的是，他离死亡如此之近，而在死亡的边缘徘徊好几周之后，他并没有被这种经历打垮，也没有给人以沮丧和狼狈感。我希望我也有他那样的韧性。

有时我试图说服自己，他的缓慢恢复也反映了我自己的进步。当我逐渐变得更能干、更自信、更有效率时，他的心脏会变得更强壮，肺也会变得更干燥。但在内心深处，我知道这样的对比是不公平的。我们是被随便扔在一起的两个人，我们面临的挑战毫无关联。作为一名医生，我的成功或失败与他能否获得心脏无关，但我喜欢告诉自己它们之间有关联。我喜欢这样想，当我最终掌握了成为一名医生所需的所有技能时，本尼最终就能进行他的心脏移植手术。

梅根站起来，抓起她的钱包。

"去重症监护病房？"我笑着问。

"去睡觉，"她说，"祝你今晚好运。"

凌晨2点。在完成待办事项清单上除这项任务外的所有任务后，我拿起一副一次性手套，前往观察室进行粪便检查。当我走进灯光昏暗的房间时，我依稀能辨认出一个十几岁的西班牙裔女人的脸，真的只能算一个女孩，她被铐在床上，静静地抽泣着。在她旁边有一位警官坐在一把橙色的塑料椅上，腿上放着《纽约邮报》（*New York Post*）。警察放下报纸，挥手让我进去。

"你好！我是麦卡锡医生，"我走近他们，说道，"来接替白班医生。"

昏暗的房间角落里放置的一台被静音了的电视照亮了他们的脸。女孩又矮又瘦，留着长长的黑发，我能看见眼泪顺着她的脸颊淌下来。两只手腕周围都有细细的红色瘀伤，她浅蓝色的病号服上衣已被泪水濡湿，看上去湿漉漉的。看着警察和心慌意乱的女孩，我立刻感到一阵不适。我参与到什么中来了？当女孩拉出所有装海洛因的袋子之后，会发生什么呢？是跟警察一起从这里直接转到监狱里去，然后回到最初迫使她这么做的那个可怕的地方吗？我戴上手套，一只手放在她的肩上。"Ayúdame（帮帮我）。"当我站在她身边时，她对我说，"帮帮我。"

我把听诊器放到耳朵里，看着警察，问："你就待在这儿一直陪她到天亮吗？"他点了点头，我把仪器放到了那个女孩消瘦的腹部上。松垮的腹部上下微微起伏着，我试着听肠音，但我只能听到女孩的哽咽的啜泣声。她一直无法平复的情绪让我的脖子感到一阵阵僵硬。德瑞的身影在我脑海中闪过。

"Ayúdame（帮帮我）。"她又说了一遍。

我看着她的腹部，想象着那一袋袋毒品就在体表下，在她的肠道里游走。我轻轻地把指尖按在她的肚子上，若引起一种微妙的疼痛或轻微的压痛感，这可能表明袋子破裂了，但什么感觉也没有。我取下听诊器，检查了她的脸，又一次想知道是什么生活环境使这个女孩走到现在这种地步。

194

但就在我的好奇心被激发时，我感到我的大脑封闭了，一种自我保护的麻木感开始出现。我确实想要多了解她一些，了解她的生活，了解她的家庭，了解她选择吞食毒品挣钱的原因，但是一想到要伸出援手，我就感到一阵羞愧，同时我看到德瑞空床时的愤怒又席卷而来。当然，我仍然想成为吉姆那样的医生，但与病人交流实际上比我想象的要困难得多。这个过程可能很棘手，也有可能是我难以应付的，而这样的状况正是我极力想要避免的。在病人身上投入感情很重要，但先完成我清单上的所有其他任务才是首要的。

我轻拍她戴着手铐的手腕。"Lo siento（我很抱歉）。"我说。

无视这个女孩的眼泪让我觉得自己像个没有感情的机器，这就是那位傲慢医生给人看病时的感觉吗？我看着警察，说："我要筛检她的粪便。"

他指着房间角落里一个高顶礼帽大小的蓝色塑料桶，里面装满了棕色的泡沫液体。我从那个女孩身边走开，把塑料桶拿到水池边，戴着手套的食指伸进垃圾桶里，四处翻找着塑料袋。我用嘴呼吸以避免闻到臭味，并小心翼翼地不让排泄物溅到地板上。

"没有毒品，"过了一会儿我说，"什么都没有。"我回头看了看那个女孩，脱下了手套。她那双又大又黑的眼睛仍在淌着眼泪。警察耸了耸肩，又继续看报纸。

"Ayúdame（帮帮我）。"她又说了一遍。

我摇了摇头。"我几个小时后再来，"我断然地说，"再检查一遍。"然后我走出房间，关上了门。

我要去洗手间，与我的肠子进行又一次的殊死较量，我已经习以为常了。服用治疗艾滋病药物的几周后，我终于悟出来为什么病人有时会拒绝服药。利托那韦药片看起来就像宇航员吃的太空餐，每次我试图吞下它时，它似乎都卡在我的喉咙里。第一波副作用包括一种从未有过的饱腹感，这种饱腹感让我的食欲降低到了亚节食状态。然后，我腹部的各个部位随时都可能出现令人难以忍受的疼痛和痉挛。不管有没有进食，疼痛说来就来。很快，只要我把药放进嘴里，胃痛的幻觉就开始出现。

虽然在医学教育中我们天天要记、要学关于药品和医学的各种知识，但是看待医生职业的现实视角，要到成为一名医生才会有。医学教育只是纸上谈兵，从纸上学不到如何与病人共情、理解疾病。我知道泰诺福韦会对肾脏功能造成影响，而利托那韦可能会对肝脏造成损害，很快这些器官也开始疼痛，尽管检查显示这些器官都无异常。在医院里走路的时候，我会感到头晕目眩，我想知道这是由肾脏脱水，还是由精神错乱引起的。显然，强烈的腹泻不是我的幻觉。香奈儿医生又给我开了昂丹司琼止呕药，这进一步增加了我的服药负担。

当再次走出洗手间时，我浑身都在发抖，感觉更难受了，我试着转移注意力去回想那个在观察室里哭泣的女孩，但我做不到。在被德瑞弄得焦头烂额，也被治疗艾滋病药物的副作用搞得生不如死的这段时间里，对于我的病人，我除了努力保证他们活着之外，几乎没有精力跟他们多说话。每次想到病人的疼痛，我就联想起自己正在经历的疼痛，以及那些引起我们疼痛的药物。每当我想到余生都要服药时，我都抓狂到想尖叫。

上午7点前几分钟，我正在进行第三次也是最后一次排便检查。我的寻呼机响了，这条信息只显示了一个电话号码，片刻之后，我拨通了一位名叫菲利普斯（Phillips）的肿瘤科医生的电话。他的一个病人——一个患有多发性骨髓瘤的古巴中年妇女——因肺炎住院治疗，我在全科医务室照顾过她。

我从未见过菲利普斯医生，但他在这位妇女的病例上留了便条，解释他想让我在某一天为病人做些什么。

"我需要你到我的办公室来，"他说。我一只手拿着电话，另一只手拿着脏手套。"越快越好。"

我上了30个小时的班，已经快到结束的时候了，我的大脑开始罢工了。很快我的视力就会变得模糊，判断力也会大打折扣，我不想见他。"我们能直接在电话里谈谈吗？"我问。"我只是打个呼叫电话，我们一会直到中午都要查房。"

"查房一结束，我就要在我的办公室见到你。"

这是怎么回事？我想知道什么话不能在电话里说？通过电子邮件也不行？不管是什么，听起来都不太好，我根本没心情听坏消息。

刚过中午，我就踉踉跄跄地走进菲利普斯医生用木板装饰的办公室。他的书桌上有一朵兰花，墙上依照惯例挂着一列毕业证书。他有一头白发和一个又长又宽的鼻子，他让我坐在一张棕色的皮椅上，他仍然站在他的桌子后面。

"麦卡锡医生，"他说，"谢谢你能和我面对面地见面。"

"当然。很高兴终于见到你。"

"你现在负责照顾巴罗佐（Barroso）女士。"他大声地说，双手紧握在一起，"我认识她很久了，很长时间了。"

"是的。"我迅速地在脑子里搜寻她的病例的最新细节，"她看起来情况不错。有望几天后出院。"

"告诉我，麦卡锡医生，当病人处于疼痛状态时，生命体征会发生什么变化？"

这是电话里不能问的吗？此时的我眼皮沉重，肚子疼痛，我本该再吃一轮治疗艾滋病药物的。他为什么要这样对我？"心率和血压会升高。"我回答道，"但也可能会出现其他表征。"

他点了点头。"那么现在请告诉我，她相对不明显的生命体征是否能提供给你任何关于巴罗佐女士很痛苦的线索？"

这是个很难回答的问题。我回想起在格拉德斯通事件上与索斯考特的对话。我的后颈开始发麻。"这倒未必。"

他坐了下来，皱起了眉头。"麦卡锡医生，巴罗佐女士这几天一直很痛苦。她正在受难。"他摇了摇头，和我对视着，"都是因为你。"

我昏昏沉沉的大脑瞬间清醒，全身肌肉都紧绷起来。"什么？"

"我请你到我的办公室来，因为我需要一个解释。我需要听听你的解释，为什么会这样。"

我摇头否认，在椅子上坐直，脱口而出道："我每天都问她，Tienes dolor（你是否感到疼痛）？她都说没有，每天如此。这是我第一次听说她一直处于痛苦中。"

他把胳膊肘支在书桌上，皱起了眉头，问道："你让别人翻译的吗？"

"不，我并没有请翻译。我用西班牙语问她是否感到疼痛，她回答说不疼。"

他摇了摇头。

"我每天都会向她确认。"我补充道。

但我的语速太快,听起来像是在为自己辩护。我试图放慢速度,但我做不到。"轮班护理的护士每次查房都会问她。如果她说她感到疼痛,护士们一定会用寻呼机向我呼叫说明。但他们还没有叫过我。"

他摇了摇头,说:"她是痛苦的。"

我们说的是同一个病人吗?我一边想,一边自言自语地问:"是我漏了什么信息吗?"

"的确。"

这根本说不通。"我在病房里忙来忙去,从来没有人跟我说过——"

"你有没有想过可能是你用词不当?你有没有问对问题?"

我迟疑了一下,说:"老实说,我没想过这种可能。"

"如果你稍微用点心去找个翻译来帮你,你可能会理解她有多么痛苦。"

是我又带来什么麻烦了吗?他的意思是说我玩忽职守吗?"我对此感到很难过,但我不知道该说什么。"

"你应该道歉。然后请个翻译。"

我低头盯着自己的鞋子,试图弄明白这次谈话的意义。我当时神志不清,睡眠不足,但这与此无关。"我深表歉意,但从来没有人知道她正在遭受痛苦。我不可能让翻译一直跟着我。"

他咬紧牙关。"这是别人告诉我的。每个病房都配备了电话翻译员。"他在便条纸上草草写下一个电话号码，递给我说："打这个电话吧。"

我看着这串数字，试图弄清楚到底发生了什么。我深吸了一口气，说："好吧。"

他闭上眼，叹了口气说："就这样吧。这就是我要说的。我再给你一次机会把这件事做好。"

然后呢？做不好会有什么处罚吗？但我太害怕了，我不敢问。

28 》》

两天后，我们从忙碌的医院工作中得到了片刻喘息的机会，我和一群人在纽约帕利塞德斯（Palisades）的一个实习疗养中心盘腿围坐成一圈。在那里，我们度过了24小时的休息时间。一个清爽的下午，在IBM（国际商业机器公司）高管会议中心，这里有网球场、桑拿浴室和散步道，可以说是一个非常理想的避难所，让我们能够短暂地逃离现实。

当我们8个人——1个主治医师和7个实习生——坐在一个小湖边，大雁从我们头顶飞过。静修是一个让我们头脑清醒的好机会——精神卫生是当今的流行话题，但我脑海里一直回放着过去48小时里发生的事。在菲利普斯医生的办公室里，那种精神错乱感就像一场噩梦。我不认为我错了，但我讨厌病人因为我而受苦。继被针扎和德瑞离开后，菲利普斯对我的能力大加批评，使我感到既羞愧又紧张。

"今年真是诸事不顺啊，"主治医师说，"这是一个非正式的场所，我们可以交流一下手头事情的进展情况，不会有人对其加以评判。"

这位主治医师又高又瘦，有着一头淡黄色的头发，左脸脸颊上有颗痣，6年前她和我们一样，也是轮转实习中的一员。她转向右边，点了点头示意："你先说吧！"

她右边的实习生是一位身材瘦削、蓄着八字须的印度人，他希望成为一名心脏病专家。

他说："非常好。"

接着下一位说："在这里的一切简直太棒了。每天我去工作，都在见证一个个奇迹的发生。"

我翻了个白眼。我根本都不想听这些冠冕堂皇的辞藻。

"真的令人惊叹。"

还是这样的语言，我完全听不进去。相反我似乎听到拜奥在低语："每个人都有感到崩溃的时候，每个人都会遇到些难事。"

"太难以置信了。"

24小时前，我去CCU看望本尼，他现在显得憔悴而虚弱。他那平日光秃秃的头皮上长出了一簇簇灰白的头发，他跟我说了一两句话。过去的几周对他来说是地狱，插管的过程让他意识到自己离死亡有多近。把他的身体健康和我的精神健康混为一谈是个错误。医院里面的生活就像医院外面的生活一样——不可预测和不公平。我左边的实习生碰了碰我的肩膀——轮到我发言了。

"嗯，这是一项充满挑战性的工作，"我想起了格拉德斯通、德瑞、菲利普斯医生和我最近一次的放射性腹泻，"我学到了很多，但我不会说对于我来说，一切都很棒。"我看到有的人点了点头，有的人一脸茫然，我摸了摸口袋里的药丸，在大腿上蹭了蹭。再过不到两周，我就该去做HIV检测了，它像世界末日一样渐渐逼近。

主治医师靠了过来，问："你愿意多谈谈吗？"

我想到了我所经历的一切。实习的一年把我累坏了，我能感觉到自己已经精疲力竭，但我不知道该如何停止。我环顾四周，看着那些似曾相识的面孔，意识到自己与小组以外的实习生相处的时间太少了。随着时间的流逝，梅根、拉丽塔、阿里尔和我变得更加亲近了——只要我们能从繁忙的医院工作中抽出一点时间，我们就会去温迪快餐店。我们谈论家庭和过去的生活——拉丽塔和我发现我们和本科生上的是同一门有机化学课——但大多数时候我们都在倾诉，在发牢骚。我们谈到了偶尔的起起落落，当然，都是落多起少，大多都有些不开心的事：挨训、犯错和不眠之夜。这对我们每个人来说都很难，只是经历的方式不同。我们订了规矩，这些挫折、这些抱怨、这些发泄将成为四人帮之间的秘密，绝不外传，因为，要记住没有人想听一个爱发牢骚的医生唠叨。

"这地方很安全。"主治医师这么说，希望能打开我的话匣子。

"还是以后再说吧。"我喃喃自语道。我不想和这群相对陌生的人分享。旧的实习生保护守则开始生效：犯错是软弱的表现，而这些人并不真正了解我，脆弱不是我想要留给他们的第一印象。

这使我感到这里与医学院多么不同，在医学院，我几乎与所有人都能友好相处。我们早上上课，下午学习，晚上聚在宿舍或公寓里进行社交活动或学习。但在曼哈顿，每个人都过着独来独往、寂寂无闻、疲惫不堪的生活。

"当然可以。"主治医师回答，然后转向我旁边的女士。

"真的有所收获。"她说。

"好的，很好，"主治医师说，"那么……我想借此机会谈谈。我有几个问题要问大家。"

一只鹅走近了，有人向它扔了一块石头。

"有没有人可以谈谈在医院里经历的创伤故事？"

沉默之后是压抑的笑声。"太多啦，该从哪儿说起呢？"另一个留着邋遢胡须的印度裔医生说。

"是啊，"一个黑发女人说，"几乎每一天都在上演。"

话题已经转变了。刚才让大家感到不安的问题，似乎转到另一个思路上来了。我想知道我们一起实习的同学是否找到了合适的压力和情绪的释放阀，一个在糟糕的一天结束之后排解压力的方法。

我们中一些人感到非常沮丧，对"意想不到的事情正在这里发生！"这样的医院口号心生惶恐。毫无疑问，每天都有意想不到的事情发生，从医学技术的突破性进展到从鬼门关夺回生命，这些"意想不到的事情"总是激动人心，它们分享的是医学的成功。但对于经历了医院各种事件的我们而言，"意想不到"这个词所具有的讽刺意味一目了然——很多事情让我们"意想不到"，比如被患者吐唾沫，或者受到威胁，这些都会让你感到无语。很多时候，当一个实习生分享一个特别令人沮丧的故事时，他会把这个口号颠倒过来："一个病人昨天吐了我一身。两次。是的，意想不到的事情正在发生。"这成了实习生们的口头禅，也是我们应对"意想不到的事情"的一种机制，这种机制让我们既能欣赏行医的伟大，又能体会行医的艰难。我不禁想，医院的公关部门会被我们吓到。但我越想越觉得这是一句令人拍案叫绝的口号，是对我们这一跌宕起伏的行业的绝妙总结。

主治医师笑了，问："有人想详细说说吗？"

大家的眼神都在躲避，更多的是沉默。"好吧，我们换个话题。有没有人自认为犯过医疗错误？"

　　没有人说话。突然之间，大家似乎都觉得是到好好欣赏我们周围景色的时候了。我们是否也有过类似的经历？难道我们注定会犯错吗？突然，我听见自己在说话。

　　"我犯过。"我说。我停顿了一下，不太清楚我为什么要开口。刚才，我还不想说话。但现在，我想要敞开心扉。有趣的是在我说出来之后，我感觉好多了。这和我在温迪快餐店告诉阿里尔关于针头的事，以及我向德瑞敞开心扉时的感觉一样，都让我松了一口气。我不是一个能把话压在心底或不与人分享的医生，也许就这么简单。

　　"一样。"这位有抱负的心脏病专家补充道。
　　"我也是。"另一个接着说。

　　主治医师对我点点头，示意我继续讲下去。要我选择一个自己曾经犯过的错来讲，在这方面我似乎经验颇丰，但一时我却感到万分窘迫，不知该选择哪一个错误来讲。被针扎是一个医疗失误，没错，但我不想谈论这个。我应该提一下菲利普斯医生，他说他会再给我一次机会，让我把事情做好。最后我选择了格拉德斯通，因为我感觉这是解决得最好的一件事。

　　"在CCU，"我平静地说，"工作的第一周，我有一个患者瞳孔不等。"我把眉毛扬了起来，示意这种状况极不寻常，接着说，"我以为是由药物导致的。但事实并非如此。"我一边说，一边考虑在这件事情上我透露多少比较合适，"是……实际上是完全不同的原因。"
　　"我也干过这种事。"黑发女人接着我的话音急忙说道。所有的目光立即刷刷地转移到她身上。"我以为那位患者的咳嗽是由哮喘引起的，"她眨着明亮的蓝眼睛说，"但我做了胸部X光检查之后才发现，其实是由胸腔积液引起的。"

当那只鹅再次靠近我们的圈子时，主治医师笑了："马特，你接着说。你的患者后来怎么样啦？"

我看着那只鹅，轻声说："这……挺复杂的。"

主治医师轻晃着身体。"还有，马特，"她问我，"你道歉了吗？"

我试图做一个吞咽的动作，我没料到会有这样的后续问题。"我没有，"我的头低垂了下来，黑发女生也将身体缩回。"我不知道该怎么做，"我说，"在这种情况下……我不确定这样做是否合适。别人发现了我的错误。"理论上，我没有道歉的理由有很多，但它们都称不上理由。我经常想，我应该找到格拉德斯通的妻子，并向她解释，如果不是迭戈，我可能会犯一个巨大的错误，而这个错误导致的后果让我做了好几个月的噩梦。但是这样做的目的是什么呢？我对整件事感到遗憾，但向一位病人家属表达我的自我怀疑似乎是不明智的。

我扫了每位实习生一眼。这与实习汇报不同，在实习汇报活动中，我的目光所及之处都是赞许的眼神。在这里，我看到了一种复杂的情绪——一些人面带微笑，假装生活是极其美好的！或只是因为离开医院一段时间而松了口气。但其他人似乎很痛苦，沉浸在对发生在医院里的某件事的思考中。我们都在静静地思考着什么，这样的寂静很快令我感到躁动不安。我眼巴巴地看着他们，期待他们当中有人能说点什么。不管说什么都好，只要不沉默。

"我曾经犯过一次错，"这位主治医师说，"在我婚礼的前一周，我有一台手术必须给病人进行胸腔插管。病人的肺部充满积液，致使他无法呼吸。我做了切口，管子就顺着切口滑了进去，整个过程十分简单。"她皱起眉头，目光从人群中移开，"我给病人缝合了切口，照了X光胸透，然后才意识到我把管子插错了肺。"说这话时，她紧紧咬着自己的下唇，双手不自然地理着头发，"之后每次做手术的时候，我都会想到这次胸腔插管的事故。一周后，当我步入婚礼殿堂时，这件事还在我心头挥之不去。"

29 》

两天后我回到医院，收到了住院总医师戴夫发来的信息，他在实习生报告上给我做了静脉切开的指导。我不太确定是怎么回事——留言只问了一句，你有空吗？我很快回想自己是否说过或做过什么值得与领导面对面讨论的事情。

我的思绪立刻回到了帕利塞德斯实习疗养中心，那里是我和其他实习生宣泄情绪和建立感情的地方。在那里我意识到自己并非孤军奋战，这给了我勇气去真正地卸下自己的包袱。尽管略过了我被针扎的部分，我最终详细地描述了我和格拉德斯通、彼得和丹尼斯以及德瑞之间的故事。在疗养的过程中，只有少数人拒绝袒露自己。我的许多同事都曾公开表示，每天的医疗创伤对他们脆弱的心理造成了怎样的影响。令人惊讶的是，尽管最近几个月经历了诸多波折，但我并不是最疲惫、最受伤的实习生。在一次集体远足中，我的几个实习生同事透露，他们打算在年底前离开这个项目。听了他们的故事，我备受安慰，但现在我怀疑自己是不是说得太多了，尽管这是一个安全的地方，但是否有什么消息传到了戴夫那里。

我把寻呼机塞回皮套，朝住院总医师办公室走去。他们一共有4个人，每个住院总医师都刚刚完成哥伦比亚大学内科住院医师项目，现在的主要任务是花时间安排会议，教授医学生，密切关注住院医师的心理健康。他们是住院医师和行政管理部门之间的联络人，当新规定或监督委员会来袭时，他们往往是坏消息的传播者。被选为住院总医师是一件非常荣幸的事，这个职位经常是申请极具竞争力的心脏病学奖学金的医生们的临时落脚点（迭戈曾是这里的住院总医师）。当我从三层台阶上跳下来时，我试着想象待会会面要进行的谈话内容。

"近况怎样，伙计？"当我走进那间没有窗户的小房间时，戴夫说。他的桌子上有4张漂亮女人做瑜伽的照片。"坐下吧。"

"你好，戴夫。"我们交谈过几次，大多是在教育会议前后。我们谈话时，他喜欢把手放在我的肩膀上，让我想起了一位助理教练，一个为我提供建议和指导的人，但他缺乏资深医生的庄重。我们之间的交谈有一种闲聊的感觉，他知道实习生正在经历什么，因为3年前他也是实习生。

我坐下来，交叉双腿。"过得好吗？"他热心地问。我笑了笑，"你知道……就那样。"

他使劲点了点头，重新坐到椅子上："你感觉怎么样？"

"挺好的。"

我发现自己正盯着照片里的那位瑜伽女士。戴夫摘下眼镜，我们静静地坐着。"我要直奔主题了，"他说着双手紧握在一起，"我们很担心你。"

我们立刻对视了一下。"担心什么？"我说。

"5名实习生将离开这个项目。这是闻所未闻的。"

这是真的。直到在帕利塞德斯实习疗养中心休养时，我才意识到跟我同期的实习生心中存在着深深的不满情绪。"别担心，"我鼓起最大的热情说，"我哪儿也不去。"我不明白为什么离职的医生都是男性。我没有想到答案。

戴夫又戴上眼镜："我听说了那个失误。关于格拉德斯通的瞳孔事件。"

我防备性地向后缩了一下，把目光转向别处。那是4个多月以前的事了，他为什么现在提起这件事？消息一定是从实习疗养中心传出来的。"我以为在那聊的事会保密。"

"我也知道你被扎伤的事。"

我内心感到异常难受，我想知道还有谁跟他说过我的事，我想知道是否菲利普斯医生也把我们的谈话告诉了他。戴夫往后一靠，从胸前口袋里掏出一块手帕，擤了擤潮湿的鼻孔。我短暂地闭上眼睛，再次有想要消失的冲动。"你想想，别人已经说了。我还能说什么呢？"

"你可以说，实习疗养中心的谈话实际上并不保密。"

他的眼睛在我脸上来回扫视："马特，我并不是想要审问你。我只是想看看你怎么样了。"

但我并不这样觉得。我讨厌这种尴尬的局面，我说："我……很好。"

"你承受了很多。"

阿什丽曾经告诉过我，她不想看到我在痛苦中挣扎。整个医院复杂的等级制度使得人们无法确定何时能安全地宣泄自己的情绪，何时应该克制压抑，但我快没耐心了。"好吧，戴夫，我不太好。"我向后靠在椅子上。

"我一点也不好。这是你想听的吗？我犯了错，有人想要离开这个项目，而且……"他点了点头，嘴角向上翘着。我继续说，"我可能会得艾滋病。"

"你没有得艾滋病，马特。但把这件事情倾诉出来对你而言是件好事。"

这让我感觉更糟了。我必须再服用10天的治疗艾滋病的药物，然后去验血。之后我就会知道我到底有没有感染病毒。为什么戴夫现在要谈这些？正当我考虑下一步该说什么时，我的寻呼机响了，太棒了，我要离开这里。"我需要回一下寻呼机。"我说，但没有读这条信息。

"哦，当然，当然。"戴夫说着，把电话推向我的方向。
"不，是病房里有什么事，"我说，"我得去看病人。"

我伸出手，他笑了。"这次谈话很愉快，马特，"他说，"让我们保持沟通。"

我并不打算跟他保持沟通。我感到我的鼻孔在喷火，我想砸东西。"当然。"

211

30 》》

1天后，在旁听香奈儿医生的一场关于耐多药结核病（multidrug resistant tuberculosis）的座谈会时，我收到了导师彼得拉克医生（Dr. Petrak）的信息。他是前住院总医师，现在是一名初级教员，负责为我提供临床教学指导和职业指导。理论上，彼得拉克医生才是那个能帮助我决定想成为风湿病学家还是心脏病学家的人。我找了个借口离开，穿过大厅来到了他的办公室。

我知道，每隔几个月，我就应该和彼得拉克一起回顾我的教员评估，我想他叫我是不是就是要做这件事。我原以为最初的评估结果会很糟糕——那个傲慢医生责骂了我不知道如何正确解读胸部X光片，但我知道我已经取得了实质性的进步。阿什丽和香奈儿医生都称赞我对愤怒的病人表现出的临床的态度，而在全科医疗服务方面，我也很有说服力地证明了我可以进行粪便检查。

当我走进办公室时，我看到了那些文凭和成就证书，它们在一堵拥挤的米色墙上一排一排地挂着，彼此间只有几毫米的间隔。彼得拉克医生，一个40多岁有着浓密眉毛的立陶宛人，站了起来朝我笑了笑。他的书桌上零散地放着几张他的家庭照片。

"麦卡锡医生，"他说着，伸出一只手，"请……坐下。"

"谢谢。"

我上一次来这个办公室是在一年前申请实习生的职位时，当时彼得拉克是我的面试官。从那以后，我们在医院的大厅里遇到时会彼此挥挥手，迅速地握握手，但我们的接触仅限于此。"过得好吗？"他问道。

"很好，"我把听诊器从脖子上拿下来，放到上衣口袋里，说，"不错。"

"那就好，"他边喝咖啡边说，"太棒了。"

我们对视了一会儿，然后他掰响了指关节。"让你过来，"他说，"就是为了跟你见上一面，问问你近况如何。"

我快速地吸了两口气，发现自己又一次被他的眉毛吸引住了。在荧光灯的照射下，我注意到它们有一些变灰的迹象，就像我自己的头发一样。我原本长着一头浓密、粗厚的棕色头发，但刚从医学院毕业的我，却发现头发一天比一天稀疏，而且灰白头发越来越明显。一开始我把这一切归咎于治疗艾滋病药物的副作用，但我知道问题不是出在这。一定是工作量太大，几个月的时间我仿佛老了好几岁。

"那么……"彼得拉克用食指指着我说，"你过得好吗？"

这些谈话似乎都是一样的。"就像我刚说的，我都还好。"我举起一份病人生命体征的电脑打印件，说，"你知道的，就是忙个不停。"

"好，很好。"眉毛在他的前额上跳动，你都能把那些烦人的东西编成辫子。"是这样的，"他说，"我跟戴夫和其他几个人谈过。"

"哦，是这样啊。"

"我听说你遭遇了很多。"

我向后靠在椅子上，说："嗯。"

"我能说什么呢？"他耸耸肩说，"大家议论纷纷。"

"我知道。"

"大家都担心你。有些实习生想要退出，我们需要找出那些可能——"

"我没事。"

"我们担心你会……怎么说呢……代偿失调（decompensating）。"

"代偿失调？"

"是的。"

这是我来哥伦比亚大学之前从未用过的一个词，但这个词在这里被反复提起。代偿失调意味着身体或情绪的土崩瓦解，我们用这个术语来描述临床现象：本尼衰竭的心脏正处于代偿失调过程中。这个词也用于描述情绪混乱，一个疲惫不堪的实习生似乎快要崩溃了，或者有人看到他对着护士或病人大喊大叫，据说这就是代偿失调。这个词在某种程度上适用于每个实习生，我可能会在今年早些时候用它来形容我自己，但不是现在。彼得拉克喝了一口咖啡。

我抱起双臂，说："我不知道该说什么。"

"你不必说什么，马特。但为了你好，我想让你知道你现在是在显微镜下做事情。大家都在盯着你看。我们不想再失去更多的实习生。"

"好的。"

"他们可能会开始质疑你的临床决策。"

我脑海里闪过了菲利普斯医生。是他对彼得拉克说了什么吗？这就是原因吗？我在仔细考虑了我的用词之后问："有人在质疑我的决策吗？"

"没有。"

214

"嗯,那就好。"我又深吸了一口气。这类威胁或警告常见吗?

"还没有。"

"哦。"

在显微镜下工作?对我进行严密监察是为了防止我的代偿失调还是加速我的代偿失调呢?我用手摸了摸自己的头发,那个格拉德斯通住在康复中心的场景在我的脑海中闪过。取而代之的是魔术师约翰逊在一个关于艾滋病的公益广告中同我击掌的画面。很快,班德拉斯就会帮我抽血,然后会打电话告诉我结果。我试着想象他在跟我说:"我有个坏消息要告诉你。"

"听着,马特,"彼得拉克停顿了很长时间之后,说,"我完全是为你着想才跟你说这番话的。"

这次见面很快就结束了,我走出他的办公室,显然现在我正处于显微镜的视野下。"你一定是在跟我开玩笑吧。"我一边轻声说,一边走近医用电梯旁的一台自动售货机。我用手掌拍了一下机器的有机玻璃。"他妈的!"一对正统犹太夫妇走过,我不好意思地脱下了我的白大褂并取下我的寻呼机。我不记得上次生气时打东西是什么时候了。"他妈的!"我说着又"砰"的一声给了自动售货机一拳。

我从未感到如此低落。整个领导阶层似乎都在担心,我要么离开,要么留下来,如果留下来我可能会不小心杀死患者。似乎没有人为我的失误而发火,事实上,戴夫和彼得拉克的态度更多的是担忧,但这并没有让我感觉好一点。我每天都生活在持续的痛苦中,渐渐接近判定我未来健康状况的日子,每次想到这一点,我就会想到身为医生我犯了一个多么可怕又愚蠢的错误。几个月过去了,我在很多方面都有了进步,但这还不够。对我来说是不够的,对德瑞来说是不够的,对菲利普斯和他的病人来说是不够的,显然对那些应该由我照顾的人来说也是不够的。

如果说我对实习生这个静休时光有哪些不满的话，那就是它让我更累了。当我准备第三次向自动售货机发动攻击时，头顶上的喇叭响了。

"心搏骤停，哈德逊北7号！心搏骤停，哈德逊北7号！"

我抓起外套，快速冲下两段楼梯。

ABC，ABC……

我从莫拉尼斯身旁跑过，他正带领一群医学院的申请者参观医院，我是第三个抵达这位21岁的非洲裔美国妇女床边的人，她的护士发现她失去了意识。过了一会，急救医生到了，我想到了拜奥在心脏监护病房的假设。她很快下了医嘱：胸部按压、除颤器、肾上腺素，然后转向我说"中心静脉插管。"

真烦。我的工作是在这名年轻女子的腹股沟处进行大口径的静脉注射，这个手术我之前只做过一次。学医就是被扔进火坑里，在手忙脚乱中学习，但是自从我离开CCU，我就一直被丢进一个个完全不一样的火坑中一边挣扎着自救，一边想办法成为有能力帮助别人的医生。我在传染科服务的病人，从严格意义上讲，并不是危重病人，因此，他们不需要用到我在CCU学到的危重护理技巧。所以插入这个巨大的静脉注射器让我感到不舒服，但我知道我必须这样做。我想象着一个巨大的显微镜镜头在我上方盘旋。

我深吸了一口气，伸手去拿中心静脉插管工具箱。我不想做这个手术，我不想再次把事情搞砸，也不想领导议论我。但此刻我没有时间来考虑我的生存危机，我在那位年轻女子的腹股沟上抹了些碘酒，房间里变得越来越拥挤。每次压缩胸腔时，我都能感觉到血液流经她的股动脉。一名麻醉师迅速将一根呼吸管插入她的气管。

"她的脉搏已停止跳动4分钟了，"急救医生对抢救队的成员说，"我们该离开了。"

我打开巨大针头的盖子，把它移向那个女人的右臀部。当队员们在给她进行心肺复苏时，她那毫无生气的身体随着按压像布娃娃一样摆动。我告诉自己要呼吸。我短暂地闭上眼睛，回想解剖学的知识。阿什丽用"NAVEL（肚脐）"教会我记住腹股沟血管的解剖位置。从臀部开始向内移动，依次是：

N——股神经（femoral nerve）；

A——股动脉（femoral artery）；

V——股静脉（femoral vein）；

E——空腔（empty space）；

L——淋巴管（lymphatics）。

针管必须插入股静脉，插入股动脉或神经将会带来灾难性的后果。你能感觉到的唯一血管是股动脉。一旦确定位置，就把针插入其内侧，就能刺中股静脉。如果注射器里注满的是深紫色的血，你插入的就是股静脉；如果是鲜红色的血，则意味着你正好插在了股动脉上。我想象着戴夫、菲利普斯医生和彼得拉克坐在房间角落里窃窃私语，说我可能做错了什么。

我深吸了一口气，把针头连在一个大注射器上插入了那个女人的腿中。我把注射器往后一拉，慢慢地把针头向前推进，等着看注射器中灌满鲜血，但里面什么也没有。

当病人年轻的身体随着按压弹起来时，我把针拔了出来再次插了进去。至关重要的是，要尽快将静脉注射器接入股静脉，这样才能迅速输入可能挽救生命的强效药物。我的心跳加速，呼吸急促，腋下积满了汗。几位医生看着我在她的骨盆四周摸索，怀疑我是不是插在了肚脐的空腔上。每次我重新调整针插入的位置时，她皮肤上被扎破的洞就会变大一点。

"她的脉搏已经停止跳动8分钟了。"急救医生宣布，"有人知道她是否怀孕了吗？马特，我们插管的情况怎么样了？"

她怀孕了吗？汗水开始从我的手臂上滴下来，我的手套里面都湿透了。"我还在尝试插入，"我说，"让我再试一次。"在离我的针头只有几英寸的地方可能有一个胎儿，这种想法简直让人无从下手。我看着病人的肚子，心脏还在继续狂跳。

"把它插入静脉里，"有人喊道。这让我想起了站在投手丘上的那些时刻，当我准确躲避时，我的球迷们会大喊："投球呀！"我稳住针，又摸了摸股动脉。我把针扎得更深了。突然，注射器里充满了液体，我松了口气。但液体不是紫色的，也不是红色的，而是黄色的。

"那是尿，伙计。"有人说，"再试一次。"

是我把针插得太深，以至于刺破了她的膀胱吗？这似乎不太可能，但我不确定。"我找不到静脉。"我说着，迅速抽出针来。我无法判断我是否刺伤了子宫。"不，停下，"我身后传来一个不同的声音，"待在那。"

我不需要回头就知道是拜奥。"这样做。"他说。他把我的手放在适当的位置，就像他教我打台球一样。"这里……就在这里插入。"他向后退了一步，说，"插吧。"

这名女子的身体仍在随着心肺复苏术上下起伏。我深吸了一口气，把针扎进了她的腹股沟。又什么都没有。我盯着空注射器，队员们继续进行胸外按压。我哪里做错了？我把手放在腹股沟上，摸了摸股动脉。我想我感觉到了什么，很快又把针扎了进去。

过了一会儿，针筒里充满了黑色的血液，静脉注射成功了。

"他成功了。"拜奥对急救医生说。阿托品、肾上腺素和多巴胺迅速注入静脉。

"他成功了。"我喃喃自语，我的心好像要跳出我的胸膛了。当药物进入她的身体时，查理·麦凯布和香蕉皮的形象在我的脑海里闪闪发光。我想象着他看着这混乱的场面，鼓励我们去救这个年轻的女人。我想象着戴夫转向彼得拉克：他做到了。

"加油。"我对那具毫无生气的身体说。最重要的是，我希望她活下去。我不认识她，但我想让她成为一个被成功救治的案例，一个我会记住的故事，一个我可以依赖的时刻。

在持续按压10分钟后，一个护士喊道："有脉搏了！"

进行胸外按压并确认脉搏。"送去重症监护病房。现在！"有人喊道，一条小路让了出来。我们刚刚把那个女人从死亡边缘救了回来，而我在其中扮演了不可或缺的角色。如果没有这么大的静脉注射器，必需药物就不会以足够快的速度得到补充。我们6个人拼命地把那个年轻女人推进服务电梯。

"把你的手指放在脉搏上。"急救住院医师边对我说，边把我的另一只手放在她的股动脉上，"如果你感觉不到脉搏，我们必须重新开始心肺复苏。"

在电梯里，我闭上眼，集中精力感受微弱的脉搏跳动。1分钟后，我们冲进了重症监护病房，一小队医生站在那里等着我们。当我们为这位年轻的女士寻找一个空房间时，一个想法闪过我的脑海：我应该告诉重症监护病房的医生我可能刺穿了她的膀胱吗？它有可能自行痊愈。我见过住院医师对腹股沟造成更严重的伤害。当我想要逃避时，显微镜和那该死的立陶宛眉毛就浮现在我的脑海，时间似乎显得格外漫长。事后批评是不可避免的吗？当我们把她从担架上转移到重症监护病房时，我盯着她的腹部。

"有脉搏，有血压，"当一名呼吸治疗师把一袋氧气注入呼吸管时，急救住院医师补充道，"她心跳停了10分钟，但我们把她救回来了。"

"太好了！"重症监护病房的主治医师边戴上手套，边走近病人说，"干得不错。还有什么我们应该知道的吗？"

我摇了摇头。

我朝电梯走去，盘算着下一步该怎么走。在实施抢救之前我正在做什么？我把手术服上的拉绳重新系好，挠挠头。对了，我刚才在砸一台自动售货机。我低头看了看我的任务清单和当天早些时候我在上面画的两个涂鸦，一个是金字塔，另一个是唐老鸭。这些潦草的字迹让我想起了彼得和他的便笺簿。

丹尼斯＋彼得

我在一条长长的走廊中央停了下来，盯着一堵新刷的灰褐色墙壁。我想象着彼得画的那颗心——真的是一颗被扎破的心，迭戈的话飘进了我的脑海，"你在追寻什么？自己？名声？还是病人？"

我飞奔回重症监护病房，穿过一群护士找到了正在给一名医学生讲解呼吸机设置的主治医师。"我得告诉你一件事，"我很快地说，"你的新病人……在急救的时候，我试了好几次才成功地插入股静脉并完成注射。我可能……刺穿了她的膀胱。这是完全有可能的。"

我不在乎这件事是否会在医院里传开，也不在乎我是否会因此而必须坐在指导医师面前，向他解释事情是如何发生的，这是个意外。主治医师把手从呼吸机上移开，点了点头："好的。"他皱了皱眉，看着他的医学生。

"很抱歉我之前没有提到这件事。我不知道为什么我什么都没说。我很抱歉。"

主治医师把手放在我的肩上："谢谢你告诉我。"

"对不起，那是个意外。"

他摇了摇头说："没关系。我们会处理的。"他在我背上轻轻拍了一下，说："做得好。"

我离开重症监护病房，去大厅买了瓶水。当我走过一面大镜子时，注意到自己有点驼背，也许还在努力屏住呼吸，思绪还停留在那一刻。"他做到了。"我感觉我的电话响了起来，我读到了马克发来的新短信：干得好，伙计！

我看了看时间，意识到服用下一轮治疗艾滋病药物的时间差不多到了。站在电梯前，我遇到了莫拉尼斯和他的参观团。

"救下她了？"他问道。

我点了点头："我们做到了。"

"太厉害了！"他开始鼓掌，那些申请者也一起鼓掌。

这是一个奇怪的时刻，我从一群陌生人那里收获了一阵温柔的掌声。"我排队了。"我说。

莫拉尼斯笑了："太好了！"他把头靠在我的头上，侧身对我说："嘿，我知道你很忙，但如果有机会，给山姆打个电话。他对他的药物有一些疑问。给他一些温暖和关怀吧。"

"哦，好的。他想谈一谈……和我？"

莫拉尼斯笑了："他想找个人说话。我觉得应该是你。"当电梯到达时，莫拉尼斯转向参观团说："麦卡锡是我们的内科实习生之一，他的工作很出色。继续努力吧，医生们！"

A physician's first year:

The real doctor
will see
you shortly

第四部分

31 ≫

　　临近寒假，白天越来越短，我越来越想本尼。这种情况通常发生在等电梯，或在自动售货机上挑选食物的很短时间内，我有几秒钟的时间来思考时间的流逝对我们的影响是多么的不同。通过反复的练习，我正在成为一名更有能力的医生。成功地插入大静脉及时提升了我的信心，并在下一次实习生报告中获得了戴夫的公开表扬。那位年轻女人的膀胱也没有被刺破，那些液体不是尿液，而是来自肌肉周围的腹水。在那之后，我很快地连续放置了四个更大的静脉注射管。每成功一次，我都把笼罩在我头顶的乌云驱散一点。我的诊断能力提高了，也能更加自如地使用检眼镜，更轻松地与患者进行交流。我知道我仍然工作在显微镜下，但我再也不用面对关于我心理健康的一对一会议了。我只用去上班，做好自己的工作。

　　但是时间的流逝并没有给本尼带来什么。他在医院里没完没了地待着，没有一丝希望，他只是日复一日地等待着那颗可能永远不会出现的心脏。有时他在候补名单上的排名上升，有时则下滑。这种上下波动是不可避免的，本尼说他对这个过程习以为常了，但我没有。在我们的医疗体系中，有许多值得抱怨的事——效率低下、非人性的工作时间、浪费，但他的困境逐渐占据了我的思想。我们为什么这样对他？他似乎被困在一出荒诞派戏剧里。

如果说我们混乱的医院里有什么是不变的，那就是本尼。他的名字唤起了那些轮流照顾他的护理人员脑海中一些关于他的印象：在荧光灯下阅读，在日志里记笔记，用轻便的银器小心翼翼地拨弄着如初生微火一样生命脆弱的人。本尼有礼貌地应允医生、护士和医学生打断他正在做的任何事情，检查他的生命体征，聆听他的肺音，或查看他的嘴巴。我经常跟本尼开玩笑说，虽然我觉得自己住在医院里，但他才是真正在医院里安家了。但到了12月，那些玩笑话已经渐渐淡去，我们发现我们讨论的主要是信念和希望，制订应对无休止住院的策略，谈论某一天事情可能会有所不同。

我们的观点出现了分歧，我们的同步经历的旅程所创造的隐喻正在瓦解。12月下旬的一个晚上，当我只想回家和家人待在一起时，我从工作中抽出时间，突击般地去看望那个男人，我想他也同样想家。

"桑托斯先生，"我走进他的病房叫道。杂志和日记又一次散落在他的床上，一副耳机被放在床头柜上的一堆CD碟片上。我们从来没有谈过他的著作，但我知道他在记录他漫长的住院生活。我常常想，他那工整的书法与杂乱无章的题材形成鲜明的对比。当他观看尼克斯队的比赛时，几剂药物正通过一个挂在金属杆上的大静脉注射器输入他的手臂。

"进来吧，进来吧。"他说着，挥手让我坐到角落里那把破旧的皮椅上。

"有什么新鲜事吗？"我问。

他关掉电视，摇摇头说："没什么新鲜事。我没有什么新变化，尼克斯也没有。你呢？"

"还是老样子。"我说着坐了下来。我盯着窗外的哈德逊河，就像我曾多次做过的那样，不知道它会不会结冰。河水几乎是静止的，黑色的河水阴冷而不祥，我立刻有了一种冲动，想把它比作本尼的困境。"差不多半年了，"我说。本尼皱了皱眉头，也许在心中计算着时间，然后我补充道，"实习期快过半了。"

"是啊！祝贺你。你很快就要掌管这个地方了。"

我们都笑了。"我希望不要。"

我们的目光渐渐转移到尼克斯队的比赛上，我试着不去问那个我经常挂在嘴边的问题，但我还是没忍住，"候补名单上有什么消息吗？"

"没有消息就是坏消息。"他轻声说，就像从气球里放出空气一样。

我们面无表情地盯着电视，我想说点什么。但我担心自己反复提起候补名单并不会有任何助益，可能我所想的并不是他所需要的。强迫这个在海滩上度过了大部分童年时光的善良的迈阿密人谈论他有限的、艰难的生活对他有任何帮助吗？可能不会。我需要换个话题。

"但我有信心，"他说，"我知道上帝已经安排好了。"

这话他以前就说过很多次了。随着时间的推移，我逐渐明白本尼的信仰有多坚定。奇怪的是，这是我们之间最大的分歧。起初，这让我很尴尬，后来这让我很生气。他怎么能相信这一切都是一个宏伟计划的一部分，一个至高无上的存在选择把他关在医院里，等待一个可能永远不会到来的心脏呢？后来我才明白，尽管我们对他关怀备至，但他的信仰是让他活下去的首要因素。他善良的本性，他面对无数次近乎致命的挫折时的韧性，都基于他相信上帝会关照他这个信仰。我不得不佩服他这种强烈的信念，尽管我无法认同。

"这不公平。"这是我所能想到的全部。

226

我疲惫的目光从本尼的脸上移到他浅蓝色的病号服上，在我盯着他的胸部看时，比吉斯的歌《活着》开始在我的脑海里播放。如果本尼脆弱的心脏衰竭了怎么办？我能采取抢救措施吗？我能让他起死回生吗？我能竭尽所能地为他实施压断肋骨的胸外按压吗？

"什么？"他问道，"什么不公平？"

但我的思绪已经跑远了。我们的谈话经常是这样的——稍显笨拙、不太连贯，甚至会有点尴尬。一个得不到回答的问题往往会引发长时间的沉默。我常常在话还没说完时就忘记了自己的思路，想起我还需要为不同楼层的不同病人做些别的事。有一种情况叫作重症监护病房谵妄——住在重症监护病房会导致严重的认知障碍，我偶尔会怀疑本尼是否也患有这种病。睡眠不足给我带来了很大的困扰，我们两个都有点神志不清，只是想简单地聊聊。

"医学，"我说，感觉自己的声音绷紧了，"是我唯一能想到的一个让所有人都很痛苦的领域。医生很痛苦，病人很痛苦，后勤人员——"

"我并不痛苦，"他说着把目光从电视上移开，和我对视着说，"真的，我不痛苦。"

我知道他说的是实话，但这仍然让我感到困惑。当一个病人对我大喊大叫或者我出现失误时，我更容易想到别的事情——想到本尼，从而把我自己当时的愤怒或失望转移到那个让他受委屈的无名系统上。但他的情况不能怪任何人，当然这不是由他的医生造成的，他们在每周的移植会议上大力支持他，也不会是护士，不会是器官捐赠者，甚至不会是UNOS的管理员，他们精心设计了一个算法，以消除分配过程中的主观性。没有可以责备和暗自咒骂的对象，但这并没有改变我对他的感觉。他说他并不痛苦，但我觉得他会感到痛苦。

"这全是胡扯。"我低声说。我再次怀疑自己是否越过了病人和朋友之间的界线。严格来说，他不再是我的病人，他只是一个长期被困在医院里的家伙。但他不仅如此，我们都知道。

"嗯，今天我很痛苦，"我看着时钟说，"我需要工作30个小时，现在已经坚持了17个小时。这轮班简直让人发疯。"

尽管如此，我还是没有起身的冲动。尽管我慢慢地从显微镜下一点点地脱离出来了，但我还没有完全从德瑞的不告而别中恢复过来。调整我对病人的情感投入仍然让我充满焦虑。把自己封锁起来保持独立很好，但是我总有一种挥之不去的愧疚感，即每当我对病人的情感有所保留时，我都感觉自己在伤害他们。我用一个合理的解释来平衡我的内疚感：我无须与我病人的痛苦相连，我能做的就是处理好我自己的情绪。但即便有借口，我仍需要与病人交流，这是我心中理想的医生所必备的基本素质。我怀疑我花更多的时间和本尼在一起就是为了弥补我对其他病人所设的交流屏障。

"我不知道你们是怎么样的，"他说，"但我真不痛苦。"
"我明天早上看起来会很蠢。"

本尼的注意力又回到了电视机上，我下意识地查看了一下寻呼机。没有得到他的同情，我感到很尴尬。他不需要知道我要在医院待多久，或者我早上会有多累。考虑到他周围发生的一切，我怀疑他从来没有睡过一个安稳觉。但对这么多实习生来说，抱怨已经变成他们的第二天性，这甚至可能是走向崩溃的十二步过程中的一步。热情的实习生变成痛苦的实习生、破碎的实习生。"在医院的有些时候很好，"我补充道，"但有些时候很令人讨厌。"

本尼关掉电视，我把这当成我可以倾诉的信号。我有那么多的话想说，实习生活中那么多阴森恐怖的细节，我都想描述一下。为什么要让本尼知道这些事？因为我的同事们已经知道事情的原委，而医院外的人则永远不会明白。但是本尼·桑托斯，作为一位专业的病人，他是与众不同的。

"跟我说一说吧。"他说。

我脱下白大褂，这在某种意义上是在宣示，我现在是以朋友而不是医生的身份在与他交谈。"当一名医生需要做很多事，"我说，"与病人打交道，学习医学知识，做手术……在任何一天，你都可能认为自己在其中的某一个方面上是失败的，或者在所有方面都很失败。"他点了点头。"直到你准备放弃前，你都可以不断打败原来的自己。但另一方面……在任何时候，你都可以环顾四周，然后说：'我比那家伙强多了。我是个比她更好的医生。'"

"嗯。"
"很多时候都来自自己的心理作用。"
"我可以想象。"
"我相信你能。"
"这就像运动，希望以此来保持健康，"他指着自己的头说，"都是心理作用。"
"就好像你必须欺骗自己，让自己认为应该坚持下去。说实在的，我的一些朋友——就是那些永远进不了医学院的人，赚了一大笔钱，而我和希瑟却欠了几十万美元的债，我对此很是气愤。"

本尼看向别处，我意识到我说得太多了。我低头看了一眼我的待办事项清单，感到不好意思，我在向一个有那么多可抱怨的人抱怨。发泄的感觉很好，但这种感觉很快就消失了。

"希瑟怎么样？"他问道，"她还好吗？"

"她很好。"我没有提到住院实习也影响了我的个人生活，现在想要进行一些亲昵行为也不得不详细规划。每当我们发现我们一起度过了一个完整的夜晚时，都会欣喜若狂，否则就像在与同居的人进行一场远距离的恋爱。我盯着本尼，迷失在他那双湿漉漉的棕色大眼睛里。我知道我说得太多了。

"跟我说说尼克斯队吧！"我说。

他没有告诉我尼克斯队的消息，相反，他紧握双手，就像要祈祷一样。"你们这些家伙，"他说，"给了我希望。让我觉得你们对我有信心。对发生的事情抱有希望。"

这句话让我猝不及防。我努力想说些有深意的话。"当然，我们对你抱有信心。"

本尼在椅子上变换着坐姿，说："我是想问，马特，测试结果怎么样了？"

我的大脑迅速地回顾了所有的日常测试，无论是字面上的还是比喻的，结果一片空白。"什么测试？"

"几个星期前，我在大厅里碰到你，你说你要进行测试，或者说是正在等待测试结果。血液测试。"

哦，对了。那个测试。

在我完成了极其复杂的服药疗程后，被安排进行了一系列的血液测试，以确定我是否感染了丙型肝炎或艾滋病病毒。在采集血液和进行检测的这段时间里，我的精神受到了极大的折磨。我无法入睡，辗转反侧，只要我对感染艾滋病病毒这件事想得太多，我就会干呕。在去找班德拉斯要结果的路上，我在医院的大厅里从本尼身旁路过。

"对，"我说，"我忘了我们碰到过。"

我短暂地闭上眼，思考我已经跟本尼说过的话和我想告诉他的话。我对他的病史和个人经历、皮肤轮廓、过敏史和他心脏发出的独特声音都很了解，但他对我知之甚少。我顺带提到了被针扎的事件，但没告诉他关于艾滋病的风险和我需要接受的药物治疗。在他要应付那么多事情的时候，再把我的问题加诸他身上是不公平的。但也许我应该这么做，这才是真正的友谊，不是吗？

在本尼提到的那个我去拿检测结果的早上，我4点15分醒来，突然从床上蹦起来，我知道我的测试结果将在那天晚些时候出来。我从衣橱里拽出一件礼服衬衫和领带，想象着自己是一个体弱多病的年轻人，一个有慢性疾病的医生，我的衣柜需要换一批新的衣服，需要备上穿着能隐藏我干瘪身躯的偏小码的衣物，用长袖的T恤来掩盖注定要出现在我胳膊上的皮肤脓肿。我没有吃早餐，准备做最坏的打算。

在去上班的地铁上，我一直低着头，默默祈祷事情会好起来。在祈祷的间隙，我在地铁上四处寻找阿里——那个骗人的精神顾问，能让我自我欺骗的精神顾问——但我不知道为什么会想找他。也许我想在熟悉的场景中觅得一丝安慰——他是生活恢复正常的标志。那个时候，我会接受任何暗示我一切正常的信号。我对自己说，如果阿里出现在地铁里，举止依旧怪异，那么一切都会好起来的。

查房时，我一直静静地倒数着员工健康中心开门的时间。门一开，我就找借口冲进班德拉斯的办公室，在医院大厅的拐弯处差点把本尼撞倒。

12月那个寒冷的夜晚，我坐在本尼的房间想告诉他这一切，我想告诉他我如何想象着班德拉斯走进办公室，查看并回复他的电子邮件，把我的测试结果告诉我，又或许他用手撑着脸，思考着是通过电话来通知我这个坏消息，还是当面告诉我。我想告诉本尼，其实我可以自己在电脑上查看结果，但我不敢这么做。我想要事无巨细地将所有细节都和盘托出。

但当我看着本尼的眼睛时，我选择了不说这些。我没有必要让一个已经在生活中听到太多坏消息的人，再去听一个关于我的戏剧般重演的好消息。

"事情解决了。"我说。

"哦，"他的脸上露出了笑容，说，"哦，那太好了。我真为你松了一口气，不管它是什么。"他站起来想要拥抱我，但输液管把他拴在金属杆上，所以他挥手让我过去。就在我倾身向前张开双臂的时候，我的寻呼机响了起来，我被召去重症监护病房进行实习生的岗前培训。

32 》

我在重症监护病房轮班的第一个晚上是在1月中旬，一场温和的降雪覆盖了华盛顿高地。我躺在医生休息室的一张黑色皮沙发上，看着一叠心电图，门突然被推开了。

"午睡时间结束了。"一个声音说。我把胸口上的一根香蕉皮推开，猛地坐了起来。"看来我们还有许多任务要完成。"

这声音来自那位有着松软金发的主治医师唐（Don），他是一个二年级的住院医师，接替了拜奥和阿什丽成为我的医学指导。在实习的一年里，有许多令人困惑的地方，其中之一就是主治医师的不断变动。就在我刚适应一个住院医师的风格时，我就会被打发到一个新的住院医师那里，重新开始适应一个新的体系。上司们的不断变动让我接触到了各种各样的教学理念，随着时间的流逝，我逐渐意识到拜奥是多么的特别。其他人有自己的拿手好戏——一些人在打针方面身手敏捷，一些人则是谈判能手——但没有人能像拜奥那样，把医学令人难以置信的这种时效性在生活中展现得如此淋漓尽致。

在我和唐交流之前，我就听说过他。他来自美国中西部，是一个有点守旧又有点胆小的人，喜欢用手机照片展示他8个月大的儿子。但最近他在医院被熟知是因为他发现一名年轻女子手臂上的血压读数存在细微差异，随后发现了她患有先天性血管畸形。唐的细致、谨慎很快就在医院传开了，他现在被认为是诊断专家。我怀疑他和拜奥一样，是个特别的人，我迫不及待地想和他一起工作。唐的经历让我更加坚信，一个病人就可以成就或毁掉一个医生的职业声誉。

"从急诊室来的新病人。"唐一边说，一边走过油毡。他的脸皱在一起，就好像他的五官都聚集在手术修复腭裂时留下的伤疤周围。我还不确定他是不是那种会因为自己小有名声而对我专横跋扈的人。他拿起对讲机，并打开了扬声器。

"伙计们。"电话那头的声音说。那是拜奥。

"我的朋友，"唐回答，"我和马特·麦卡锡在一起。你给我们带来了什么消息？"

"请帮我问候麦卡锡医生。"

我走向电话，坐在一把橙色的塑料椅子上，说："嘿！"

"急诊室有个年轻人，"拜奥很快地说，"一个19岁，病态、肥胖的孩子，患有哮喘，呼吸急促。实验室检查、胸部X光检查看起来都糟透了。我认为是……"

"流感？"唐问。

"噢，唐。"拜奥说，他对唐的推理能力不以为然。

"对不起，对不起，"唐拿起一支笔说，"我现在闭嘴。"

"我们认为是病毒感染叠加恶性细菌型肺炎，可能导致哮喘的加重。我们可能需要帮他上呼吸机。"

"呀。"我轻声说。我从来没听说过这么年轻的人需要上呼吸机。

"好吧，让他上来吧，"唐说，"他可以使用我们的最后一张床。重症监护病房现在满员了。"

谈话戛然而止，唐站了起来，走到一块白色的小标记板前。"这是个愚蠢的错误，"他说，"从来没有这么快就知道诊断结果的。让我们把这个孩子除了感染以外的其他症状列出来。走吧。"

在重症监护病房的生活是完全不可预测的。有些晚上，我们收治了六七个新来的，病情非常复杂、严重的病人。在重症监护病房工作，需要对生理学有深入的了解，并能在处理病情复杂而可怕的病人时保持冷静、果断。对拜奥这样的人来说，这是展示他才能的完美场所，但对我来说就不太合适了。重症监护病房里的病人常常病得很重，甚至连导致他们入院的原因都不清楚，他们需要的不是治愈疾病，而是稳定病情。对于那些想要通过人际关系来寻找意义的医生来说并不会收获太多。

幸运的是，今晚看起来比较平静。我们的病房几乎满员了，而唐今晚早些时候处理了大部分紧急情况，所以我们有一些时间交谈。我们花了半个小时，列了一长串关于新病人可能有什么问题的清单，直到一个护士来敲门，从门口伸出头来，说："新入院的达里尔·詹金斯（Darryl Jenkins），现在正在用轮椅送过来。"

唐把记号笔放下："好戏上演啦。"

33 »

当唐检查达里尔时，我仔细地观察他，发现他紧紧地抓着胸口，大口地喘着气。达里尔巨大的身躯占据了整张病床，他一定有300磅重，但他的脸却像个孩子——他看上去就像一个被困在一个对他来说太大的身体里的男孩。他看起来像一艘沉船，我能听见他在屋子那头"呼哧呼哧"地喘气。护士给达里尔戴上氧气面罩，用喷雾剂治疗他被哮喘折磨的肺，大颗大颗的汗珠从他的前额顺着他的脸颊往下滴。看到这么年轻的孩子病得这么重，我感到些许不适。唐站在一旁，目不转睛地盯着达里尔的指甲。我把听诊器从白大褂里拿出来，用酒精棉签擦拭干净，想着唐在干什么。

"我想快速地听一下，"我拍了拍达里尔的上背，对他说，"我需要听听你的肺。"他闭上眼睛，没有理会我的话。

我倾身向前，唐说："停下。"他握着达里尔的左手，用一支手电筒照着他的中指指甲："看这个，马特。你看到了什么？"

我拿起听诊器，慢慢移向那只伸出的手臂，问："什么？"

"你看到了什么？"唐又问，"给我描述一下。"

它看起来像一个正常的指甲，可能比平均水平略短一点。"看起来有点短，"我说，"也许他曾咬过指甲？"我抬头看着达里尔的圆脸，他的眼睛仍然闭着，呼吸急促。"考虑他的情况，这是可以理解的。"又有两名护士进入病房，对他实施更多的雾化治疗。

唐摇了摇头。"但我想说的不是这个，"他把那只软弱无力的手举到我眼前，说，"看这里。"

我伸长脖子，仔细端详着那片指甲："我不确定我看到了什么。"当我握住他的手，把它握在自己手里时，达里尔开始一阵剧烈的咳嗽，然后抽走了手。

"看看甲床的弧度，"唐说，"这叫杵状指。"

"我听说过。"我回忆起传染病科的一个病人，他因为慢性肺病而染上了这种病。"我以前确实见过。但在这里我没看到过。"

"症状不易察觉，"唐说，"但的确存在。"

"嗯。"我不仅没有注意到，而且也没有想过要去仔细查看。

"问题是为什么会出现这一症状呢。"

我还没来得及回答，唐就走到达里尔的脚边，脱下袜子检查他的脚趾。之后，他又移步到床后检查达里尔的头，然后把手伸进达里尔巨大的腋窝。最后，在检查了我们新病人的每一寸皮肤后，他听了听达里尔的肺音。他的体检方法让我回想起拜奥教我读X光胸透的方式，从外围开始。"他需要一个呼吸机，"唐说，"我们去下医嘱吧。"当传达了医嘱后，唐叫来一组麻醉师，他们把一根呼吸管插入达里尔的喉咙，我在一旁观摩。呼吸机打开后，我们退到医生休息室。唐站在标记板前说："哮喘是根据肺功能逐步进行治疗的。跟着我一起完成每一个步骤吧。"

我试图忘记脑海里达里尔的形象——松弛的手臂、肿胀的嘴唇在呼吸管的包围下形成一个密闭空间，大输液管消失在他臃肿的腹部下的某个部位。

然后我从房间角落里的一个微型冰箱里拿了一罐苏打水。当唐用马克笔指着我时，电话铃响了。

"坏消息，先生们，"拜奥的声音从电话里传出来，"我又给你们送来了一位新病人。"

拜奥在急诊室上了12个小时的夜班，负责把病人分配到不同的楼层和科室病房。作为急诊医生，我们都得花上两周的时间来了解其他医生的生活，而我的大多数同事都讨厌这种工作。对急诊室里源源不断的病人进行快速分类，与我们日常的工作内容截然不同，我们通常只需要在医院里照顾大约12名病人。

"非常抱歉，"唐仍然站着说，"你知道我们没有床位了。ICU已经满员了。"

"他是ICU的常客，"拜奥回答说，他指的是经常住院的病人，"其实应该去CCU，但是CCU已经满了。"

"我们这也满了。"唐坚定地说。

"是本尼·桑托斯。麦卡锡认识他。"

我惊得差点把苏打水吐出来。"他为什么又被送到急诊室里来了？"我问。

"CCU几天前已经让他出院回家了，"拜奥说，"告诉他，他可以在家里等心脏。但他现在看起来病得不轻。"

"见鬼。"据我最近的统计，本尼已经在医院住了7个月。我不敢相信他们让他出了院，却没有通知过我。我怎么不知道本尼出院的事？事实上，他们没告诉我，也是理所当然的。与其说我是他的医生，不如说我是他的朋友。我没有继续在CCU照顾本尼，CCU没有责任发布关于本尼出院的新闻通告，也没有义务通知一个像我这样的实习生。本尼的心脏病医生肯定认为他在候诊名单上排名很靠后，他可以在家等着。也许他的心脏已经恢复了一些力量，也许他再也不需要住院，甚至不需要移植了。

我摇了摇头。虽然许多事情我都不能确定，但我确定他必须进行心脏移植，我见识过他的病发作有多快。某天下午，前一秒钟，我们还在一起看着电视，正看到法官朱迪在训诫一名没有支付孩子抚养费的男子，后一秒钟，本尼突然病情发作，立即被实施麻醉，被切开气管插上管子，依赖一根管子维持着微弱的呼吸和脆弱的生命。他随时可能出现突发状况，本应该已经死了十几次了，甚至更严重。

我想知道本尼是在什么情况下被突然通知出院的，本尼自己应该都感到不可思议吧，居然可以走出医院，呼吸新鲜空气。也许他并没有感到那么突然，这个情景让我想到将一个被误判的犯人释放出去的情景。他们真的就把本尼送回家了？本尼为什么不告诉我呢？

我们经常开玩笑说，哪天到外面去吃午饭，去一个离哥伦比亚大学医学中心很远很远的地方——一个供应日常饮食、有真正餐具的地方。我从未想过那一天会到来，但现在这一天似乎真的来了，但马上又走了。本尼出了院，但马上又被送回来了，送到我们的急诊室里。根据拜奥的判断，他病得很重，需要住进ICU。一想到本尼峰回路转、急转直下的经历——还没来得及享受出院带给他的短暂解脱，就又再次回到了痛苦之中，我就一阵头晕目眩。

"没床位了，"唐大声说，"我们不能收留他。我很抱歉。ICU已经满了。"

"腾床位出来。"拜奥说。

我盯着电话，等着唐说些什么。拜奥知道本尼的身体多么虚弱，唐知道吗？大量的急诊室医生必须迅速对病情最严重的病人进行分流。在急诊期间，拜奥每隔20分钟就要见一个新病人。一列失事火车脱轨后会导致火车道被超时占用，导致其他火车也延误，无法准时通行，而一位没被及时安排去处的病人也同样会导致后面所有病人都被耽误。

"听着，"拜奥说，"我知道那里的情况。一定会有能转去其他病房的人。"

像唐这样的重症监护医生也面临着同样的压力。ICU的床位很宝贵，病人一旦有些好转就会被转到综合医院的普通病房。但过早地将病人转出可能会导致病情反弹，这是一种可怕的后果，病人出院不到24小时就会再次回到ICU。唐把手放在扬声器上，小声对我说："我们可以把本尼放在那个死角落里。"

我摇了摇头："不！"我低声回答。

在ICU的右下角有一个房间，据说，那里的病人都会死亡。唐告诉我，他从来没见过从那个"死角"里活着出来的病人。每个人都知道这只是一个巧合，但行医的经历让我们中的一些人，包括我的队友，变得越来越迷信。我们不可能把本尼放在那里。

"那你看看我们能做些什么，"唐说，"我们不会丢下你不管的，拜奥。"

"就像我刚才说到的，我也还会继续努力让本尼进CCU病房，"拜奥说，"我会和迭戈谈谈，然后告诉你。稍等，伙计们。"

唐从电话机上抬起头，深深地吸了一口气，说："看来我们要迎来一个疯狂的夜晚。在情况更糟之前，让我们看看任务清单。"

我的脑子里一直萦绕着拜奥说过的话：麦卡锡认识他。他怎么知道的？他还记得我们几个月前一起照顾过本尼吗，还是说这是最近大家议论我的一部分内容？大家知道我进他的病房和他聊天的事吗？是不是说唐算主治的诊断专家，而我只算作本尼的朋友呢？

我拿出我的任务清单，浏览了十几个ICU病人的情况，然后准备记下我接下来的行进命令。我的眼皮很重，但是漫长的一夜才刚刚开始。"让我们分头行动吧，"唐说，"首先，琼斯先生，41岁，携带艾滋病病毒，患有肺炎。你检查过他的胸部X光片吗？"

我几乎没有留意他的话。我的思绪还停留在急诊室里的本尼身上，大概是在喘着粗气，或是紧紧地抓着自己的胸口。我需要变得专业，不受个人情感影响。我现在需要关注的是ICU里的病人，而本尼和拜奥在一起，拜奥比我更清楚该怎么做。我不能厚此薄彼，我需要成为一个功利主义者，不能因为一个本尼，而丢了这里的十几个病人，丢了西瓜捡芝麻是不对的。我要为更多病人创造更大的利益，这意味着我必须专注于手头事务，而不是急诊室里的人。我试图把本尼的形象从我的脑海中抹去。但怎么才能做到呢？

"马特，"唐大声说，"你检查过他的胸部X光片吗？"

"是的。是的，我检查过了。"那个病人的肺组织里充满了气泡，这些气泡看起来像无数个肥皂泡。"从没见过这样的情况。"

"我们必须做好最坏的打算，"唐说，"如果今晚琼斯的血压突然升高，你打算怎么办？"

"积液。"我说着，回想起拜奥关于休克的入门课程。虽然发生在几个月前，但当时的情景却依旧历历在目。我说："可能是脓毒症。"

"也许吧，"唐说，"或者……"

我在意见交流方面变得更在行了。唐擅长这些，我希望有一天我也能如此。"心脏衰竭？"我说。

"他的肺！他的肺部充满了随时会破裂的气泡。如果破了一个，他就完蛋了。"

"对，"我把空汽水瓶扔进了垃圾桶，说，"气泡。"

"那么，麦卡锡医生，如果一个气泡在凌晨3点破裂，而我正在小便，你打算怎么办？"

这正是实习年如此艰难的原因。就在你变得自信，认为自己已经掌握了足够多知识的时候，你就遇到了一个难题。一些你从未遇到过的情形将你瞬间打回原形。这不是我的错，在最初的6个月里不可能遇见所有的医疗状况，但这让我很困扰。我脑海里的另一块画布即将被颜料溅满，我说："我不知道该怎么办。"

唐用胳膊搂着我，说："没关系，大个子，这就是我在这里的原因。"他站在记事板前，写下这段话："张力性气胸。他的胸部会充满空气，但他却无法呼吸。他会在几分钟内窒息而死，或更快。"

我开始做笔记。在医学院的时候，我读过关于气泡和张力性气胸的书，我已经记住了治疗的方法，但这次不同。每次搬到新的楼层，我不仅要熟悉新的主治医师和护士，还要熟悉新的设备。即使我知道如何治疗张力性气胸，我可能也不知道自己可以在哪里找到设备。每一层都有不同的供应室和不同的库存安排方式。

"你的任务，"唐一边用手梳理着头发，一边说，"如果你同意这个安排，那就去把一根针扎进琼斯先生的胸部，大概在锁骨下面几英寸的地方，放出气体。"

"明白了。"我一边说，一边回想新《英格兰医学杂志》的网站上的教学视频。这是一个执行起来非常棘手的程序，我希望我能做好。我想知道这些医疗技巧会不会习惯成自然，我的脉搏是否会一想到要给病人注射就停止

242

跳动，我希望不会这样。我想起了几个月前见过的一位医生，他把一根大针管扎入一位患者的心脏。这些听起来奇奇怪怪的所谓救命的介入方式都是违背自然规律的，当哪一天它们变成家常便饭时，我们的人性也就丧失得差不多了。

"是的。这太可惜了，"唐说，"琼斯刚服完治疗艾滋病的药物。这一切本来是可以避免的。"我闭上眼睛，心想："不像你想的那么容易。"

"10号床的汉森（Hansen）女士，是一个'定时炸弹'。"唐说。

"她是从加拿大来的吗？"我问。有时很难区分ICU里的病人，大多数人裹在长袍里或特殊机器下，服用了镇静剂并进行了插管。尽管我不愿承认，但ICU里的很多病人看起来都差不多。

"是的。"唐在他的手上轻轻拍了拍什么，说，"几天前，她被一个邻居发现晕倒在她家的客厅里，急诊室的医生无法将中心静脉导管插入她的股静脉，所以他们将导管插进了她的胫骨。"我皱了皱眉。骨间手术是非常痛苦的，但是没有其他方法可以给她快速注射药物。"她仍在全力抢救中，但她的医疗监护人刚刚到医院了。我想是她女儿。看看你能不能给她改用舒适疗法。"

采取舒适疗法意味着进行有效放弃，例如心肺复苏等积极维持生命的措施将被停用，透析等延长生命的干预措施将被取消。大多数人没有想过，如果不可想象的事情发生了，他们会想要什么样的医疗干预。当亲人被送进ICU时，家人常常不得不第一次面对这些决定。许多医疗监护人被令人心碎的决定压得喘不过气来，无法作出决定，一心求我们"尽一切可能全力抢救"。但这并不是对病人最有利的干预方式，这些措施十分昂贵，却往往没有多大用处，死亡的结局不可避免，还会延长病人痛苦的死亡过程。如何向医疗监护人表达这一点是一种技巧，在没有教科书提供指导的情况下，实习生们只能通过观察、实践并在偶尔的失败中摸索。

"好吧，"我说，"我错过了查房的讨论。我们断定汉森没有康复的可能了吗？"

"她已经生命垂危，现在很痛苦。但家里没有人愿意承认这一点。他们总是说'尽一切努力抢救'，因为只有这样才能让他们心安。"

"痛苦"这个词使我回想起我和菲利普斯医生的谈话。在我帮助他的病人安全出院后不久，他就离开哥伦比亚去了另一家医院。有消息说他要去一个非教学医院，在那里他不用和实习生打交道。"真难过。"我说，心里却在想如果我母亲在重症监护病房，我得替她做决定，我该如何处理这些事情。我也想到了本尼，如果玛琳·汉森（Marlene Hansen）的家人决定取消延长生命的措施，她将不再需要住在重症监护病房，我们病房会有本尼的一个位置，我可以自己去急诊室把他带回来。

"这不是一个棘手的问题，"唐说，"但这个家庭这样对待他们的母亲真是令人愤慨。我们变得束手束脚。"

"是吗？"我没有解决办法，但我从拜奥那里学到，当答案变得难以捉摸时，要多问问题。"我们不可以就说已经尽全力抢救了吗？"我问，"我是说，这里谁说了算？"

"最好现在就去和她的女儿谈谈，"唐说，"只有对汉森采取舒适疗法，我们才能把她送出病房。这样我们就有床位给急诊室里的第二位病人了。"

他是在暗示我和本尼之间的情感牵绊吗？这个想法让我很不舒服。"在查房时真的每个人都认为，她应该采取舒适疗法吗？"

"是的。她经历了严重的心脏病发作，长时间的脑缺氧导致她的脑死亡。并且她的肾功能衰竭，很快就必须进行透析。神经病学家来过了，证实她已经没有大脑活动了。"

"嗯。"

"我们可以让她活下去，"唐说，"但是有什么意义呢？"

"好吧。我只做了几个关于护理目标的讨论。你通常是怎么做的？"

"照目前的情况来看，如果汉森女士心脏停止跳动，我们应该给她做心肺复苏，但胸外按压必定会导致肋骨断裂。只要尽可能清晰和生动地描述那个场景就可以了。对一个30岁的患者，我们一定要不放弃一丝希望，去做心肺复苏，即使肋骨断裂也在所不惜，只要能救命。但是，这是一位已经宣布脑死亡的老年女士。"他把手放在我的肩上，说，"这种谈话没有对错之分。不要告诉他们该做什么，而要帮助他们了解什么是最好的。"

我想象着生意大利面在我的手掌下裂开，然后再一次问自己，如果我的母亲处于这样的状况下，我会怎么做？如果有一线康复的希望，我却选择放弃，今后将以何面目生活下去？我会接受实习生的建议，选择舒适疗法吗？即使是植物人，也偶尔有恢复过来的报道，不是吗？

"别那么紧张，"唐一边抓了满满一把鱼形小饼干塞进嘴里，一边说，"这是很好的练习。"

我在想，有没有某个专业，它对应的实践就是告诉他人，他母亲的逝世对他而言会是一件更好的事情？对我来说，这会更有说服力。但是，也许我进行谈话的方式有误。有什么办法既能让汉森的女儿感到安慰，又能传达出她的母亲已经没有治愈的希望了呢？我开始练习开场白，想象着自己如何展开这场对话。这种故事情节从未出现在任何我熟悉的情景喜剧或其他戏剧中。我关上休息室的门，慢慢地向汉森女士的病房走去。我一路上都紧咬着牙关。

34 »

"我不是医生，"英格丽德·汉森（Ingrid Hansen）坐在母亲旁边的一把橙色塑料椅上说，"但我还是忍不住在想，到底发生了什么事。"我搬了一把椅子进房间，在英格丽德旁边坐了下来。"她一周前还好好的。"她盯着地板，绿色的眼珠在不住地来回扫视着。英格丽德穿着及膝的皮靴，戴着鼻环，看上去不超过21岁。她喝了一大杯咖啡，伸手去拿放在钱包上的围巾。从脸色上看，她已经几天没睡了。

我试着调整与她的距离。正确的做法是什么呢？我把椅子向英格丽德挪近了几英寸，她在一旁看着，我扫了一眼她母亲的呼吸机。"请告诉我，到目前为止，你的想法是什么？"我重复着唐常对家属说的话。

"我不知道，"她说，"有人发现她心脏病发作，中风了。然后她就再也没醒过来。"

像我的许多病人和他们的家属一样，我试着想象她们在家庭生活中的场景。她和母亲关系亲密吗？她们常在电话里交谈吗？她们打架吗？英格丽德真的明白她的母亲在这个噩梦般的场景中想要什么吗？

"她心脏病发作得很严重，"我边斟酌边说道，"血液无法泵入她的大脑。我们不知道她到底昏迷了多久。"当英格丽德的下唇开始颤抖时，我抑制住了转移视线的冲动，再次想起了我的母亲。"她遭受了严重的脑损伤，"我继续说，"没有了脑活动。"

"哦……上帝。"

当英格丽德的眼眶盈满泪水时，我能感觉到自己将某些部位封闭了起来。自从德瑞以来，这已成为一种轻微的习惯性反应，那时我面临的是如此赤裸裸的痛苦，但现在，我的健康状况已经明朗，我在医院的地位也更加稳固，我知道我需要打破这种习惯。我握着英格丽德柔软的手，在呼吸机和血压警报器的背景声中寻找着合适的字眼。我的手很冷，我可以看出它没能给英格丽德提供暖人的安慰。当我的手碰到她的手时，她往回缩了一下，我以为她要抽离，但她没有。她的下唇还在颤抖。当她闭上眼时，一颗泪珠从她的脸颊上滚落下来。"我们可以选择减少医疗干预。"我努力在保持同情和太过伤感之间找到一个平衡点。

她深吸了一口气，用围巾轻轻地擦了擦脸颊，问："她正在承受着痛苦吗？"

"是的，这正是我们的一个关注点。"
"我不明白。"

我们静静地坐着的时候，我也在思考我所说的话。我不确定自己处理这次谈话的方式是否正确，但我也不觉得自己的方式有错。寻呼机响了起来，我克制着要把它扔到墙上的冲动。我柔声对她说："有时候没有规律和道理可言。"

"我就是不……既然没有大脑活动，她怎么会感觉痛苦呢？"

对于这个问题我也没有答案。然后，我感到一阵恐慌。如果这就是拜奥所说的时刻——我被指示去做一些我不该做的事情，一些错误的事，那会怎样呢？"有些事情我们是知道的，"我说，"我们知道……"

话一出口，我就不那么肯定了。查房时，团队刚要讨论汉森的情况，我就被叫走，送一个病人去做核磁共振扫描。我没有在那里听到她的情况是多么的糟糕。从其他医生的笔记中可以清楚地看出，他们已经达成了共识，汉森不需要再住在ICU里，但从理论上讲，我依赖的是二手信息。我与英格丽德的谈话是基于唐和一些我几乎不认识的专家的意见，这些专家是我的医疗顾问，他们一两天前才与汉森见过面。如果他们错了呢？如果我把这个谈话推迟到早上，当团队的其他成员都有空的时候呢？如果因为没有ICU或CCU床位而导致本尼被困在急诊室里会怎么样呢？

"你觉得我应该怎么做，我就怎么做。"英格丽德把手从我手里移开，温柔地说。

"你不应该按我的想法来做事。尽管做决定很难，你也不应该从你的意愿出发。你应该做你母亲想要你做的选择。你们讨论过她在这种情况下想要什么吗？"

"没有。"

"但你是她的医疗监护人？"

她点了点头，"她没有别的亲人。"

"有一种方法叫'舒适疗法'。我们不会抽血，也不会给她注射，会让她过得舒服些。"

"我还以为她什么感觉都没有呢。"

"有感觉的。"

248

"如果她感染了，你会给她开抗生素吗？"

我不确定。我甚至没有参加过关于什么是舒适疗法的讨论。英格丽德抓住她母亲的手，吻了一下。"我不想让她受苦，"她说，"我相信你。让我看看我需要签署什么。"

我闭上眼睛，咬着嘴唇。我被派去执行一项任务——把马琳·汉森带出ICU——但很明显，我没有全面掌握必要的信息。也许几个小时后，在看完其他医生的所有记录后，我会这么做，但那时我对一些基本情况还不那么确定，比如我们是否会在病人感染的情况下使用抗生素。

我相信我做的基本上是对的，但我不确定。我不可能知道所有的事情——我永远也不知道如何阅读脑电图，我永远不会做透析。这些分别是脑神经学专家和肾脏学专家的工作，我必须信任他们。如果他们觉得马琳·汉森没有康复的可能，他们可能是对的。但如果我遇见的是汉森而不是本尼呢？如果她是那个被困在医院里的病人——那个我每天都去看望的病人，那个我有情感依恋的病人呢？这次谈话的结果会有所不同吗？

我不确定。

过了一会儿，我拿着文件回来，递给英格丽德一支笔。当她签上自己的名字时，我想象着自己拿回笔，撕掉纸，告诉唐，英格丽德并不完全确定她母亲想要什么。这是事实。如果ICU有足够的空间，在英格丽德把事情想清楚前让汉森留在ICU里似乎才是明智的做法。但这有什么用呢？英格丽德会不会突然想起她和母亲关于临终遗愿的一些遥远的谈话？她会不会记得，妈妈其实是想尽一切办法让自己活得越久越好，即使她已经脑死亡？事实是，唐更懂得如何让医院保持畅通运转。情绪的介入会带来主观性，主观性会把其他病人的情况都弄糟。

我保持沉默，让她在文件上签字。

"干得好。"唐说。我在文件柜前俯身，把文件放入汉森女士的病历中。

"几个小时后我们会把她送出去。"

"几个小时？"

"他们在CCU给本尼安排了一个床位。"

我感到很震惊。"什么？你是说本来就有床位能让汉森留下来吗？"我感觉自己的胸口被重重地击了一拳。

唐咬了一口金枪鱼三明治，拍了拍我的肩膀，说："当我们满员的时候，医院就不能正常运转了，马特。如果有人心搏骤停晕倒在地，就一定要有床位。汉森得走了，这显而易见。"

"明白了。"我轻声说。

他把剩下的三明治全吞了下去。"先吃点东西，然后我们再做个生命体征检查。休息室里还有金枪鱼三明治。"说完，他朝大厅走去，看上去比我懂得多。

35 »

快到凌晨3点了，那是一个魔幻般的时间。我的体温莫名其妙地直线下降，我们从来都不知道工作节奏是会减慢还是加快。当一个安静的夜晚来临，那会是一个理想的时间，可以穿上运动衫，向主治医师请教，处理一些文书工作，或者为早晨需要开具的死亡通知书做准备。如果是一个灾难性的夜晚，将会有多人同时出现心搏骤停，五六个人同时入院。凌晨3点，正是你做梦，幻想进入商学院，或成为对冲基金医疗顾问的时间。

把本尼从急诊室送到CCU意味着我们躲过了一劫。我们将有时间交谈，有时间检查实验室和生命体征，有时间处理数据矩阵，并在我们团队的其他成员于拂晓到达之前整理好病房。也许，如果我们幸运的话，唐会有时间传授一些知识。我也试图向他请教。

"我听说了你的诊断，"我说，"是大动脉炎。令人印象非常深刻。"

唐笑了，说："注意细节，我的朋友。"

"有很多细节。"

"关键是找出哪些是重要的。这就是实习这一年的意义所在。他们称其为关键信号是有原因的。"我注意到他的声音里有一丝得意。"我只是在提醒你。"

"我也有同感。"

他用手梳理了一下他的金发，说："他们要我向部门汇报一下。你能相信吗？我能知道些什么？"

我耸了耸肩。没想到唐招摇的光芒下也隐藏着脆弱。拜奥给他打电话时，我就感觉到了。我突然意识到，我们或多或少都在与某种形式的冒名顶替综合征（impostor syndrome）做斗争，时常感到自己取得的成绩是一种欺骗，只是靠运气而非能力，无法内化和欣赏自己的成就。总有比你更令人印象深刻的人，他们可以随心所欲地让你看起来很傻。在这些闪闪发光的人物角色背后，我们中的一些人——包括我和我小分队里的女性——都在暗自担心，我们不配成为医生，我们不配掌控生命，我们不应该主导有关"舒适疗法"和"植物人状态"的复杂讨论。住院治疗的关键是想办法忽略那些感觉而不变成怪物。

"再想想，"唐说，"我们先不谈那些重要的迹象。吃点东西，如果可以的话，好好睡上几分钟。你知道急诊室正在为我们安排病人。"

他拿出手机给我看了几张他儿子的照片。每张照片上孩子都在哭，但唐却笑逐颜开。

"你确定吗？"我问。我完全清醒了——压力是一种效果显著的兴奋剂——但飘进我脑海里的却是阿克塞尔的至理名言：能吃吃，能睡睡。

"你去沙发上睡吧。"

在哥伦比亚大学的6个月里，我观察到两种类型的实习生：一种是随叫随到、精力充沛、无须睡觉的人，另一种是在30个小时的轮班中迫切需要至少闭一会儿眼的人。我属于后者：只睡了8分钟，我就能精神焕发。相比之下，在一个不眠之夜之后，正如一位同事所说，我看上去"就像是刚踩了狗屎要吐的样子"。

我美美地睡了2个小时，到了吃早餐的时候，一个装有早餐的棕色便当纸袋掉在我的胸前，原来是拉丽塔。"那天晚上怎么样？"拉丽塔一边问我，一边把我的腿从沙发的一头挪开，"休息室闹哄哄的。"

"不算可怕。"

她的出现意味着我已经成功熬过了今晚。哈利路亚。她用一本旧的《美国周刊》（*Us Weekly*）拍了拍我的大腿，摇了摇头，说："我简直不敢相信你居然还订阅了这个。"

我从她手里抢过杂志，说："不然我怎么知道坎迪斯·卡梅隆（Candace Cameron）减了22磅？"

每天太阳升起之前，我和拉丽塔都要花几分钟时间闲聊一番。我们在一起的生活是如此紧张，井然有序，充满压力，以至于我们觉得除了危重病人的事情之外，其他都是好事情。

我们都在工作的重压下苦苦挣扎，但偶尔几次无聊的谈话提醒我们，我们并不是简单地利用彼此来度过这一天。我们是可以闲聊的普通人。但由于我们的个人生活如此有限，难得的休息日总是用来补觉，所以我们很少有日常的事情可聊。名人八卦成了交流的内容，当需要避开医学话题时，我们可以提起它。对我来说，小报里轻松的故事能帮助我平衡目睹病人死去的悲伤情绪。

拉丽塔打量着坎迪斯·卡梅隆的新形象，从包里拿出一个化妆盒和一把散粉刷。

"有没有人告诉过你，"我看着整理着头发的拉丽塔说，"你长得像《考斯比一家》（*The Cosby Show*）里的鲁迪（Rudy）？"

她转了转眼睛，问："有没有人说过你长得像帕特·萨加克（Pat Sajak）？"

"帕特可是个国宝级人物。"

"他和钱德勒（Chandler），都是《老友记》（*Friends*）里的角色。"

唐走进休息室，我们坐直了身子。

唐说："放松，医生们。"

"你昨晚对马特做了什么？"拉丽塔问道，"他像被车撞了一样。"

我拨开头发，用右手拿起杂志蒙住脸，然后用左手轻拍了她一下。这些小瞬间让我们更亲密。

唐摇了摇头，说："我得说我喜欢和你们两个一起工作。你们比我认识的任何人相处得都好。"

"因为我怕她。"我面无表情地说。

"他是真的怕我。"

"我怎么能不怕呢？"

这时，门突然被撞开，护士长探了个头进来，平静地说："琼斯要不行了。"

我扔下杂志，抓起拉丽塔。这情景就是唐为我准备的：琼斯，那个肺部情况不同寻常的病人，他的血压已经降低。我感到肾上腺素激增。"我们上。"我说。一时觉得自己像拜奥，从傻瓜到医生的转变往往就是一瞬间的事儿。

"气泡？"我们跳出休息室时，拉丽塔问。她比我快了一步。她的马尾辫像扫帚一样左右摇摆着，我们在走廊上呼啸而过，看到英格丽德·汉森正茫然地望着窗外。

当我们进入琼斯的房间时，我首先注意到的是床头的一扇大窗户。远处可以看到一艘集装箱船，向南驶向哈德逊河。这个房间有着卡其色的墙壁，装裱着印象派艺术作品，还有静音的电视——出奇地安静。每当我遇到危难中的病人时，我总能听到刺耳的警报声，但这间屋子里出奇地安静。我想象自己是二年级的住院医师，即将带领拉丽塔对琼斯实施心肺复苏术。

ABC，ABC。

当我转向拉丽塔并宣布"请评估病人的——"时，一名护士增加了供氧量。

"张力性气胸，"她很快地说，"我们需要减压。"她伸手去拿两根蝴蝶针，我则去摸他的脉搏。琼斯先生闭着眼睛，喘着粗气。

"还有脉搏。"我坚定地说。我盯着那男人起伏的胸部，松了一口气，因为我不需要对他施行心肺复苏术。我的手掌一按压，他的肋骨就会断。琼斯患有晚期艾滋病和肺炎。他骨瘦如柴，体重不到100磅，双颊深陷。他的胳膊就像两根球棍，在他大口喘气的时候扑打着。我估计着他的心率远远超过每分钟100次。我想象着自己给这个虚弱的病人做胸外按压，我想象着一根折断的肋骨像一把温暖的刀子刺穿他黄油般的心脏。

　　唐站在后面看着。站在他旁边的是拜奥，这一瞬间似乎只是一个幻影。上完夜班后，他没有回家，而是到重症监护病房去检查达里尔·詹金斯的情况。他们都抱着胳膊。作为一名优秀的主治医师，你需要知道什么时候该让你的实习生发挥领导作用，而现在显然就是这样的时机。琼斯先生在床上扭来扭去，喘不过气，眼睛都鼓了起来。我深吸了一口气。我和拉丽塔只能靠自己。

　　"你以前做过这些吗？"我们在病人身边转来转去，她问道，"在胸口扎针？"

　　"我昨晚看了那个视频。"我说，感觉自己像商业广告里的演员在吹捧。

　　"很好，足够了，"她摸了摸那人的左锁骨，说，"我做过一次。只负责自己那部分。"她把头转向他的右锁骨，递给我一根扎在橡皮管上的针。拉丽塔把针扎进琼斯先生的胸膛，转向我，说："开始吧。"

　　我摸索着用左手把针深深地刺进琼斯瘦弱的胸膛，用右手拿着与针头相连的橡皮管。唐和拜奥悄悄走到我们身后，从我的肩膀上探出头来。我等待着一股气体，但什么也没有。"我以为应该有一股气涌出来，"我说，"如果气泡真的破裂了的话。"

　　拉丽塔和我面面相觑，不知所措。琼斯继续大口呼吸氧气。唐和我没有讨论过B计划。我重新调整了针头，等待着，但什么也没有发生。我等待着拜奥说些鼓励的话——你可以这么做，但他只是站在我身后，双臂交叉，嘴巴紧闭。

　　我的嘴唇上冒出汗珠。琼斯在床上辗转反侧，血压继续直线下降。两名护士走进房间，其中一人迅速给琼斯的手臂注射了药物，另一人检查了生命体征。ABC，我对自己说。他气道通畅，有呼吸，有血液循环。下一个是什么？我眼睁睁地看着这位男士陷入窒息，却不知道该怎么办。插管吗？我第三次重新调整了针插入的位置，但还是什么都没有。

我看着拉丽塔，她看着唐。如果情况没有迅速好转，我们需要给他插管。如果他的血压再次下降，我们还需要在他的腹股沟处打一针。过了似乎很长一段时间，但实际上只有10秒或20秒，拜奥递给我和拉丽塔一个盛满水的小泡沫塑料杯。我正要喝一小口，他一把夺回去，说："不是给你喝的。"我看了看拉丽塔，她已经把管子放进了杯子里，我跟随她的指引。再一次，什么都没有。

我第四次调整针头，在拜奥温和的提示下，把塑料管放入杯中。我们俩都凝视着杯子，它现在正"咕嘟咕嘟"地冒泡，我们笑了。"就是这样。"

气体从琼斯的胸部进入了我的杯中。这是一个真实场景，而不是教学视频。拜奥是怎么想出这些东西的？我感到脸上的肌肉稍微放松了一下。拉丽塔点点头，看了看表。几分钟后，琼斯先生已经可以舒舒服服地呼吸空气了。

"做得很好，麦卡锡医生，"拜奥一边朝出口指示牌走去，一边说，"这里确实发生了意想不到的事情。"

36 》

"不好，"本尼第二天早上在CCU说，"我一点也不好。"

他的体重又减轻了很多，现在他看起来呼吸很困难。在ICU抢救了琼斯先生后，我利用接下来的几个小时转诊我们的新病人。然后在中午，大约31个小时后，我跌跌撞撞地、睡眼蒙眬地走进我的公寓。当我醒来时，已经是第二天早上5点了。90分钟后，我站在CCU本尼的病床边，看着他挣扎着呼吸空气。他的呼吸不像琼斯先生那样可怕。琼斯先生呼吸很费力，就像那些患有肺气肿的烟鬼一样，但如果本尼的病情恶化，可能很快就会变成那样。一想到要把针扎进他的锁骨，看着空气涌进一个泡沫塑料杯，我就感到有点局促不安。

"坚持住。"我说着在他床边坐了下来。我们都知道时间不多了，他需要一颗心脏。他的双腿肿胀，从脚趾到膝盖都充斥着液体，颈内静脉搏动明显。心脏无法正常搏动导致体液在不该聚集的地方聚集，我不用看就知道他的阴囊可能是正常的两倍大。很快液体就会填满他的肺，慢慢地从内导致他死亡。本尼很害怕，我也是。

"跟我说说话，"他说，"最近有什么新鲜事吗？"

我的思绪掠过过去几周发生的事情，再过几分钟我就要回ICU查房了。

"为什么你没告诉我你已经出院了？"我问。我不应被冷落的，但我确实被他忽视了。

他摇了摇头："我知道你是个大忙人。"

"你当然不必告诉我，但是——"
"下次我再告诉你。"

我又一次觉得自己笨拙地跨越了医生和朋友之间的界线。"我们做个交易吧，"我说，"我们中的任何一个人住院，都要告诉另一个。"

"哈。成交。"

我们握手时，寻呼机响了，我再次忍住把寻呼机扔到墙上的冲动。它似乎有一个传感器，一个能够识别重要时刻并打断它们的元件。"这个东西真令人讨厌。"

"你看起来不一样了。"本尼说。我们的谈话又显得很笨拙，从一个未完成的话题跳到下一个。我意识到本尼的外貌与我第一天当医生见到他时相比发生了显著的变化，但我什么也没说。他骨瘦如柴，四肢瘦削，他和我第一次在健身自行车上看到的那个充满活力的人大不相同了。

"我长胖了，"我拉着一些松弛的肉说，"不知怎么的，肉都长在了脖子上。"
"嗯……不是这个。"
"眼袋？"
"不是。"
"那没有了……"
"你看起来老了。就是这样。"

"我也感觉自己更老了。"一周前，我在浴室里发现了一小撮白头发，惊恐地尖叫了起来。"我已经接受了我的命运，"我轻松地说，"到春天我就会秃顶了。"

"我只是在跟你开玩笑。"本尼说着按下床边的一个按钮，请求帮助。过了一会儿，一位呼吸治疗师拿着氧气罐和一根又长又细的塑料管出现了，她把塑料管放在他的鼻孔下面。

"你会得到那颗心脏的。"我说。这是我在他面前唯一能想到的事情。尽管我并不确定，但我还是说了。

"可能还需要肝脏。"

"还有肝脏。你会得到肝脏。"

"我还需要一个脑袋，"他指着自己的头说，"如果你有多余的话。"

说完他咧嘴一笑，把目光转向床头柜上妻子和女儿的照片。为什么我从来没有在探视时间见过她们？她们中的某个人会成为他的医疗监护人吗？我问过本尼很多试探性的问题，但他都避开了这个话题。为什么我要试探性地问？是因为我想保持乐观的一面。我不想贸然谈论他那不在身边的家人，这可能会是一场令人不舒服的谈话。也许他们还在迈阿密。

但缺席的不只是家人。在这几个月里，我一次也没见过本尼和他的客人在一起。一个如此有风度的人怎么可能没有朋友来慰问呢？也许他确实有客人，而和我来访的时间错开了，但这似乎不太可能。我在任何时候都在偷看他，他总是一个人。也许他的朋友和家人只是厌倦探病，或是厌倦了没有新的消息传来。

他是否也像我的初级护理病人山姆一样有过犯罪记录？不可能的。"我去给你找个脑袋，"我站起来准备离开时说，"我得回ICU去。"

当氧气开始从罐子流进他的鼻腔时，他说："为我祈祷吧。"我停了一下，可能时间太长了。他又重复了一句："就为我祈祷吧。"

当我离开本尼的房间，跑下一段楼梯去医疗中心的重症监护病房时，我想到了一些想问达里尔·詹金斯的问题，几个小时前他刚摆脱了呼吸机。我想看看如果我能和他交流，是否就能弄明白他为什么能在病得这么重的同时还能保持情感上的超然。这是一个很好的平衡，我不确定自己能否做到，但我想和他交谈不会像同英格丽德·汉森交谈那样让人紧张。在这样的病人身上得到我想要的东西，似乎显得既聪明又有点懦弱。我要如何对某些事情进行模糊措辞呢？我对自己说，最重要的事情是向前推进，即便计划不那么完美。这是唯一能消除德瑞带给我的犹豫不决的方式，以一种机智而有意义的方法放松我的警惕，让病人像信任吉姆那样信任我。

达里尔是病房里少数几个能说话的病人之一，我不确定什么时候我还能有机会在重症监护病房以医生的态度与病人相处。当我推开病房的两扇门时，我的脑海里浮现出许多问题：

达里尔能告诉我触发他呼吸衰竭的某种因素或他出现呼吸衰竭的先兆吗？

为什么会有如此严重和令人不安的肥胖？

他打过流感疫苗吗？

管子刚从达里尔的气管上脱落，所以他说话会很不舒服。我必须对我的问题进行优先排序，并试着决定是问一个或两个开放式结尾的问题更好，还是问一些"是/否"的问题更好。我不确定。

"今天是个大日子。"唐在我每天早上进重症监护病房时都会这样说。

他黎明前的到来提醒我，我在这儿的第二年并不轻松。工作时间一样长，而且我还要承担监督实习生的额外压力。

"我们动手吧。"我说完笨拙地和他击掌，朝达里尔的房间走去。我总是要花一点时间来适应ICU里没完没了的警报声。情况好的时候，警报声就像舞曲一样，陪伴我清晨查房，从一个房间跑到另一个房间。在糟糕的日子里，它会让我想起交通高峰期时的鸣笛情景。今天的警报声有点像德国的普罗格摇滚，我看不出这一天的走向。

"我希望你能给我一点时间，"我说着在达里尔床边的一把小椅子上坐了下来，"我有一堆问题，我知道你刚把管子拿出来。"

他点了点头，轻轻哼了一声。

"我想，如果我们对你有更多的了解，我们就可以帮助你降低未来发病的风险。"我说。

他把毯子拉到鼻子边，闭上眼睛。我的目光转向他的手和他弯曲的指甲。

"你能告诉我你生病那天晚上发生了什么事吗？"

我对达里尔已经有了相当多的了解，从急诊室的医生们提供的医疗记录来看，他们在他进入ICU之前已经稳定了他的病情。但是这个故事仍然有一些漏洞。

我知道达里尔的家族没有肥胖遗传。我知道，当他还是个少年时，达里尔的母亲带他去看了专家，诊断出他患有普拉德–威利综合征（Prader–Willi syndrome）。普拉德–威利综合征是一种因15号染色体的基因不能正常表达而造成的疾病，它会导致一种慢性的饥饿感，这种饥饿感往往会导致危及生命的肥胖。当确定不是基因突变而致使他肥胖时，达里尔陷入了抑郁，抑郁主宰了他的生活。

我从他的医疗记录中得知，在来我们病房之前，达里尔就注意到他的喉咙有刺痛感。几个小时后，他出现了明显的类似急性哮喘发作的喘息症状。但这一次，他的空气过滤器几乎没有缓解那些症状。傍晚时分，当他的眼睛开始像有砂纸摩擦一样难受，呼吸开始变得困难时，他从宿舍里给母亲打了个电话，可是电话没有接通。于是他叫了一辆出租车，到了最近的医院。

不久之后，在哥伦比亚医院的急诊室里，一张黄色的标签被贴在他的病历表上，医生给了他一个氧气罐。达里尔太胖了，他不能坐轮椅，所以他被放在担架上推进急诊室做了胸部X光检查。图片一上传，拜奥就对其进行了检查，他注意到肺部组织出现了几处严重异常。在那之后不久，达里尔因呼吸困难被送进了ICU。然后他开始使用呼吸管和呼吸机。

我看到，当呼吸管伸入达里尔的喉咙时，他的嘴唇已经裂开了，这让我想起了那位来自麻省总医院被宠物巨嘴鸟啄伤的女士。如果不能完全愈合，他的伤疤可能会像唐通过手术修复腭裂之后留下的一样。"我也可以之后再来，"我主动提出，"你一定累坏了。"

一位麻醉学教授曾告诉我们哈佛大学医学院的学生，插管的难易程度与颈部松弛程度成反比。在这位麻醉学教授看来，波士顿最有挑战性的病人是市长托马斯·梅尼诺（Thomas Menino）。根据达里尔的体形，给他进行插管无疑很难，这可能就是他的嘴唇被撕裂的原因。我环视了一下他的房间，等着他说话。没有鲜花，没有祝福卡片，只有一堆加加加大号的衣服装在一个透明的塑料袋里。他的家人在哪里？他是像本尼那样，在医院里孤独地耗日子的人吗？

"好的。"达里尔轻声说，低头看着自己的肚子，"我真的不想说话。不想和任何人说话。"

"我明白了。"

"我只想离开这里。"

"当然。我们会在安全的情况下尽快让你离开这里。"

"那就好。希望会很快。"

"会的。"我决定再试最后一次。我转动我的头，使它更充分地进入他的视野。"以前我也在生病时独自一人，"我说，"那很糟糕。"我讲述我服用治疗艾滋病药物的时间。"我觉得我要死了，没人在乎。"达里尔深深地呼了一口气，这是我见过他自主呼吸时呼的最大的一口气。"但人们是在意的。这里的每个人都关心你。"他保持沉默，但我想我看到他点了点头。我想问问他的家庭情况，但我不想冒险揭开伤疤。"如果你让我问你几个问题，我之后就不打扰你了。为了今天的休息，就快速地问——"

"好吧。"

"好的。"我说着看向我在清单上草草写下的问题，"就是有点疑惑，你今年打过流感疫苗吗？"

"没有。"

"为什么不打呢？"

"没想过那件事。"

"我相信你在上大学之前看过医生。他们没有给你打过疫苗吗？"

"嗯，可能吧。"

"你为什么没有打呢？"

"我不知道，伙计。"

我注意到他下颌角上有一小块色素减退的皮肤，并在我的列表上记下了"白癜风？"。"你知道像你这样的人打流感疫苗有多重要吗？"

他挑起眉毛："像我这样的人？"

"患有哮喘的人。"我把我的单子像一张旧报纸一样卷起来，"你郁闷吗？"

他摇了摇头："没有。"

"我一到冬天就郁闷得要死。"

他的目光转向窗户："谁不是呢？"

"糟透了。"

我们沉默地坐了1分多钟。"夏天的时候，我也觉得很糟糕。"他说。总是觉得自己很糟糕，这句话听起来让人很难受，但我备受鼓舞，因为他开始跟我进行交流了。

"你曾经……我不是说你应该或不应该，但是……你跟别人说过吗？"

他收紧下巴："比如说社会学专家？"

"我不知道，任何人。比如精神科医生。"
"没有。"

"当我沮丧的时候，"我说，"我不想和任何人说话。我只想一个人静一静。我只想把一切都关掉。"我想起了我沮丧的时候。我回想起，在一阵绝望中，我曾对着我的HIV药瓶尖叫，因为它们能让我把我能吞下的那一点点晚餐都吐出来。我想，如果我也一直在治疗一种使人衰弱的慢性疾病，却只能独自面对这些，我的生活会变得多么艰难。

我试着去想象达里尔的内心世界，但我做不到。他的生活和我的不一样，他没有给我很多提示来让我了解他的经历，或者我该如何帮助他。我不是心理健康方面的专家，所以可能我不适合全面调查这些问题。我已经了解到了流感疫苗的细节，这很重要。达里尔在床上翻了个身，打了个哈欠。"我很好，兄弟，真的。实际上我有点累了。老实说，我只想一个人待着。"

"好的，"我看着寻呼机说，"很高兴你摘掉了呼吸管。"

"我也是。"

"那么……继续加油。"

"当然。"

我拉上茶色窗帘，回到休息室。

"我想我们找到答案了，"1分钟后我对唐说，"他没有打流感疫苗。"唐左手拿着一本《新英格兰医学杂志》（*New England Journal of Medicine*），右手在打字。和我的许多同事一样，唐把密码设置成可以单手输入的，这样就可以以极快的速度输入医嘱。"他很郁闷。"我补充道，在黑色的皮沙发上坐了下来。

"我也有点沮丧。"唐说。

"真的很郁闷。"

"有什么治疗方案吗？"

"他没兴趣和心理医生说话。"

"这不是问题所在。"他给出了最后的医嘱之后，转身向我走来。"有一个计算程式，"他说，"如果一个人情绪低落，最基本的问题是你是否有杀人或自杀的想法。如果有的话，你有什么计划来实现这些想法吗？"

"明白了。"

"'我的室友让我不爽'和'我的室友让我不爽,下周二我要用我的新AK-47干掉他'是有很大区别的。"

"很明显,是有区别的。"

唐用食指敲了敲键盘:"假如他真的告诉你他有个计划,计划做坏事,然后你会怎么做呢?"

"当然要叫警察。"我还没有遇到过一个病人主动计划伤害自己或他人。我通常认为我的病人是善良的,是暂时虚弱需要帮助的人,而不是能够伤害别人的疯狂怪物。

"那病人和医生的隐私呢,马特?如果一个病人私下里告诉你一些不正当的事情,比如一个伤害别人的计划或者别的什么,你会告诉警察吗?"

"我想我会咨询医院的伦理学家。"

"那是推卸责任,麦卡锡医生。"

"我会试着说服他。如果奏效就不用说出去了。"

"你还没有完成你的门诊选修课,是吗?"唐问道。

"没有。"

"我想你不熟悉塔里索胡(Tarasoff)吧?"

我摇了摇头。

"1分钟。"他打印了一份文件递给我,"读读这个。"

这是塔里索胡诉加州大学摄政案的摘要,这是一个所有哥伦比亚居民都参与过的法庭案件。当唐看回他的《新英格兰医学杂志》时,我读到1969年夏天,加州大学伯克利分校的一名研究生告诉他的心理医生,他要杀死一名拒绝了他求爱的女子塔蒂亚娜·塔里索胡(Tatiana Tarasoff)。这名研究生在简单作出保证后就被释放了。几个月后,他刺死了塔里索胡,无论是塔里索胡还是她的父母都没有得到任何有关威胁的警告,因此他们对此进行了起诉。该案件被提交到加州最高法院，在那里，医生或精神健康专业人士不仅对病人负有责任，而且对那些受到病人威胁的个人负有责任。大多数人的意见是"保护特权终止于公共危险开始的地方"。

"怎么样？"我把文件放下后，唐问道。

"今天晚些时候我要和达里尔谈谈。看看他究竟在想什么。我不认为是那样的。"我记得我答应过他今天不再问他问题的。

我再一次对我将要掌握的东西感到惊奇。除了医学知识和医疗程序之外，除了写清楚翔实的笔记和与形形色色的医护人员交流之外，我还必须了解生物伦理学。我必须熟悉法庭案例和法律先例。我需要知道在我从未考虑过的情况发生时该怎么做。专业人士的预料是惊人的。

"他告诉我，他的室友说他胖得像坨屎。"唐说着仍然盯着那本杂志。

这些话使我大吃一惊。比起我，唐已经让达里尔诉说了更多的事。怎么做到的？我的住院医师总是比我先行一步，或几步。"我要和他谈谈。"

"好吧，"唐说，"但现在别这么做。我们要做腰椎穿刺，插入两条中心静脉导管，还要做穿刺术。"
"明白。我去拿东西。"

3个小时后，当我完成腰椎穿刺时，我用眼角的余光瞥见了达里尔·詹金斯。他躺在担架上，身上裹着几条毯子，腿上放着那个装衣服的塑料袋。他的哮喘已经稳定下来，不需要再待在ICU了。他被转到普通内科，几天后就可以回家了。

但我并没有回去和他说话。我一直忙着给其他病人打针。我需要问他是否想过伤害自己或他人，比如他的室友。这感觉就像一个小小的背叛，就像我在暗示我认为他会做出一些令人发指的事。问达里尔——一个差点死于哮喘发作的孩子，他是否因为不开心而想要做坏事，这似乎是不对的。

我的笔和任务清单掉在地上，滚到了他的担架那。"嗨，"我说，"恭喜你能离开这里。"

达里尔盯着手机，没有抬头："谢谢你，兄弟。"

现在不是向他询问杀人或自杀想法的时候，但需要有人这样做。一个比我训练有素的人。我示意护送病人的医护人员给我们1分钟时间。"达里尔，"我说着凑近他的脸，"我能问你一件事吗？不是什么大事。"

他在发短信，没有抬头："需要我做什么吗？"

"是的，但我想先跟你说一下。"我停下来思考我的话。这是我和他最后一次交流的机会。"如果派人诊断你的心理健康，嗯，如果我们送来一位精神病专家或其他什么人，你会愿意和那个人谈谈吗？"

他放下手机，抬头看着我："为什么？"

"因为我认为这很重要。"当他上下打量我时，我的寻呼机响了。我很快让它安静了下来。"如果你愿意，我可以给你一个更详细的解释，但简短的回答是，我认为与人聊聊抑郁症对你有益。"他继续凝视着我，一句话也没说。"我也是。"我补充道，"我也会从与人交谈中受益。"

他耸了耸肩。

"不会太久的，"我继续说，"我认为这很重要。"

他收到一条短信，拿起了手机："好的，朋友。"

"真的吗？"

"是的，可以。"

我没想到他这么轻易就同意了。我的身体已经紧绷了很长一段时间，现在我有点不知如何面对这个意外之喜。我回以微笑。这是一个小小的胜利——有些人甚至不会称之为胜利，但我做到了。我认为这是一个巨大的胜利。

达里尔可能是在安慰我，谁知道他会跟心理医生说什么？但是他已经把握住了我为他创造的一个让他变得更好的机会。在某些方面，这和让他变得更好一样有价值。我意识到，就像吉姆·奥康奈尔和他的病人们进行的持久战一样，我需要和达里尔及德瑞这样的人进行这种游戏。他们的疾病既是眼前的问题，又是更深层次问题的表现。说服达里尔打流感疫苗是一个开始，也许能救他一年。说服他每年都能充分地照顾好自己——这是一个长期目标。"接近"他，似乎很简单，就像在那条路上给他指路，希望他最终能自己走过去。

"好极了。"我说，"今天晚些时候我们会派人来的。"达里尔看了看医护人员："把我带出去吧。"

我们握了握手，我轻轻地拍了拍他的肩膀："你可以的。"

片刻之后，他被推出了病房，我再也没有见过他。

A physician's first year:

The real doctor
will see
you shortly

第五部分

37 》

　　"真是太荒谬了。"唐边说边狼吞虎咽地吃完最后一片意大利辣香肠比萨。那是三月中旬，自从在ICU与达里尔·詹金斯进行最后一次交流以来，已经过去了6个多星期。我刚开始在普通医疗服务机构进行为期两周的夜间工作，并且再次随机与唐配对。我和他站在六楼的病房外，面对着一个大大的手写告示牌：

　　男性访客必须事先告知

　　"我们的新病人，"唐指着牌子歪着头说，"来自沙特阿拉伯。各种无理的要求。"

　　唐摇了摇头，我静静地重温着我在医院里见过的最疯狂的事情。一周前，在一次心搏骤停中，一名心胸外科医生在一名妇女的床边打开了她的胸腔，挤压她的心脏。当病人死亡的时候，一屋子惊恐的医生和护士在一旁默默地看着，我为此做了两个噩梦。当手术结束时，我们溅满鲜血的白大褂看上去就像杰克逊·波洛克（Jackson Pollock）①的泼画系列作品中的一幅。当我们缓缓走出房间，集体恍惚时，房间里弥漫着一阵可怕的寂静。现在上夜

---

① 译者注：杰克逊·波洛克（Jackson Pollock，1912—1956年）是一位有影响力的美国画家，抽象表现主义运动的主要力量。他以独创的泼画和滴画而著名。

班变成解脱——我不想再做那样的梦了。"有什么事吗？"我问。

"我只是想给她做个检查，"唐说，"但她丈夫说我不能碰她。她全身包裹在一件长袍里，只在眼睛那里留有一道小缝。他不让她为自己说话。这真是太荒谬了。"

我回想起研讨会上的马乔里，她是一名回避治疗穆斯林的学生。她真的会放弃治疗她的患者选择离开吗？这就是唐要做的吗？看到他这么慌张，真奇怪。我盯着他嘴角上残留的番茄酱。

"如果我不能用手触摸病人的身体，我怎么能作出诊断呢？"

我耸耸肩，诊断专家已陷入困境。"我不清楚。"

门后站着一个年轻女人，抽搐着，膝盖红肿，呈红宝石色。她在新年时被诊断出膝盖骨附近有肿瘤，我们的工作是确定她最近发烧是由癌症、治疗还是由感染引起的。唐完全有理由感到沮丧，但我怀疑他是否因为将自己的情绪卷入其中而犯了一个战术错误。我们需要打好我们手上的牌。

"那我们该怎么办？"我问。

"你建议我们怎么办，麦卡锡医生？我听你的。"在治疗病人的过程中，唐逐渐给了我这种自由。这种在程序中抽身的方法，能够让我和我的实习生同事们更轻松地做决定。我想象自己带着一名新实习生面对这种场景，这种方法或许是在整理自己的想法时采取的拖延战术。"让我看看你的思维过程。"他一边说，一边用手梳理着松软的头发，"我想知道你是怎么想的。"

"嗯，假设她被感染了，然后我要想办法治疗她，一种方法是给她用大量的抗生素，比如万古霉素①和他唑巴坦②。我们还没有确定是什么导致了感染，但这两种抗生素可以覆盖大部分细菌。"

"好。"

"另一种方法是做核磁共振，希望它能给出答案。查出是由肿瘤引起的还是由新的感染引起的。"

"当然。"

"但是这种检测很昂贵，而且可能没有必要。"

"对的。"

"或者我们可以再做一组血液测试，看看她的白细胞数量是否在上升。"

"是的。"

我抱起双臂："或者我们让她的丈夫让开一点，这样我们就可以检查那位女士了。"

"然后我们被解雇。"

"我怀疑这可能会发生。"

"很好。所有的这些建议都是合理的。但如果我不在这里，你会怎么做呢？你的行动是什么，医生？"

我想象着那个不知名的女人躲在罩袍下。"我会去做核磁共振。"

"那我们就这么办。"

我们走到一组电脑前，然后他排列核磁共振的顺序。"那是……你本来想要做的吗？"我一边喝着佳得乐，一边问道，"核磁共振？"

---

① 译者注：Vancomycin，一种糖肽类抗生素。
② 译者注：Zosyn，一种半合成青霉素类药物。

"没有。"

我们沉默地对视着。然后唐看了看表，告诉我我可以小睡20分钟。

"我没有错。"我辩解道。
"我没说你错了。"

过了一会儿，我爬上休息室的床，想着刚刚发生的事。我对自己作出的选择感到满意。我已经治疗了数百名病人，已经到了可以合理地不同意上司的观点而不感到内疚的地步。

我看到医生们总是提出异议。我们只是意见不同，用两种截然不同的方式来回答一个没有明确答案的问题。几个月前，我会为此烦恼好几天。这感觉就像一个快照时刻——让我看到随着时间的流逝，作为一名医生的我发生了多么大的变化。

不久我就睡着了。很快，我的思绪把我带到了一个远离医院的海滩上。然后我听到有人敲门。

"我睡不着。"唐说。

当时我正酣睡着，对周围一无所知，梦中正准备点一杯带伞的鸡尾酒。"我也是。"

"假设，"他爬上上铺说，"准备好了吗？"他显然还在为那个红膝盖的女人伤脑筋，但他也需要考虑别的事情。
"你知道我喜欢这些。"
"好吧，"他说，"他们说今年的流感季节可能会很糟糕，如果纽约遭受重创，我们可能不得不定量供应呼吸机。"

"当然。"

"我们ICU里只剩最后一台呼吸机，但有两个病人需要它：一个32岁的孕妇和一个6岁的男孩。你要把它给谁？"

我拿出笔记本，继续往假设清单上添东西。我打算把这些问题用来考明年的实习生。"没有其他的选择。我得选一个？"

"是的。"

"哪一个病得更重？"

"他们俩都病了。如果没有呼吸机，他们会在几分钟内死去。有了它，他们将能在玛莎葡萄园过上幸福、健康的生活。"

"葡萄园在冬天会很沉闷。"

"就是那样的场景而已。你在拖延时间。"

"我会条件反射地选择母亲，"我说，"拯救两条生命。等等……怀孕多久了？"

"4个月。她还不能生产，"他听起来很惊讶，"如果我把胎儿排除在外，你会救孩子吗？"

这些交流帮助我们为意想不到的临床情况做准备，也帮助我们了解彼此。我发现同事们如何以不同的方式处理相同的道德困境是很有趣的。然而，在这种情况下，答案似乎显而易见。"是的，"我说，"如果把怀孕从等式中去掉，与32岁的成人相比，我会先救6岁的孩子。"

"你对堕胎持什么立场？赞成吗？"

"嗯……为什么这么认为呢？"

"我很好奇，你认为生命是从什么时候开始的呢？我想，你不会认为你的生命是从受精的那一刻开始的吧？"

"即使我不认为未出生的孩子是有生命的，我也会拯救怀孕的母亲。"

"嗯，我选那孩子。"

"什么？为什么？"

"我不能这样对待一个孩子，马特。我不能。"

"如果母亲怀了双胞胎怎么办？"

他把头靠在床沿上："我的朋友，你又提出了一个棘手的问题。在这种情况下，我选择母亲。"

我们俩当时都不知道几周之后猪流感就出现了大规模暴发，我们会被召集到一个真实的突发事件应对会议上讨论呼吸机配给问题。作为实习生，我目睹的最有争议的问题是在情况不明朗的时刻如何分配医疗资源。那些关于呼吸机配置的争端，偶尔演变成看谁的声音大，而这个场景总是会把我的思绪拉回到本尼身上，他仍处于憔悴、衰弱状态，因为UNOS的器官共享算法而苦苦地等待着。当你为你的病人奔走呼吁时，你并不关心这种算法是不是一种明智的构想，也不关心这种算法是否对其他跟你无关的病人有益。

"好吧，我想到一个人，"我说，"那家伙在CCU里住了1年，就为了等到器官移植的那一天，却一直没等到。他的住院费是多少？"

"这并不是——"唐仍然从床边探出头来，撇了撇嘴，扭曲着脸，好像在盯着一束亮光——"一个真正的假设。"

和我几乎所有的同事一样，唐在去年照顾过本尼，但我不知道本尼的故事对他（或其他人，就这件事而言）的影响是否和对我的影响一样大。我说："我不认为这是一个假设。"

"大概100万美元吧，"唐说，"也许200万美元，也难说。考虑所有的护理费用、膳食费用和专家费用，这个数字可能更接近200万美元。"他摇了摇头，说，"这个数字真让人心惊肉跳。"

心惊肉跳的说法还不够准确，有些轻描淡写。这时有一大堆更合适的形容词出现在我的脑海里：难以置信的、令人发指的、无比荒谬的。谁为这笔费用买单？他的保险公司吗？纳税人吗？我从来没有问过他，我不想知道。"你认为他将得到那颗心脏吗？"我问。

本尼的命运真的成了我的困扰。我现在透过他的处境，看到了医疗体系的许多方面——尤其是医疗的低效运作和资源的过度浪费。在一个人身上花费了数百万美元，在这种情况下，安排一两个范围之外的测试真有那么糟糕吗？假设一个人已经被扣为人质好几个月了，在被释放获得自由之前耽搁了一天，这真的要紧吗？

"让我说实话吗？"唐问我，"马特，我认为他不会得到那颗心脏。"

我摇了摇头，拿起一本心电图的书，说："我想我不同意你的看法。但我不确定我能不能行。"

"我想总有一天，"唐继续说，"他需要插管，但发生了一些事，可能插管时间过长，可能插管位置不对，他可能会出现心搏骤停，事情可能就是这样。"

这样的想法让我不寒而栗。谁来告诉他的家人？谁来应对心搏骤停？我希望是拜奥。

"你真让我扫兴，"唐又回到他的枕头上，说，"好吧，我还有一个问题。你愿意和麦当娜（Madonna）①结婚还是和一个成人电影女演员结婚？"

我很高兴话题改变了，问道："你说的是色情明星？"

"是的。"

"马上选，是选麦当娜还是……"

"是的，"他说，"现在让你在其中选一个。"

"那个色情明星，啊，还在这个行业里活跃着吗？"

"是的。"

"她的表演是为了偿还我的贷款，还是因为她热爱这份工作？"

"热爱这份工作。"

"麦当娜现在处于什么阶段？"

"风华正茂，正缺一个跟她谈一场姐弟恋的对象。"

"那个色情明星有过什么获奖作品吗？"

"有那么几个。"

我想知道拉丽塔、阿里尔和梅根是否和她们的住院医师展开过这样的无稽之谈。我知道她们会和我谈论一些愚蠢的话题，但我很好奇，她们说的话是不是超出了我们正常的讨论范围？其他诊室里的医生也试图互相找乐子吗？

"这是一个棘手的问题，"我说，"我想和色情明星度假会有困难。我

---

① 麦当娜·路易丝·西科尼（Madonna Louise Ciccone，1958年—），是一名美国歌手、词曲作家、演员和企业家。她跳脱主流流行音乐歌词内容和音乐录影带视觉成像的传统框架，公然挑战世俗禁忌议题，在全球获得极大的名声。麦当娜不断重塑她的音乐形象，完全主宰自己的演艺事业。她那高调的行事作风以及不轻易妥协的强悍个性，引发正负两面的极端评价，看不惯她行事作风的人，可能对她大肆抨击和无情批评。但相反地，她也被一群支持者簇拥着，被歌迷和媒体封为"流行女皇"。

妈妈会怎么看待这样的二线明星呢？"

"在你的婚礼上，她把麦克风从主持人手里抢了过去，说：'我真不敢相信我的儿子娶了一个该死的色情明星。'"

"哎呀。"

"除此之外，两人关系还是非常融洽的。"

"我们住在哪里？"

"亚利桑那州的斯科茨代尔。"

"像那么回事。我的朋友们对色情女郎怎么看呢？"

"大学的朋友都觉得她很酷。医学院的朋友们却不这么看。"

"麦当娜是否会把我视作和她一样聪明的人呢？"

"不是。"

"我可以和她有眼神交流吗？"

"麦当娜允许你一天直视她3次。"

"我姐姐会很兴奋，如果……"

"你姐姐认为你是同性恋。"

我深吸了一口气，说："我想我得和麦当娜在一起。"

他摩挲着我的肩膀，强忍住没有笑："麦卡锡医生，我今年已经向大约12名实习生提出了这个假设，但没有人，没有人花那么长时间才得出'麦当娜是更好的生活伴侣'这个结论。"

38 》》

第二天晚上，当我和唐在急诊室检查一位从疗养院转到哥伦比亚大学附属医院的妇女时，我用眼角的余光看到了山姆。我把听诊器从那位妇女的胸膛上取下来，朝我的病人走去。当我大步走过房间时，我的电话响了。这是希瑟发来的短信：家里有瓶酒等着你。

这句话让我笑了。我花了一年的时间学习照顾病人，而她大部分时间都在照顾我。希瑟已经承认，这么长时间看到我身体不舒服，对她造成了伤害：和一个没有幽默感的僵尸，一个完全专注于如何避免病人精神或身体崩溃的人生活是很困难的。"等不及了。"我回道。

希瑟和我之间有一种心灵感应，知道什么时候我需要安慰，什么时候我只是需要喝醉或放肆大笑。现在我不再服用治疗艾滋病的药物，我终于可以两者兼顾了。我发现，在我的私人生活中情绪稳定，有助于我应对身为医生可能会经历的情绪过山车。我可以在家里充电，就像阿什丽曾经教过我的那样。"再次见到真实的我很有趣。"希瑟说。我也有同样的感觉。

既然被针扎那件事已经过去了，我们开始更公开地谈论那段时期是多么糟糕。希瑟承认，她内心的反应是黑色幽默，她告诉自己，如果我真的得了艾滋病，我们就弄点艾滋柠檬水。我不确定当我生活在诊断不确定的阴影下时，这句话会让我笑还是哭，可能两者兼而有之。但事实上，她现在可以告诉我这些事情，这让我意识到我们已经走出那件事的阴影很久了。我放下电话，问候我的病人。

"山姆，"我说，"你在这儿干什么？"

他躺在担架上，在急诊室里露出香槟色的牙齿。我对在初级保健诊所之外的地方看到他，感到很奇怪。

"麦卡锡医生，"他伸出一只长满老茧的手说，"看来我让自己陷入了困境。"

我抓起一把椅子："跟我说一说。"

"我胸口又开始痛了，所以我给你的办公室打了电话，但没人接听，关门了，所以我就来这了。"

在过去的几个月里，我们变得更亲密了——在一次例行的门诊检查中，我们发现了山姆微弱的心脏杂音，这是最初我们尴尬关系的转折点。但我只能无力地看着他的健康状况不断恶化。在他第一次来诊所之前，我脑海中闪现的一长串问题被证明是正确的，我每个月都会在初级保健诊所看到他，治疗他的时间有时会超过预约时间，但这还不够。由于我繁忙的医院日程，我每周只有一个下午待在初级保健诊所，这经常让我感到痛苦，因为觉得我没有足够的时间陪他。"他们做了一些血液检查，"他说，"心电图和往常一样。我得说我很感激你能在凌晨2点来见我。"

他知道我在上夜班，而我们的见面只是一个巧合吗？我捏了捏他的手。"你会挺过去的。"这是我对几乎所有住院病人说的话，也是我经常纠结的一句话。在某些情况下——在很多情况下，真的，我不是这个意思。我试着保持含糊，从不确切地说出病人将如何渡过难关，但我知道，对病人来说不幸的是，成功的希望渺茫。尽管如此，我还是觉得有必要保持乐观，给那些已经放弃的人带来希望。所以我告诉人们，他们会渡过难关，但也许他们不会，我不确定这是否错了。

"我知道，"山姆说，"我会的。"

"情况怎么样？"

"他们说我心脏病发作了。轻微的心脏病发作。"

轻微的心脏病发作。多么奇怪的术语。"你心脏病发作的时候看起来还好。其实可以说是轻度的。"

"他们说我需要进行心导管插入。"

我一听到这个词就会想到格拉德斯通和丹尼斯。在心脏加护病房的头几天，发生了如此多的变化。我偶尔会对自己最初的无能感到痛心疾首，但在其他方面，几乎又没有什么不同。我仍然想着格拉德斯通教授和丹尼斯女士，好像他们是我的病人。我生动地回忆起检查他们淋巴结、把听诊器贴在他们皮肤上、缩回眼睑窥视瞳孔的感觉。"好吧，"我瞥了一眼山姆的生命体征说，"这是一个很小的手术。你会挺过去的。"

"但他们使用的着色剂可能会毁了我的肾脏。"

"是的。"

"心脏病专家说我可能需要先做透析。但是肾脏病专家告诉我那不会有任何好处，并且拒绝为我做透析。所以，我来到了这里。"

"原来如此。"

莫拉尼斯曾警告我迟早会有这么一天，山姆的心脏和肾脏发生了冲突，我们一致认为必须牺牲肾脏。在过去的几个月里，我和山姆经常讨论这个问题，尽管我不是肾脏病或心脏病专家，但他知道我是他的支持者。

为了全面了解山姆受损心脏的解剖结构，心脏病专家需要给他注射一种特殊的着色剂。但众所周知，这种着色剂会损害肾脏，肾脏病专家警告说，他已经受损的器官无法承受这种损害。注射着色剂可能会损坏他的肾脏，迫使他接受透析。在很长一段时间里或余生，他每周都需要去透析中心3次，而且可能会失去自己排尿的能力。

如果发生这种情况，心脏病专家可能会遇到麻烦，因为心导管检查后需要透析是一种需要报告的过错行为，所以有人说要在注射着色剂之前进行透析。但是支持这种操作的数据很少，肾脏病专家对此不感兴趣。所以我们处在一个十字路口，一个让我完全不知所措的路口。莫拉尼斯告诉我，如果有人说有一个简单的办法可以解决山姆的问题，那是他们不理解山姆的处境有多么复杂。

"我们面临一个两难的困境，"我用手指摸着脖子上松弛的肉，说，"这是一个棘手的问题。"我想象着山姆的心脏和肾脏被放在拳击台上一决高下时，阿克塞尔的话再次飘进我的脑海：千万别动胰腺。"你应该给我打个电话，"我补充道，"直接打给我。"

因为我在初级保健诊所工作的时间不长，所以山姆在检查血压时，有给我发短信的习惯。莫拉尼斯曾警告过不要把自己的手机号码透露给病人，但这是跟进每位病人唯一的方法。我想到了吉姆和他为病人所做的一切，他冒着生命危险，拯救生命，治愈疾病。给出我的电话号码是我力所能及的事。我花了一年多的时间试图与病人建立起联系，当我把我的私人电话号码给山姆和其他人时，他们能够感觉到与我的联系。"我是认真的。"我补充道。

"有没有可能，"山姆说，"有没有可能，你们能集思广益，解决这个问题？”

"我看看我能做些什么。"

"谢谢你。"他说着把手放在胸前，"我心脏病发作了，就在这儿等着吧。"

我穿过急诊室，回到唐身边。"给你一个假设，"我说，"那边有一个我的病人，他心脏病发作，需要插入导管，但没有人愿意接手他。心脏病专家担心他们会破坏他的肾脏，肾脏病专家不想让他先透析。我们该怎么办？"

唐盯着我的胸部："再说一遍，如果真的发生了，那也不是假设。"

"你觉得该怎么办？"

"这是一个棘手的问题。"

"对吧？两方面的影响我都很清楚。"

我们看了看山姆，他正在看《纽约人》（ *The New Yorker* ）。我想，这一定是一次非常轻微的心脏病发作。"记住，"唐说，"无论遇到什么情况，你都不是第一个遇到困难的人。永远不要忘记这一点。"

"好的。"

"可以跟戴夫提一下。"他指着我们的住院总医师说。自从那次在他办公室的会面之后，我就再也没有参加过一对一的会议了。那次会面中，他对5名实习生即将离开我们的项目表示了担忧，而我也承认，当时我很挣扎。那是一次令人不舒服的互动，那段对话在我的脑海里重现了几十遍，给我留下的印象是戴夫试图让我的生活变得更加艰难。这种想法可能有误，但那就是我当时的感受，即使我在医院的地位在接下来的几个月里有所提高，也没能完全消除这种感觉。

我也不喜欢冒险去戴夫管理的急诊室B区，那里有一大群危险的醉醺醺或精神失常的男男女女。这些古怪的病人由6名壮硕得不可思议的保安监视着，以我短暂的经验来看，在踏入B区时不被人泼上某种体液，这几乎不可能。

"戴夫，"我走近这个危险的区域时喊道，"嘿。"

"大个子！"他说着伸出一只手，"近况如何？"

"很好。我想快速问个问题。"

他行礼问道："我能为您效劳吗？"

目前尚不清楚，那些被选中的少数的住院总医师是真正保留了实习那一年那种假热情的人，还是那些最擅长装模作样的人。"我遇到了一点麻烦。"我很快讲述了山姆的经历，并征求了戴夫的建议。

"安排一次会谈吧！"戴夫说，"我们会找一位心脏病专家和一位肾脏病专家来解决这个问题。"他假装我的肚子是一个沙袋，在我的腹部轻拍了几下。感觉很奇怪。"就这样，马特！"他在手机里打了几个字，然后笑了。

"可是，戴夫，我们现在怎么办呢？"

"让我们谈谈，"他说着把我搂在怀里，"把我介绍给山姆。"

我还是不知道该如何看待戴夫。我说不出为什么，他把我惹毛了。我觉得如果我们都涉嫌犯罪，他就会出卖我；如果是为了职位晋升，他就会把我压扁。但是为什么呢？他并没有对我做什么。也许他只是担心我要放弃医学。如果我的品行不好怎么办？如果戴夫是我身边秘密潜伏的人之一，而我没有意识到呢？

我目不转睛地盯着他，希望他的面部表情能给我提示。他是我的队友吗？当我盯着他薄薄的嘴唇时，我想知道自己有多少次用错误的方式与人交往——不仅是医生，还有病人。他们多久会发现我刨根问底的问题太多？我试图与人沟通的尝试有多少次会适得其反？

戴夫和我走到急诊室的另一头，我指着山姆。他看上去很平静，像是在度假，担架是躺椅。

"真不敢相信，"戴夫说，"很快就会有一批新实习生来顶替你。你准备好指导自己的实习生了吗？"

"哈。你有什么看法？"

"我想你已经从那些阴郁的日子里走出来很长一段时间了……针扎之后。"

"阴郁的日子？"

"我开玩笑，我开玩笑。我觉得你做得很好。"我的食指偶尔还会感到刺痛，但我很喜欢赞美。戴夫总是让我措手不及。"我看过你的教员评估，马特，你真的很强大。"他说，"无论是给新来的实习生，还是给明年的申请者当导员，我们都认为你是完美的。"

我们吗？我忍住了笑，说："我很高兴。"

在某种程度上，我显然是一个相当称职、有能力的医生。我能切实感觉到，但不知道是从什么时候起发生这样的变化的。什么时候我从"我们担心你代谢失调"变成"我们想让你指导实习生"？那个变革性的场景在哪里，像是唐诊断的时候那样的场景？也许是一些更渐进的东西，比如证明我可以在8分钟的睡眠后继续工作，或者证明我可以在胁迫下进行扎针。也许，就像唐一样，我只是靠一个病人巩固了自己的声誉——但是是谁呢？

"太棒了，"戴夫说，"让人们感受一下在这里工作的真实感受。"

我看着B区那些危险的病人，笑了："当然。"

我开始胡思乱想，就像经常在深夜那样。我能准确地描绘出哥伦比亚大学医院生活的立体模型吗？还是行医的奇异魔力？我能解释这一切有多疯狂吗？我回想起刚来CCU和拜奥在一起的那几周。实习年的苦难现在是否与7月份有所不同了？我不这么认为，但我不确定。"那么，"我说，我从神经质的内心独白中回过神来，"我给你讲述关于我的病人山姆的完整的故事。"

39 》

几个小时后，我走出急诊室，进一步的检查显示，山姆并没有心脏病，甚至连轻微的心脏病也没有，我看到另一个老朋友独自坐在候诊室里。"德瑞？"我自言自语道。

她的体重增加了一些——至少20磅，也许更多——但我还是认得出是她。她穿着一件亮绿色的背心裙，戴着大大的太阳镜，脚上穿着拖鞋。外面大概是40华氏度（约4摄氏度）的样子，但她穿着夏天的衣服。"德瑞？"我大声叫道。自从她离我而去之后，发生了很多事情，我仍然有很多问题想问她。她脸上仍然有些肿块，但肿块变小了，数量也减少了。

很少有医生能准确叫出患者的姓名，但她和本尼一样，都是给我留下深刻印象的人。"喂，"我在她旁边坐了下来，说，"我是麦卡锡医生。"她没有回答。也许德瑞是她当时编造的假名，她不记得自己曾用过这个名字。"几个月前，我是你的医生。"

看到她，一团被埋在心底的思绪浮现了出来。我清楚地记得，当她消失的时候，我觉得自己是多么的失败。我只是她生命中又一个没有得到她认可的人，另一个穿着白大褂，不值得她浪费时间的人。在接下来的几个月里，为了重建信心，我学会了如何避免把失败个人化。但就像初恋一样，德瑞的离去仍然让人心痛。即便是现在回想起来，我也很难对此事保持理性。我做错了什么？我还是很想知道。

在她半夜不辞而别之后，我调查了这里面的情况，发现艾米纳姆（Eminem）和德瑞博士（Dr. Dre）[①]两个人作了一曲《忘记德瑞》的二重唱。当我服用治疗艾滋病的药物时，我偶尔会播放这首歌，然后在心里默念歌词，就像这样。我知道她正在与几种慢性疾病作斗争，而且不可避免地会再次出现在我们的急诊室里。但我没想到会是现在，在3月一个寒冷的黎明。她的眼睛是闭着的，所以我轻轻地推了她一下。增加的体重让她看起来健康多了。她还记得我吗？我对着她轻声地哼出歌词：

"每个人都想说话，好像他们有话要说……"我扫视了一下房间，没有人在看我们，"但当他们嘴唇动的时候，什么也说不出来，只是一堆胡言乱语。"

德瑞颤抖了一下，下巴松弛下来。对病人说这种话是荒谬的，但我就是这么说的。

"阿麦？"她皱起眉头，露出了微笑。

"是我。"我说。她还记得我。

"不是的。"

"就是我，"我匆匆看了她一眼问，"你还好吧？"

"是的，是的。只是需要检查一下。"

"在急诊室？"

她没有回应。

---

① 译者注：Eminem和Dr. Dre均为美国说唱歌手。

"嗯，"我说，"你看起来不错。"我轻轻地碰了碰她的裙子，她把一个配套的手袋放在脚边，低声说："皮制的。"

我的思绪回到了我发现她消失的那个痛苦时刻。"那么，那天晚上你究竟上哪儿去了？"我问，"我最后一次见到你的时候。你为什么离开医院？怎么……"

"说来话长，阿麦。"

"我有时间，"我说话时，寻呼机在震动。唐叫我去看一个有阴茎勃起症的年轻人——那是一个可怕的场景，勃起时间超过4个小时。这是一种痛苦的情形，有时需要直接向阴茎注射药物，防止形成危险的血凝块。我有1分钟时间和德瑞在一起，也许更少。

"我只是想知道，"我说，"你为什么选择……"

"阿麦，你是个真正的医生？"

"是的，当然。"

她咧嘴一笑："刚刚入职。"

"请告诉我你在服用……的药物。所有的药物。"

"我在吃！"她伸出一只手，捏了捏我的肩膀。"在见到香奈儿医生之后，她让我有了吃药的欲望。"

"太棒了，"她摸了摸我的另一边肩膀，捏了一下，说，"阿麦，你比我记忆中壮了一些。"

我们俩的体重都增加了一些。"你想听有趣的事吗？"我问，"在医学院时，我的一位导师告诉我，我的块头令其他学生望而生畏。"

"块头？"

"是的。"

"谁用这个词？"

"很奇怪，对吗？"

她举起手，数着音节："Phys-i-cal-i-ty。"

"老实说，德瑞，那天晚上你去哪儿了？"

"出去了。"

"我知道这样说有点奇怪，但我真的很受伤。真的。"

她摸了摸我的腿："我在吃药。但我必须走，我不得不。我很抱歉。"我的许多较贫穷的病人会在每月的第一天或第十五天暂时消失去领取失业或伤残津贴，但他们通常会在一天之内回来。她条件不是很好，但我束手无策。"香奈儿鼓励我吃药，"她补充道，"我很好。"

"嗯，你看起来不错。"

她摸了摸我的脸，就像在医院里一样，说："你看起来也不错。"

"还有一件事，"我迅速浏览了一下寻呼机上的另一个消息，说，"你开始吃药是因为……因为我吗？因为我们的谈话？"

"要我说实话吗？"

"是的，说实话。"我闭上眼睛。我从来没有强迫我的病人以我希望的方式回答问题，但现在我做到了。

"呃，阿麦。"

"对我直说吧。"或者只是迁就我。

德瑞微微转过头去。"坦白地说，不是。"她站起来，整了整衣服，拍了拍我的腿，"我得走了。再见，阿麦。"

A physician's first year:

The real doctor
will see
you shortly

第六部分

40 »

在我和唐一起度过2周的夜晚之后，他和我在2周的时间里已经做了数百种假想。之后，我被送到上城区的艾伦医院的重症监护病房，进行为期1个月的轮班。艾伦医院在曼哈顿的北端附近，位于第220街，是一家拥有300张床位的社区医院。哥伦比亚大学医院的实习生将在这里用1个月学习老年医学的艺术，另1个月负责管理重症监护病房。上城区的监管结构略有不同，因为与第168街的哥伦比亚大学医院这个"庞然大物"、一流的国际转诊中心相比，三层楼的艾伦医院的病人病情往往没那么严重，也没那么复杂。为此，我们都很谢天谢地。

乍一看，这个任务似乎有点矛盾。如果艾伦医院的病人病情没那么严重，为什么还要设立重症监护病房呢？4月初，在一趟开往220街的漫长的北上地铁上，我想知道，这里的重症是否像山姆所说的那样只是轻度心脏病发作，我是否即将开始在一家轻度重症监护病房工作。我想从医学的角度把人类看作是简单或复杂的、长期患病或患急性病的，而不是有趣、善良或令人讨厌的人，多么奇怪呀。我为我现在的思维方式与几年前的思维方式是如此的不同所震撼。我是什么时候开始根据生理而不是性格来识别人的？我照顾的那个会计什么时候变成沙门氏菌女或者痢疾男了？

实习10个月后，我不再像正常人一样体验生活。每当我看电影或看杂志时，我的思绪就忍不住回到医院，去回顾一个手术、一个模棱两可的诊断或一个病人的遭遇，一遍又一遍地回顾那一刻，直到某件事情突然把我的思绪拉回来。我现在发现，如果不提及我在工作中看到或做过的事情，我就很难与人交谈。在熟食店点午餐时，我会想起那个声称自己坐在一罐芥末酱上的病人。在杂货店结账时，我会想到肺泡。

我现在用医学的眼光看待一切。这不在我的计划内，也不是我想要的，但它已经发生了。当我在街上看到一个跛脚的人时，我就开始想这是怎么发生的，中风、骨折，还是肌肉萎缩？直到我对自己不切实际的诊断有了信心。我发现自己总是在地铁上盯着别人身上形状奇怪的痣，以及在公园里观察别人的低位耳，思考着是什么导致这些症状。除非我提出了某种假设，否则我就无法释怀。

我迫切地想成为一名优秀的医生，但随着时间的流逝，我也发现自己总会想象自己若不是医生会是什么样子——只是一个头脑简单、抱着一大堆零食去散步的人，一个行动不迅速、不果断的人，一个不用考虑行为心理学就能进行眼神交流的人。我想成为一名医生和一个正常的人，这可能吗？还是两者相互排斥？我希望我永远不必作出取舍，但在某些方面，我感觉我已经作出了选择。

今年4月，当我走进艾伦医院的重症监护病房开始第一个30小时的轮班时，我发现我的小组只由1名三年级的住院医师（而不是4名二年级的住院医师）监管，而这名住院医师由2名主治医师监管。这可能在几个月前的入职培训中就已经向我解释过了，当时实习的这一年已经在一系列报告中被安排好了，但我忘记了细节。在过去的一年里，我变得目光短浅，只专注于我需要知道的东西，而不是未来几周或几个月可能会发生什么。

艾伦重症监护病房的员工晚上8点下班。意思是说，我不得不一个人守着"堡垒"过夜。当然，我也会有后援，比如一位在医院的另一个地方接收她自己的病人的夜间主治医师。但一旦太阳落山，基本上就我一个人。

如果安排在学年结束的时候，艾伦医院的重症监护病房可以说是一个理想的环境，一个有前途的实习生可以在这里安心地独自作出艰难的决定，不会有住院医师的事后点评和手把手的指导。但这也是一个错误会被放大的地方，作出错误的诊断或选择不恰当的药物可能会造成真正的伤害，而不仅仅是上级的训斥。我曾听说过这样的故事：当实习生独自管理一个重症监护病房时，他们会因为恐惧而痛哭流涕。当太阳从哈德逊河面落下时，我和重症监护病房的同事们说再见，这是我独自度过的第一个夜晚，我只有一个想法：别搞砸了。

环顾重症监护病房，房间大小和一个小联盟的内场差不多，我注意到荧光灯没有哥伦比亚医院的明亮，而且气味也不同，这里隐约有消毒剂的味道，仿佛瓷砖地板刚刚擦过氯水，房间里充满了工业级空气清新剂的味道。它并不比第168街的医院更好或更糟，只是不同，就像我搬进了一套新公寓——一个陌生的转租房，有不熟悉的邻居和电器，我最终会习惯，只是现在感觉很陌生。

在我前面的病房里，有十几具不省人事的身体，被固定在呼吸机和大口径的静脉输液器上，就像在哥伦比亚大学医院那样。那里有嗡嗡叫的血压监测仪、精力充沛的护士和悲痛的家人，就像在哥伦比亚大学医院一样。那里有熟悉的成堆的心电图和"贝果圈"，但是没有拜奥，也没有唐。只有我一个人，和一群病情非常严重、复杂的病人在一起。

独自一人的第一个晚上，我盯着我的待办事项清单，试图想出一个计划。拜奥会先做哪件事情？阿什丽会如何对这个清单里的事项进行分类？大概有24项任务需要在天亮前完成，我可以按我想要的顺序来做。如果夜里平静无事，我就能轻松完成这些任务，但如果认为夜里会平静无事，那就太傻了。不可预见的事态发展，如房颤、严重的电解质紊乱、难以控制的呕吐，无疑会让我忙个不停，更不用说从急诊室新来的病人了。我把听诊器挂在脖子上，查看寻呼机，然后去了最近的病人那里。

这个小病房又暗又冷，四周挂着的米色大窗帘挡住了重症监护病房的荧光灯。一块液晶显示屏投射出呼吸机的参数界面，微弱地照亮了一名进行了化学镇定、过度肥胖的越南妇女的斑纹皮肤。她患有肺炎，指甲长得令人难以置信。当我走到床边时，我感到身边有一位沉默的伙伴。首先是阿什丽的声音，温柔地提醒我去摸那些隐藏的淋巴结，然后是吉姆·奥康奈尔提醒我往指甲里看。出于礼节，我向这个失去意识的女人做了自我介绍，我知道她不会有任何反应。但我还是大声说了出来，哪怕只有一个词或一个短语。

我觉得自己已经为这次挑战做好了准备，但在艾伦医院的最初几个独处时刻，我意识到我有多么依赖别人，我有多么频繁地拉着同事的袖子说："嘿，问个问题。"对我来说，反复听取别人的想法和治疗方案已经成为一种工作方式，一种防止医疗事故发生的保障。但是现在，我没有那个选择。我穿上一件用完即弃的医护服，戴上一副手套，把听诊器轻轻地按在这位女士闷热的胸前。

很快唐就进入了我的脑海，迫使我越来越详细地描述这位女士的心脏杂音。我瞥了一眼她的大肚子，听见他提醒我做腹部检查的正确方法：看，听，触诊。当我潦草地写下我的发现，那些声音在我的脑海里回响时，我感到不那么孤独了。我知道如果我的判断失误了，记忆也不会。我曾多次诊断和治疗肺炎，所以我只需要借鉴以前的经验即可。

在我们一起度过的几个夜晚里，唐和我至少遇到过十几次肺炎，对于接下来的每一个病例，他都有所让步，给了我更多的权力来做鉴别诊断，安排测试，制订治疗计划。虽然我知道他是我的安全网，但我还是会仔细检查我的工作，我感觉一切尽在掌握之中，在做重要决定时也会有一丝安全感。当唐不同意我的观点时，我不再觉得有必要说："我没有错。"即使我可能错了。如果我真的犯了错误，我知道他会发现的。

"继续使用广谱抗生素，再坚持24小时，"我轻声说，走出那个越南女人的病房，"明天再把她从呼吸机上弄下来。"我短暂地闭上眼睛，想象着我以前的上司们温和地点头表示同意。然后，我把计划草草地写在我的任务清单上。

接着看下一个病人，他是一个虚弱的意大利人，出现了不明原因的发烧，我想象着拉丽塔在喋喋不休地讲着不常见的发烧原因。"别忘了家族性地中海热，马特。"接着是阿里尔的插话，提醒我那些可能被忽视的更常见的发烧原因。"你检查过肺结核吗，麦卡锡医生？"我的很多医学知识都来自查房，就只是听着我的伙伴们剖析成百上千的病例就收获良多。当我快速记下关键体征时，我有一种想要给他们发短信的冲动：祝我好运吧！或者，如果你在家觉得无聊，可以随时回来！

但我没有给他们发短信。事实上，我把手机从背后口袋里拿了出来，把它放在病房的中央，电脑键盘的旁边。医院的服务参差不齐，医生们很少用手机交流，这件事只会分散注意力，我想让自己沉浸在独处和不被干扰的氛围中。我知道要完全集中精神才能安然地度过这个夜晚。

自从格拉德斯通事件发生以来，我目睹了很多事情，也做了很多事情，还有我为拜奥写的那张可怜的字条，它激怒了索斯考特。我一直是一个喜欢挑战的人，但格拉德斯通事件却暂时压抑了这一点，把我变成一个怕把事情搞砸的胆小的医生。现在我终于突破了这一点，我从指导医生那里得到了足够多的积极反馈，证明了我在查房时既有能力完成手术，又能简明扼要地陈述复杂的病例，负责护理不再是一个让人反胃的想法。现在，我可以看着像卡尔·格拉德斯通这样瞳孔不等的病人，然后列出一长串可能与此有关的原因。我可以缩小列表范围并重新排列，创建一个可能原因的层次结构，然后找如神经科专家、神经外科专家或眼科专家来证实或反驳我的观点。我现在感觉不一样了，因为我不一样了。在实习了将近一年之后，我知道自己似乎成了一名真正的医生。几乎是。

在检查了艾伦重症监护病房的其他病人后，现场没有出现医疗紧急情况，只是与心烦意乱、困惑不解的家人进行了几次交谈，另一个声音飘进了我的脑海：当你能吃的时候，就吃吧。我信步走到病房中央的一盒巧克力味甜甜圈前，病房工作人员递给我一部电话，说："是急诊室。"我们抓紧开始吧。

一位急诊科医生布里克（Dr. Brickow）很快做自我介绍。

"刚刚检查了一个25岁名叫丹·马斯特森（Dan Masterson）的人。"他说，"这家伙情况很糟，需要进重症监护病房。我想你那有床位吧？"

我一边狼吞虎咽地吃着甜甜圈，一边想起了拜奥和唐之间的推拉，试图为本尼找一张重症监护病房的床。"我们有的。"马斯特森将是我独自照顾的第一个新病人。这种责任不再是一种负担，这是我想要的。"他的情况怎么样？"我问。

"这是一个奇怪的故事，"布里克继续说，"他的妻子怀上了他们的第二个孩子，所以他换了一份工作来应付开销。工作前他需要进行健康检查，而他却莫名其妙地被检测出丙肝阳性。"

我抓起一把塑料椅子坐了下来："嗯。"

"几个月前。"

"发生了什么事？为什么他在这里？"我开始为这个新病人创造一个关于疾病的故事。这是我从唐那里学来的。这是他将一个关于一系列离散症状的二维故事转换成一个人类与疾病搏斗的三维图像的方法。这通常是有帮助的，但有时也会让我过早地得出毫无根据的结论。

故事开始在我脑海中浮现：我想象着蓬头垢面的丹·马斯特森带着腹痛抑或是肝硬化的症状跌跌撞撞地走进艾伦医院的急诊室。他过早地变老了——丹可能是个年轻的老人。他最初把自己的症状归咎于压力、工作上的麻烦、有了另一个孩子，诸如此类。他忽略了一些警告信号，例如体重减轻、呼吸急促，现在他和我们在一起，紧紧抓住生命不放。我想知道他是否虚弱。我想知道他穿的是什么。我想知道他是什么时候感染病毒的，他的妻子有什么反应。

我从一罐苏打水里啜了一口，环顾四周找到了一个泡沫塑料杯，想知道我以后是否还需要它。这家伙病得有多重？我知道该怎么做吗？突然间，我不再那么渴望得到新病人了。我希望今晚我不会碰到新的病症。我想要处理一些常规的病症，一些我能应付的病症。我并不是在寻找一个有人指导的时刻，尤其是周围没有一个人可以教我时。

"奇怪的地方在这里。"布里克说，他的声音微微提高了，"这家伙几个小时前下班回来时走路、说话，完全是个正常人，但他却告诉我他觉得自己要死了。"

我又一次回想起针扎之后我所经历的恐惧。我有过几次这样的感觉，但我并没有那么难受。"好的。"

"他告诉我，他一直在做一些实验性治疗——一氧化氮吸入疗法。"

"真的吗？"

"是的。在网上找到的。读了一些证明它能治愈丙型肝炎的评论后，他觉得自己应该试一试。"

我摇了摇头："这有点奇怪。"今年早些时候，在我的诊所里，一位患有镰状细胞病的病人询问我关于一氧化氮吸入疗法的一些情况，我在了解一些相关知识的过程中发现，这种东西可以从黑市上购买到，人们用它来治疗各种疾病，但它不是治疗丙肝的方法。

布里克医生捂着嘴，向急诊室的一个人下了医嘱，是关于CAT扫描的。

"那么，"我说，"我想他的妻子知道他——"

"那是另一件事……他说他什么都没告诉他的妻子。第二个孩子1个月前才出生。"

"哦。"

"是的，我得警告你，他很快就要倒下了。血压在下降，可能需要为他插管。我不知道是一氧化氮还是别的什么。"

"好吧，"我说，"让他上来吧。我准备好了。"这是唯一可以接受的回答，但我很紧张。这个场景没有在我脑海中上演过。

几分钟后，重症监护病房的门突然打开，一组急诊室医生和护士把丹·马斯特森推到病房里最后一张空着的床上。与哥伦比亚大学的重症监护病房不同，在艾伦医院没有不幸的"死角"。房间里充满了疯狂的活力。"脉搏没有了。"我赶过去时，有人喊道。"开始做胸外按压。"另一个人说。我新入院的病人，我的第一个新病人，在去重症监护病房的路上倒了下来。

我迅速跑到担架前面，用手掌在丹·马斯特森的胸骨上按压。在我看到他的脸之前，在我注意到他的头发和眼睛是什么颜色之前，我已经压断了他的一根肋骨，可能是两根。当另一位医生咆哮着发号施令时，我在他破碎的胸膛上上下按压，在疯狂之中，一根呼吸管顺着气管蜿蜒而下，一名护士向他毫无生气的身体里注入肾上腺素，我偷偷地瞥了一眼我的新病人。丹·马斯特森和我想象的完全不一样。那人个子很高，足足有六英尺多，有一个结实的胸膛和一对粗壮的胳膊。他有一头金色短发，一双碧绿色的眼睛，胸前和腹部都有文身。他看起来像一个年轻、健康的人，而不是一个我们应该努力从死亡边缘拉回来的人。

一位又高又瘦的急诊医生站在担架的旁边，平静地引导我进行抢救，而我则在马斯特森的胸口上猛按。"我需要钙、胰岛素和碳酸氢钠。"急诊医生对他旁边的护士说。接着他对我们说："病人心跳停止了3分钟。请继续进行心肺复苏。"

当我把双手砸向丹·马斯特森凹陷、不平衡的胸膛时，我的额头上布满了汗珠。几滴汗珠从我的鼻尖上滴下来，打在他的脖子上。很快，汗水滴落在他的脸上。经过5分钟的按压，我的医护服湿透了。随着时间一分一秒地过去，我发现自己越来越用力地砸在那具毫无生气的身体上，徒劳地在他的眼睛里寻找一丝生机。但是什么也没有。只是一张毫无表情的脸，渐渐失去了颜色。

在这期间的某个时候，我的导师张医生出现了，他是一个40多岁的男人，一直在另一层楼照顾病人。他体形矮胖，是我见过的少数几个超重的医生之一，在我继续给马斯特森做心肺复苏的时候，我们互相做了个简短的介绍。

每隔几分钟，就在我以为我的胳膊快要撑不住的时候，张医生就会把我推到一边，帮我按压。在那些我站在他身后喘口气的时候，我想知道一氧化氮在这一切中扮演了什么角色。马斯特森体内发生了什么？我们打算花多长时间来挽救他？我从来没见过哪个抢救小队抢救超过30分钟的。但是这个人很年轻，家里有一个妻子和两个孩子。我们怎么能停止心肺复苏呢？我弓着腰，双手放在膝盖上，心想：别让他死，别让他死。

在过去的一年里，我逐渐形成了这样一种信念：如果我碰触了病人，只要我们的肉体有过哪怕是短暂的接触，那个人就是我的职业责任。在我与那偷运毒品的病人接触之后，当我回想起在与她交流时我是多么的心不在焉，我就有了这种对医患关系的不同寻常的看法。那是我最糟糕的时候，一个医生只是走过场，对一个受惊吓的年轻女子的处境无动于衷。那不是我想成为的医生。那不是我想成为的人。我的手掌一碰到丹·马斯特森的胸膛，我就认为他是我的了：我的病人，我的责任，我的问题。

我站直了身子，挺直了腰，又听到担架旁边急诊医生的声音："我们已经做了22分钟的心肺复苏。在此期间，病人一直没有脉搏。他已经接受了三轮肾上腺素治疗……"

我感觉到有人轻拍我的肩膀，医生示意我继续进行胸外按压。当静脉注射管插入马斯特森的腹股沟时，更多的汗水流了出来，同时数十种药物被注射进去。在心肺复苏进行了25分钟后，心脏监护仪上出现了一个短暂的光点，可能是心室颤动。这是一个好迹象，可能是生命的迹象，当丹·马斯特森被120焦耳的电流电击时，我们都被要求退后，但它毫无作用。没有脉搏，监视器显示着一条平直的线。

一线希望给了我们继续前进的理由，但随着时间一分一秒地过去，干预一次又一次地失败了。每次使用新药时，我都不由自主地屏住呼吸。当我准备后退一步继续按压时，张医生清了清嗓子，问道："有人反对宣告死亡吗？"

我僵住了。我们做心肺复苏术的时间几乎是我所见过的两倍，但我仍然没有想要停下来。丹·马斯特森是我的病人，我的第一个病人。在明天早上的查房中，我负责说明每一个在我轮班时被推到重症监护病房的病人的情况，现在我不得不站起来说我们救不了他。我想象着，当我笨拙地解释我们失败的原因时，重症监护病房的主治医师们交换着眼色。我想象着那些低语：麦卡锡知道他在做什么吗？我不希望它这样结束。以丹·马斯特森的生命作为赌注，赌注太大了。

人群中总有人想要继续下去。我四处寻找那个人，但没有人说话。那个人就是我。我想说，让我们再给他进行一次电击。如果有必要，我们再给他进行10次电击吧。但我知道那不是答案。你不会因为显示器上的一条平直的线和没有脉搏来电击一个人。你需要一个发生了心室颤动的心脏才能用上除颤器。

"我们确定吗？"我问。我的眼睛扫视着房间，想找个人说话。我最后一次摸了摸脉搏，什么都没有。

"有人反对吗？"张医生再次问道。每个人都从左到右轻轻地摇了摇头，只有我例外。我知道他们是对的，但我不想公开承认这一点。我不想接受我们失败的事实。"好吧，"张医生一边用右手按住丹·马斯特森的左脚，一边说，"死亡时间是晚上10点20分。"

我垂下了头。我的第一个病人，在我见到他几分钟后他就死了，我帮不了他。这对于一名医生，意味着什么？当然，我对他到来之前发生的事情没有责任，我也不是负责急救的人，但我没能让他苏醒过来。我想要相信，反复操作提高了我所有的临床技能，从诊断肺炎到心脏复苏。但事实并非如此。

医学的很多部分都与程序有关，心肺复苏也不例外。我们学到了一种高级心脏生命支持的算法。如果没有脉搏，就开始进行胸外按压，让病人戴上心脏监测器看看有没有心跳或心脏颤动。最好的医生会在算法中无缝衔接，而为丹·马斯特森实施心肺复苏的医生也做得很出色，在我一年中参与的最长时间的心肺复苏努力中保持清醒和专注，我认为自己是一个完美的齿轮。整个心肺复苏是精心安排的医疗救治的壮举。唯一的问题是病人还是死了。

这是关于医学可怕的局限性的一堂实物课。我采用了正确的技术——按压至少两英寸，让胸部完全收缩——病人要么存活，要么死亡。它没有技巧，没有更有效的方法把生命注入一个没有生命的身体。只是按压胸口，希望能成功。看着丹·马斯特森的尸体，我用左手握拳，打在右手上。如果我们做不到，那么所有这些培训和技术又有什么意义呢？

我见过许多病人从死亡的边缘被带回来，也见过许多病人在所有希望都破灭时获救，但这次不是这样。拜奥向我展示了成为一个特别的人、救命恩人的感觉，但今晚我是失败队伍中的一员。这让我怀疑，如果没有他，没有唐、阿什丽或莫拉尼斯，我是不是就没有那么特别了。也许我需要这些更有经验的医生来有效地完成我的工作。我的胳膊和背酸痛，但我更心疼丹·马斯特森的家人。为什么会这样？

我从尸体旁边走开。张医生把手搭在我汗津津的肩膀上。他看得出我很难过。"我们竭尽所能了。"他说。

"我知道，"我眼里充满了泪水，回答道，"只是他妈的糟透了。你知道吗？"我无法解释自己为何如此情绪化。这个丹·马斯特森怎么了？我看到过很多病人死亡，有时这可能是每天都会发生的事情，我很少哽咽。第五十次死亡不会像第一次或第二次那样刺激你。但我看到的大多数死者都是老人，或者已经病了很长时间的人。在此之前，我参加过几次失败的心肺复苏，但他们都是80多岁的老人，他们可能根本不应该经历肋骨断裂。丹·马斯特森是个年轻英俊的小伙子，刚从街上走进来就死了。"我知道。"我又说了一遍，用袖子擦了擦眼泪。

我们回头看了看马斯特森的尸体，一名护士捡起了在抢救期间杂乱地散落在地板上的纸和塑料，一盒盒的药物被白白浪费掉了。承认生命已经离开了躯体，这有点奇怪。我不相信灵魂会飞上天空或诸如此类的事情，但当死亡的帷幕缓缓滑落时，我确实觉得某种可触知的东西被带走了，熄灭了，并从房间里移走了。很快，尸体会变得僵硬，丹·马斯特森的四肢会变得僵硬，身体也会变得冰冷。我把注意力集中在这些生物化学过程上，以避免他的死亡和我们的失败带来的精神折磨。

"有些文书工作需要完成。"张医生说。他从白大褂的上衣口袋里拿出任务清单，戴上一副眼镜。他显然已经开始了他的下一个任务。这是几年后的我吗？我不想知道是怎么做到的。"你知道如何正式地进行尸检吗？"他问道。

"知道。"

"你还需要通知直系亲属并提出尸检要求，"他问，"你以前做过吗？"

"做过。"在我的工作中，死亡是很常见的，很少是意料之外的，家人通常就在旁边，所以我可以亲自告诉他们这个消息。但我意识到，这次的直系亲属谈话将会非常不同。我要打电话给一个甚至不知道她丈夫在住院的女性。"但我从来没有在电话里说过，"我说，"都是面对面跟亲属谈论这件事，没给没见过面的人打过电话。"我试着想象，电话里的沟通会出现什么样的状况。每一种状况都不轻松。

"你必须去做。"

"好的。"

"我知道这没有用，"张医生语气更坚定地说，"但你必须这么做。"

当我在表格上找到马斯特森妻子的名字时，我的心开始狂跳。我该对她说什么？这些都是作为一名医生的可恶的职责，医学院从未好好地教我们怎么应对这些情况，无论你怎么反复练习，只要面对这样的时刻，你永远都不可能感到坦然和舒心。我们偶尔会练习传达坏消息，比如癌症诊断结果，或者其他必须终身治疗的慢性疾病的诊断结果之类的，但从未做过这样的练习。

这一刻，当我慢吞吞地拨打她的电话时，我甚至想拔腿逃跑。最后一个数字拨完后，我抬头看着张医生。我觉得我要吐了。我该怎么说？如果是我，我想听什么？如果我接到这样的电话，我可能放下电话后就会发疯。

我听到电话接通了，深吸了一口气。我脑子里仍然一片空白，不知道要如何开口。快速传递消息，就像撕掉创可贴一样？还是慢慢来，给他的妻子时间让她慢慢接受这个突如其来的可怕现实？电话接通提示音又响了，我的脉搏跳得更快了，我的呼吸变得急促而不规律。张医生坐在我旁边，敲着他胖乎乎的指关节。

电话"嘟"了五下，电话答录机响了，我挂了电话。"我要给她留言吗？"我问。

张医生摇了摇头，说："再试一次。"

我重拨了电话，一个女人立刻接起了电话。

我问："是马斯特森夫人吗？"
"请说。"
"我是，啊，来自哥伦比亚大学的麦卡锡医生……来自哥伦比亚大学医学中心。我给你打电话是因为你丈夫的事情。"
"他的事情吗？发生了什么事？他还好吗？"听筒的那一边有电视节目的背景音传过来。你必须继续说下去。
"我丈夫怎么了？"她急切地问道，"告诉我发生了什么事。"

就像我曾构想过关于她丈夫的画面一样，我开始想象这个女人会是什么样子——困惑、疲惫、倦怠。这也许是一种拖延的方式。她抱着孩子吗？她的头发是什么样子的？"告诉我。"她紧接着问。

我看着张医生，他点了点头。我转过身去，低下头，盯着我那双沾满丹·马斯特森先生鲜血的鞋。我鼓起勇气，想跟她解释所发生的一切，但就在这一刻，我的脑子突然一片空白，突然感觉自己对一切都失去了控制，只听到自己在说："马斯特森夫人，你的丈夫今晚早些时候来过急诊室。"

"哦，天哪，"她对着听筒低声说，"那他……请告诉我……"

"他刚到不久就出现心搏骤停，10分钟前去世了。我们已经竭尽所能，但很抱歉。"我把电话推到离我耳朵几英寸远的地方，但她什么也没说。我只好再次开口说话，以填补这个空白："我们抢救了近1个小时，但是没有成功。"

现在可以听到一声极其低沉、令人寒战的尖叫。在一段无法计量的时间里，我听到的只有尖叫声。我闭上眼睛，抑制住想哭的冲动。一个罪恶的想法掠过我的脑海——我想逃离。我辜负了她，我辜负了她的家人。这个世界突然间变成一个可怕的地狱。她的孩子们将再也看不到他们的父亲，而我在其中也承担一定的责任。生活是如此的糟糕。

"马斯特森夫人，"我最后说，"我想让你知道，丹·马斯特森先生现在在艾伦医院。"

"你叫什么名字？"她轻声问。

"马特·麦卡锡，"我回答说，"他……马斯特森先生在第220街的艾伦医院，不是第168街的那家医院。"

"你是负责的医生吗？"她更大声地问，"你是负责这件事情的吗？"

"是的，我是试图救活他的医生之一。"

"我现在就过去，"她说，"我现在就去找你，麦卡锡医生。"她挂了电话，我开始等她。

41 》

张医生拍了拍我的背，低声说："干得好。"我挂了电话，在脑子里回放了那段对话。她在威胁我吗？听起来确实像。她会怎么做？我应该担心吗？我试图不去想她的话。我手头上还有工作在等着我去做。

我在ICU中心的电脑前坐了下来，准备出一份死亡通知书——一份医疗法律文件，解释丹·马斯特森的遭遇和我们的应对措施。但我发现自己无法集中注意力，不想重新经历这次失败。

我离开了电脑，向后靠在椅子上。我该对达比·马斯特森（Darby Masterson）说些什么呢？关于丙肝的事，我应该告诉她吗？我能对一个人说多少屁话？你的丈夫死了，达比，顺便说一句，我想他得了肝炎。我查看了一下寻呼机，发现自己在做心肺复苏术时，漏掉了十几条信息。

当我翻着错过的那几页信息时，我挣扎着回去继续我的工作，就好像什么事也没发生过一样。但这就是我需要做的。与丹·马斯特森在一起的1个小时里，我没有想过我的其他危重病人，当我抬起头时，一群护士已经排好队，告诉我病房里发生了什么。那个意大利男人又发烧了，那个越南女人的血液里有太多的二氧化碳。氧气进入了她的肺部，但是二氧化碳没有排出，这种不平衡很快就会导致她的血液呈危险的酸性。

一连串的血气方程在我的脑海中闪过，我从椅子上跳了起来，就像突发新闻打断了常规的节目。我需要调整呼吸机输送空气的频率和数量，而且要快。

"出去透透气，"在我走进她的病房时，张医生打断了我，"喘口气吧。"

我不知道他为什么还在重症监护病房，他在其他病房还有病人要看。"我没事。"我说。

他咧嘴一笑，把手轻轻地放在我的胸口上："我知道。只需要呼吸5次。真的。这就是我来这里的原因。"

"我很好。我向你保证我很好。"

他指着出口："去吧。"

我不情愿地走出病房，寻找食物和吃东西的地方。我的腋下全是汗，我的医护裤上有深色的污渍——可能是丹·马斯特森的血迹或其他体液，我还有十几个小时的待命时间，还有数不清的问题要处理，之后才能洗澡。

马斯特森夫人说"我现在就来找你"的意思是什么？几分钟后，我凝视着一台自动售货机，脑子里想着过去一年里我接触过的数百名病人家属。他们是如此不可预测，如此不同。从他们那里我得知卡尔·格拉德斯通是洋基队的球迷，丹尼斯·伦德奎斯特最好的朋友是她的哥哥。病人家属为我们了解病人的生活提供了宝贵的窗口，将有关胸痛的二维故事转化为三维体验，让我们结合病人的日常生活进行剖析。彼得·伦德奎斯特从未离开丹尼斯身边，看着她睡着，轻轻地哭泣。每次问话之前，他总是先说："我不想打扰你，麦卡锡医生，但我有个关于丹尼斯的小问题。"然后他会问一些不是小问题的问题，比如"你认为我们还能有孩子吗？"（他们会的）。

病人家属，在某种程度上，成为我们的第二组病人。需要给予他们关注和时间，如果你不能提供这些，情况就会迅速恶化。医学是复杂的，如何以一种不过度简化的方式使情况变得更易理解，以直白的语言准确地传达出另一个人体内的真实情况，是一门技巧。我有意识地去做这件事，所以看到其他医生对病人家属使用医学术语我是恼火的。我想说，不要将自己当作医生，就像一个正常人一样说话，但对一些人来说，这根本不可能。

半小时后，护士长打电话告诉我，丹·马斯特森的妻子已经到了，她在前台叫我的名字。当我重新进入重症监护病房时，我和张医生擦肩而过——他被叫去了急诊室。我在电脑前坐下，等待达比·马斯特森的到来，她的声音开始在我的脑海中不断循环：我现在来找你，麦卡锡医生。你。负责人。

如果她有枪呢？前台没有金属探测器，只有一个昏昏欲睡的保安。如果她使用枪，她会有什么罪过吗？这不是一时冲动吗？医生告诉我我丈夫死了，法官大人，我一时精神失常。我第一次开枪，我希望获得审判上的怜悯。

当达比·马斯特森进入重症监护病房时，三名护士在门口迎接她。我从远处，大约20英尺开外的另一边，打量着她，很快发现她和我想象的不太一样。她个子很高，皮肤很白，有着刚当妈妈的那种大肚子。长长的黑发垂在她的后背处。她穿着蓝色的牛仔裤，深蓝色的运动衫，灰色的网球鞋。她看上去不像是一个即将做出暴力行为的女人，更像一个受害者，她确实是。

当护士引导她进入存放她丈夫尸体的房间时，我们没有进行眼神交流。房间用窗帘隔开，护士们走到外面保护她的隐私。我盯着隔墙，试图想象另一边发生了什么事，思考我要对她说什么。她走进房间后不久，我就听到了哭声，跟我告诉她发生了什么事时她在电话里发出的声音一样，但现在声音低了一个八度。我往后退了几步，似乎这段距离会给她更多的隐私。

随着时间一分一秒地过去，我试图让自己忙于其他工作——调整通风设备，记笔记，填写医嘱——但我无法集中精力。我一直等着达比·马斯特森从她丈夫的房间里出来，但她始终没有出来。透过窗帘，我听到她不停地抽泣，我知道这不是一个计划攻击我的女人，这是一个悲痛欲绝的寡妇。她理应得到一些表面上的解释，尽管可能并不完整。我必须进去，我得和她谈谈。但考虑摆在我面前的工作量，我不可能在她身上花费太多时间。我需要尽快了结这件事。

当我慢慢地穿过病房走向马斯特森的房间时，我能感觉到护士们在看着我。你必须去做，没有别的办法。我感觉我要做一件非常糟糕的事情，我缓慢的步伐似乎反映了内心的混乱。我的头脑中想的是一件事——进入房间——但我的身体想的是别的。当我离窗帘只有几英尺远时，我介绍了自己，问我是否可以进去。一个微弱的声音说我可以进去。

我拉开窗帘，看见达比·马斯特森在她丈夫身边哭泣。"对不起，打扰了，"我说，轻轻地走到床边，"但我相信你是在找我。我是麦卡锡医生。"她站起来，转身离开了丈夫的尸体。她用手捋了捋乌黑的头发，向我走来。我们站在相距几英尺远的地方，两个陌生人在灾难中莫名其妙地走到了一起。我用尽一切办法才没有从她身边跑开。"我很抱歉。"我说。

她扑向我，我微微退缩了一下，但还是选择了坚守阵地。当然，没有暴力。马斯特森夫人张开双臂搂住我，给了我一个拥抱。我闭上眼睛，她湿润的脸颊碰到了我的锁骨，我们的腹部轻轻地接触着。我的眼睛又一次满是泪水。"我只是想让这儿有人知道我丈夫的事，"她低声说，"这就是我想要的。"

"我们做了我们能做的一切，我们还在整理。我为你丈夫的离开感到难过。"

"我只是想让别人知道。"

"告诉我……给我讲讲他吧。"

她坐下来哭了几分钟。我坐在她旁边，用袖子擦了擦眼睛，试图想象她在经历什么，但我想象不到。我想要一条毯子或者一条毛巾来盖住我的裤子，来遮盖她丈夫的血迹。"我的丈夫，"她一边用纸巾擦鼻尖，一边说，"我太爱他了。"

我点了点头，还是不知道该说什么："他是什么样的人？"

达比含泪笑了笑，看着他："他是个古怪的家伙。"她发出一种几乎可以被形容为笑声的声音，我试图模仿她的面部表情。"他不是一个善于交际的人，他不是一个有很多朋友的人。他只是一个会让我笑的古怪的家伙。不管我过的是什么样的日子，我知道当我回到家的时候，他一定会让我开怀大笑。"

"听起来是个了不起的人。"我不知道该用什么时态。使用过去式会很残忍吗，还是要准确一点？"我要是认识他就好了。"

"他有时也会喜怒无常，"她说，"把自己锁在房间里，上几个小时网。如果我不阻止他，可能就那样好几天。"我低下头，想着丹·马斯特森偶然发现了一氧化氮吸入疗法，读了评论，订了包裹，把它藏起来，不知怎么地把它吸入体内。这个有趣、情绪化的家伙有一个秘密，我仍然不确定我是否有责任揭露它。"我就是不明白，"她说，"怎么会这样呢？"

我看着她问："你对你丈夫的病情了解多少？"

她摇了摇头："他是个非常健康的人。"

"他吃过什么药吗？"

"据我所知没有。可能是多种维生素之类的。"

我停顿了一下，试图鼓起勇气来妥善处理这件事。一方面，她应该知道一切。另一方面，我没有看到他确实患有丙型肝炎或其他疾病的记录。这是另一位医生告诉我的。这是丹·马斯特森对自己的评价，但他并没有带任何医疗记录来证明这一点。如果他没有使用一氧化氮呢？如果他没有肝炎呢？

"你的丈夫在来到我们的急诊室后不久就失去了知觉。我们仍然不知道原因，但他似乎是在使用一种替代药物来治疗一种疾病，一种传染病。我们之前没能对他进行检查——"

她的脸上满是惊愕："传染病吗？"

"是的。"

"什么传染病？什么替代药物？"她摇了摇头，"你在说什么呀？"

"他跟急诊室的医生提过一氧化氮吸入疗法。"

"一氧化氮？"她伸直了腰，看着天花板，"为了什么？"

就是这样。达比·马斯特森应该知道真相，但我不确定真相是什么。"人们正在尝试各种各样的东西。"我说，"我没有和你丈夫谈过话，他也没有带任何医疗记录，所以我们不能确定。但你需要接受检查——"

达比退缩了："检查什么？"我们都看着那具尸体，我思索着自己的话。"检查什么，麦卡锡医生？"

我不知道该说什么。"对我来说，猜测是不负责任的，"我说，"但对我们来说，忽视他在急诊室里说的话也是不负责任的。"

"他说了什么？"她微微眯起眼睛，等着我回答。

据我所知，丙型肝炎通常是通过共用针头传播的，我不确定它是否也通过性传播。"你需要做很多检查，主要是针对病毒性疾病。我真的不能说更多了。没有更多的信息是不行的。"

她站了起来，我也起身。我站在她丈夫身边，说："我要把你需要检查的项目列个清单。如果我找到更多的信息，我会告诉你的。我向你保证。我们还在梳理今晚这里发生的事情。"

"我现在只是很困惑。"她拉起她丈夫的手，点了点头。我们都擦干了眼泪。

"我……我只是想让你——"

"你认为我能再单独待一会儿吗？"她问道，"和我丈夫，我们能晚点再谈这个吗？"

"当然。"我慢慢地从马斯特森夫妇身边退开，绕过遮挡帘，溜出了房间。

42 »

我们一直不知道为什么丹·马斯特森走进急诊室后不久就死了。但在达比·马斯特森离开医院之前，我给了她一份需要检查的疾病明细和我的手机号码，告诉她如果想和我说话就给我打电话。我和她结成了一种奇怪的联盟，我不认为这是一种羁绊，我模糊地感到有责任确保她一切顺利。我知道，我这辈子都会记得达比·马斯特森那令人毛骨悚然的尖叫声，而且我怀疑，她也可能会永远记得我这个可怕的信使。

大约10天后，我在艾伦医院的重症监护病房上了30个小时的班，正踉踉跄跄地走向地铁时，达比打电话告诉我，所有的检查结果都是阴性，包括丙型肝炎。我没有把我听到的关于她丈夫的一切都告诉她，因为那基本上是未经证实的。我从来没有看到过他的检测结果，而且在我们医院进行检测之前，他就已经去世了。相反，我让她去找一直在照顾她丈夫的医生，那个有他的医疗记录并能给她真正答案的医生。我不确定这是不是处理这种情况的正确方法，但知道她没有被感染是一种极大的解脱。

我在艾伦医院的剩余时间最终达到了预期的效果。那些夜晚让人精疲力竭，也很艰难。在重症监护病房的4个星期我不只为丹·马斯特森掉眼泪，那也是我成为一名独立医师的关键阶段。我觉得我学到了医学知识和技术技能、同理心和机智，在这个过程中，大概在第二周，我耳旁终于不再回响起其他住院医师的声音了。当我检查我的病人时，我不再想到唐、拜奥或阿什丽，因为我不再需要这样做。当我遇到一个新病人时，我知道该怎么做，我不需要别人提醒。如果有什么东西难住了我，我可以寻求帮助并找到答案。最后，在当了将近一年的学徒之后，我觉得我已经准备好指导另一位经验较少的医生了。

月底，我还在艾伦医院的时候，彼得拉克医生联系了我，就是那位有着立陶宛眉毛、曾说我在显微镜下工作的彼得拉克医生，他告诉我，他听说我作出了一个聪明的诊断，想再和我喝杯咖啡庆祝一下。他指的是那个身体虚弱的意大利人，就是那个莫名其妙地发烧的人，我的团队已经为此困惑了好几天。在仔细研究了他的医疗记录后，我发现他的初级保健医生最近给他开了一种新药，是这种药导致发烧，不是感染导致发烧。我在电话里转述了这个故事——"当我停药后，发烧就消失了！"但我告诉彼得拉克，剩下的我会当面解释。他很高兴，不用说我就知道显微镜已经关掉了。

实习的一年终于在6月的一个潮湿的日子结束了，这种天气迫使阿里尔全年第一次穿上了类似短裤的衣服。在乘地铁上班的路上，她似乎穿着皮短裤，正在为一个名为"Boys for Tots"的组织筹集资金。根据她的手工名片提供的信息，该组织试图将贫穷的年轻人与需要保姆的富裕的城市青年联系起来。

在最后一天早晨走进主医院时，我有一种奇怪的感觉，我知道这将是我作为实习生的最后一天，是我最后一天拥有一位二年级主治医师的帮助，也是我最后一次作为一个可能被迫在黎明前去星巴克的人。实习是一件非常耗费精力的事情，随着我全身心投入工作，我对世界上正在发生的事情的关注逐渐减少（我只是模模糊糊地意识到，我们正处于一场全球经济衰退之中，

318

次级抵押贷款这种神秘的东西正是罪魁祸首）。医学成了我的生活，其他一切，一切与生死无关的事情，现在都是次要的。在某些方面，我就像一个皮纳塔（西班牙彩色礼品包），我的内心被"挖"了出来，取而代之的是一些新的、特别的东西，而我的外表已经习惯了受打击。

这一年的不眠之夜让我付出了代价。我的头上有了更多的白发，腰间多了几磅肉，有了双下巴。我的眼窝深陷，养成了一种令人不安的习惯，偶尔会在跟人说话说到一半时睡着。我现在的样子像极了自己第一次见到阿克塞尔时，阿克塞尔的样子。

在那个明媚的6月早晨，当我轻快地走过医院的大厅时，当年的情景一幕幕地在我眼前闪过：得知卡尔·格拉德斯通正在家中筹划他的暑期课程；在我的艾滋病病毒检测结果呈阴性后，我扔掉了收藏的避孕套；吃得比任何人都多。其中值得开心的是听到彼得·伦德奎斯特和丹尼斯·伦德奎斯特手牵着手一起走出医院的消息。当然，唯一的憾事是本尼还未等到他的移植心脏。

我不止一次地拿《绿野仙踪》（*The Wizard of Oz*）和他作比较。他是铁皮人，需要一颗心脏，我是稻草人，需要一个脑子，或者至少换一个更好的。但随着时间的推移，我基本上不再透过镜头看我的生活了。我不再把我的工作看作一部电影，我只是碰巧在其中扮演了一个主角。这不是《楚门的世界》（*The Truman Show*）。当我越来越适应自己的工作时，我觉得自己不太像个演员，不太像扮演某个角色的人。医学是一项工作，我现在很乐意去做。我不需要遵循脚本。

在哥伦比亚大学那可怕而鼓舞人心的一年，我的脑子里装满了各种各样的知识——当然是医学信息，但还不止这些——这些是我多年来无法完全消化的东西。我还是试图找到一种合理的平衡工作与生活的方式，通过努力，我开始把我的工作看作一个新的家庭成员，一个我最喜欢但有时又无法忍受的难以捉摸的同父异母兄弟。

6月的最后一天，我穿上白大褂，想起了拜奥在今年早些时候说过的话。每个人都会崩溃，我崩溃过吗？可能，但然后呢？他和我从未讨论过那之后发生的事。我可能已经崩溃过很多次了，但现在我觉得我已经重新组装好了，被巧妙地修补好了，就像他们试图对汉普蒂·邓普蒂（Humpty Dumpty）做的那样。裂缝是明显的，它们会一直存在，但我又完整了，只是略有不同。这些工作是由我身边的人完成的——我的同事、我的家人、我的朋友、我的导师，那些希望我成功的人。总的来说，我的情况还算不错，因为睡眠不足和精神上的痛苦并没有造成更持久的伤害，这让我松了一口气。我在哥伦比亚大学度过了实习的一年，现在，当我说"意想不到的事情正在发生"，我是认真的。

基本上是这样。

尽管最初的几个月很不顺利，但放弃外科，告别阿克塞尔、麦凯布和麻省总医院搬到曼哈顿是正确的选择。我并不是要缝合伤口或切除胆囊，我注定要做任何你认为我们在哥伦比亚大学所做的非凡的事情。实习这一年从根本上改变了我——它改变了我看待世界和自己的方式，毫无疑问，这是我再也不会拥有的最快乐的时光。

现在我可以快速而自信地作出决定，我有更多的时间来同情我的病人，从他们的角度看问题。去医院或我的诊所做一次简短的拜访，看看还有什么是病人没说出口的。沉浸于医学中一年后，我现在可以自信地回答迭戈的问题：我是在照顾我的病人，而不是我自己。

当我蹦蹦跳跳地上二楼的自助餐厅时，我的思绪转到了别处，转到了我和彼得拉克几天前的一次谈话，关于高等教育正在掀起的风暴。有影响力的教育家们现在声称，医学院的学制可以从4年减少到3年。总的来说，他们的论点是，这么多医学知识是在工作中学到的，医学院的债务正把许多顶尖人才推向其他领域。这是一个极具争议性的话题，我对此有着复杂的情绪。

我从吉姆·奥康奈尔那里学到的生理学和药理学知识非常少，但我从他那里学到的人生经验将伴随我的整个职业生涯。如何客观地衡量这种东西的价值呢？如果把医学院的学制从4年改为3年，我还有时间和吉姆一起在波士顿的大街上闲逛吗？当我把一堆煎饼放到盘子里时，我听到一个声音在叫我的名字。

"玛堤斯亚胡！"马克说着，昂首阔步地朝我走来，"我们成功了！"

"是的。"我回答，带着一丝宽慰和一丝遗憾。我想知道他当时的情绪是怎样的。马克崩溃过吗？如果是这样的话，他脸上的傻笑很好地掩盖了这一点。我真的不知道他脑子里在想什么。他和我是工作上的朋友，但仅此而已。我们的行程很少有重叠，所以大多数喝杯啤酒、互相了解的计划都不可避免地取消了。而且更多时候是我的原因，而不是他的。

"今晚去唱卡拉OK吗，马特？"

"好啊。"今晚，资深住院医师顶替实习生的夜班，这将是自那次在帕利塞德斯的秋季静修以来，所有实习生第一次在一起度过一个自由的夜晚。

"卡拉OK你打算唱什么？"他问道。"时间有限，我打算唱雪儿

321

（Cher）[①]或者天生淘气组合（Naughty by Nature）[②]的歌。"我扬起眉毛。他弯下腰，对我摇了摇食指。"我天生淘气，不是因为恨你。"（歌词）马克显然没有像我一样感到痛苦。在那一刻，我希望我能更多地了解他，更多地了解我所有的同事。我和他们中很少人进行过实质性的交谈。马克哭过吗？他有用病人的血淋淋的针扎过自己吗？他有没有想过离开医学界？我不知道。

"我可能会选旅途（Journey）摇滚乐队[③]，"我们走出电梯时我说，"或者是老牌的英国野外合唱团（The Out field）的歌[④]。"他耸耸肩，这两支乐队的名字显然没有引起他的注意。也许去唱卡拉OK是个糟糕的选择。"你知道，那句歌词，'我今晚不想失去你的爱'。"这是班德拉斯在我被针刺后给我建议时我脑海中弹奏的曲调，也是有一天会在希瑟和我的婚礼出场时播放的歌曲。

"嗯。"

"我也会唱'咕咕玩偶'[⑤]的歌。"

"噢，请不要！"

---

① 译者注：雪儿（Cher，1946年—）是一位美国女歌手和演员，她在音乐、电视剧和电影界的成就令人瞩目，获得过一次奥斯卡金像奖、一次格莱美奖、一次艾美奖和三次金球奖等。

② 译者注：来自新泽西东橙郡的说唱组合Naughty by Nature以幽雅的音乐风格和在主流音乐排行榜的傲人成绩而被大众牢记。

③ 译者注：Journey乐队是摇滚乐历史上在商业上最成功的乐队之一，也是美国历史上最受欢迎的乐队，他们创造了一种主流摇滚风格。这支乐队成立于1974年，从那时起开始为哥伦比亚唱片公司灌制唱片。

④ 译者注：The Out field（野外合唱团）是来自英国伦敦的流行摇滚三重奏乐团。1984年成立至今的The Out field当时在英国并未受到青睐，却在千里之外的美国音乐市场取得商业成功。

⑤ 译者注：咕咕玩偶（Goo Goo Dolls，又名伤感的洋娃娃）是于1985年在纽约州水牛城成立的摇滚乐团。

"我可能得走了，"我说，"我会怪你的。"

"不要责怪阳光，"马克用假声唱道，"不要责怪月光……都怪我好吧。"①

"好的。"

"迈克尔·杰克逊在1978年唱的。"

"唱得很好。"我不记得我最后一次面对如此不加掩饰的实习生的喜悦是什么时候了。也许这一年对他来说比我想象的要艰难。或许他只是个爱玩的傻瓜。

"也许你的小分队可以扮演黑眼豆豆合唱团（Black Eye Peas）②。"他说，"我可以把你看成主唱菲姬，穿着胸衣和连裤袜。"我不知道是否要给拉丽塔灌清酒才能使她扮演威尔。"为了最后的大结局，我选择了赛琳。"他说着把左手放在我的前臂上，"如果我这样碰你……"他抓住我的左手放在他的胸前，"如果你那样吻我……"我把手抽开，护士瞥了我们一眼。

"你是个疯子。"

"我就是，玛堤斯亚胡，我是的！今晚见，伙计。"

我们很快吃完饭就分道扬镳了。我在普通心脏病服务中心待了1年，本尼是我的病人之一，他正与肺炎抗争。我去了他的房间看他，但他不在那里。然而，与德瑞不同的是，我知道他不可能走得太远。

我沿着一条长长的走廊走下去，发现他在一个公共区域，正在主持会议。他周围坐着五个中年男女，他们坐在马蹄形的椅子上，边说边点头、做笔记。本尼看起来像一个正在巡视的医生，他周围的人似乎是病人，或者是病人的家人，可能也患有类似的疾病，有些可能在等待移植的名单上。

---

① 译者注：歌词。
② 译者注：Black Eye Peas是美国嘻哈说唱者音乐组合。

"问题是，"本尼说，"这并不容易。它不会像那样被治愈。"他打了个响指，一个女人举起了手。

"你怎么知道自己是否有水肿？他们告诉我，如果我吃了一顿很咸的饭，就多服一剂呋塞米，但有时我根本不知道。"

"问得好。"本尼说，"我每天都称体重。如果我重了几磅，我就会多服一剂……"他看着我，然后慢慢地说下去。

"我会回来的，"我低声说，"30分钟后？"

"好的，"他笑着说，回到了队伍中，"我讲到什么地方了？"

过了一会儿，我们又在他那间灰褐色、稻草色的病房里集合，我在本尼床边坐了下来。普通心脏病房里相对平静的气氛与我们在心脏护理病房里已经习以为常的铃声和哨声大不相同。"我该叫你教授吗？"我问，"或者医生？"我笑着拍拍他的背。

"我只是想传授一下我的经验。"

"我觉得很棒。"

"那么，就这样了，"他说，"最后一天，对吧？你挺过来了。"

"是的。那是些疯狂的事，还有一些非常棒的东西。"

"以你为荣，马特。"

我考虑过说一些埋藏在心底的话。几个月来，我一直在脑子里琢磨着一句话，这句话可以总结出本尼在医院里对我和其他人意味着什么。我想告诉他，他是勇气和耐心的化身——一个受到不公平对待、很少抱怨的善良人。

我想说一些我们都记得的话，但是我没有。相反，我重复了我经常对他说的那句话，我对无数的病人、同事，以及经常对自己说的话："你会挺过去的。"但在这里，它的含义有所不同，更加个人化。我说这些并不是为了说出来，我这样说是因为我需要相信它，我想让他相信这一点。我曾指责别人塑造"高大金"的人物形象，但在这件事上，我可能是那个对某些事情进行虚假粉饰的人，试图用毫无根据的乐观来粉饰一个困难的局面。但我必须说出来。

我回想起我在自动售货机旁碰到拜奥的那一天，当时他对我说："你会熬过去的。"即使在他承认他对每个人都这么说之后，这些话对我还是有意义的。我朝本尼咧嘴一笑，拿起他的一张娃娃脸的唱片："我们今晚要去唱卡拉OK。也许我应该试试这个。慢条斯理一点。"

本尼摇了摇头："我愿意花钱去看。"

他打开电视，有条不紊地浏览着电视节目，我叹了口气："哦，请不要看《朱迪法官》。"我的寻呼机响了。"听着，"我说，"我要去查房，身为实习生的最后一次，我会试着不让自己搞出太大的动静。"

"我相信我们会再见的。"他说着伸出了一只拳头。
"毫无疑问。"

走出房间，我瞥了一眼垃圾桶里的香蕉皮，笑了。"本尼，"我一边关上门，一边说，"你一定会挺过去的。"

后　记

几周后，我又回到了CCU，站在卡尔·格拉德斯通的旧病床前，尽力展现出拜奥的样子。我现在是二年级的住院医师，在我面前是4个焦虑而又热情的实习生，一个新的小组，在等着查房的开始。

在实习那一年的最后几周，我仔细分析了自己最初的挣扎，并得出结论：在实习的早期，我根本没有能力让自己完全沉浸在病人的现实生活中。我当时正忙着掌握药物，忙着注意听病人的肺部有没有杂音或喘息声，而不是来自病人绝望的呻吟，以至于错过了介入病人生活的关键机会。

在初级保健诊所里，我花了1年中的大部分时间试图确保我的病人服用了所有正确的药物——有时超过20种不同的药片，却忽略了去问他们药物是否过量。我没有注意到病人皱着的眉毛，也没有注意到病人脸上痛苦的表情。但随着时间的流逝，我的思维能力逐渐超出了诊断范畴，从医学科学发展到了医学艺术。我发现，作为一名医生，除了安排检查和配药之外，还有很多事情要做，这是无法传授的。它只能通过时间和重复实践来获得。

没有任何仪式标志着我从实习生到指导住院医师的转变。有一天，我带着一份新的任务，一份新的病人名单，还有一群朝气蓬勃、毫无皱纹的实习生，我想看看我能把他们推多远。

"好吧，弗兰克（Frank），"我指着一个高大的非裔美国人说，"一个24岁的黑人女孩被发现躺在医院的病床上失去了知觉。你是第一个到现场的，去吧。"

弗兰克紧握着听诊器，然后把手伸进崭新的白色外套里："24，让我想想……24……你说是个女人？"

"时间不等人，我的朋友。你正在拖延时间。"

当我的实习生思考这个场景时，我转向了小组成员："一位智者曾经说过，当你到达一个急救现场时，你应该首先测量自己的脉搏。"他们潦草地写下了简短的陈述，我把听诊器套在脖子上。"去年，"我继续带着吹嘘的口吻说，"我的住院医师们都有一块记录板，一栏记录的是心搏骤停的患者数，另一栏记录的是抢救成功的病例数，还有一栏记录心搏骤停时正在大便的情况，我一直在等——"

我头顶上几英尺处的喇叭叫了起来："心搏骤停，花园南6号！心搏骤停，花园南6号！"

新的轮班计划已经预先确定了，今天，也就是我在CCU轮班30个小时的前一天，是我第一次以指导住院医师的身份在哥伦比亚大学医学中心进行心搏骤停抢救的第一天，这一天我想了几个月，也可以说是几年。这是我要主持的第一次急救。好戏即将上演。我放下了我的单子，开始冲刺。

"祝你好运！"弗兰克咆哮着，我冲进了CCU的大门。"没有大便！"

这一刻已经在我脑海里演练过几百次了。在和朋友共进晚餐的时候，在地铁上，在酒吧里，在飞机上，在我的床上，我都曾想过这个问题。作为一名医生，这份责任比其他任何部分都更让我着迷。这赌注简直不能再大了。

我飞快地跑过长长的走廊，爬上一段楼梯，试图保持镇静。

ABC，ABC……

时间慢下来，一年实习期内遇到的事物正慢慢地从我身旁掠过。我的左边是戴夫的办公室，右边是在最初与彼得拉克医生谈话后被我虐待的自动售货机。当我经过电梯时，我看到了香奈儿医生，她陪伴我在针扎的余波中接受治疗，其他医生也加入了我的行列，向花园南6号疾跑：阿什丽、拉丽塔、马克和唐。更多的人紧随其后。这看起来像是《潘普洛纳》（*Pamplona*）中的一个场景，只不过我们是追逐的人。当我们到达六楼时，一位护理助理指着另一个大厅说："十四楼，十四床。"

当我走进满是人的房间时，拜奥的声音浮现在我的脑海里：你必须控制整个房间。

"我是马特，"我坚定地说，"我是急救住院医师。"这是我对着镜子说了几百遍的话，我希望这些话能建立起我的权威。十几个脑袋向我这边转过来，正如我想象的那样，我在床边坐下。当我看着眼前这位不省人事的中年白人妇女时，有人朝我喊了几句话："女士。卡迪夫，47岁，患有冠心病……"

一连串的词句不断涌向我，就像比利·乔（Billy Joel）的另一节诗《我们没有纵火》（*We didn't Start the Fire*）。

"1993年患丙型肝炎。"

"血糖103……"

"2006年深静脉血栓形成。"

"血小板170。"

"没有脉搏。"

那4个字砸向我的脸。"马克，"我在床头对我的同事说，"气道是畅通的吗？"他举起食指说："可以。"

"她在呼吸吗？"我尽可能平静地问道。

他把氧气管塞进她的喉咙里，说："她不能自主呼吸，但我帮她获得了氧气。"

一组麻醉师随后赶到，将一根呼吸管插入她的气管。"拉丽塔，"我说，"她有脉搏吗？"

我的同伴脚靠在了那个女人的腹股沟边上："没有。"

"唐，"我说，"请开始做胸外按压。"唐已经开始做胸外按压了。

"人太多了。"一名护士说，并把几名医学生赶走。

我深吸了一口气，对身边的护士说："请给我一剂肾上腺素和一剂阿托品。"过了一会儿，药物就被放置在我身旁，之后药物就进入了那个女人苍白瘦弱的手臂里。我看着唐继续按压着肋骨，随着比吉斯的节奏，除颤器的垫子拍打着那个女人的胸部和背部。

这个不省人事的病人非常瘦，就像一具裹在一层薄薄的肉里的骷髅。也许她患有慢性疾病——癌症、肺结核或肝硬化，这剥夺了她多余的肌肉和脂肪。但是没有时间去想它，我知道所有的眼睛都盯着我。有人把那个女人早上的化验结果交给了我，一切正常。"可以进行中心静脉插管吗？"我问。

"差不多了，"拉丽塔说着，用一根大针管指着女人的腹股沟。"好的，"她说，"明白了。"

"肾上腺素和阿托品注射。"护士说。

我看了看心脏监测器。"请保持按压，"我说，"检查一下脉搏。"

当拉丽塔摸着腹股沟寻找股动脉脉搏时，我们等着，等着。拉丽塔的眼睛慢慢转向我。

"我看到一个光点！"门口有个声音喊道，"我们有脉搏了！"

拉丽塔看着我，摇了摇头。没有脉搏。

"监视器上真的有脉搏！"另一个声音说。

他们犯了我一年前在CCU犯过的同样的错误。显示器上的光点和脉搏不一样。事实上，这两者可能完全没有关系，但这是一个微妙的问题，并不是所有接受培训的医生都能理解的。"不，"我坚定地说，"没有恢复脉搏。请继续胸部按压。"

当团队继续抢救时，周围的实习生和住院医师都在窃窃私语，讨论我的决定。更多的肾上腺素被注入这个女人体内，一个叫克莱尔（Claire）的新实习生试图从病人的手腕获取动脉血液，这样我们就可以知道这个毫无生气的身体的酸度有多高，但没有成功。她一次又一次地调整针头，试图找到细小的动脉，汗珠在她额头上凝聚。克莱尔知道房间里的每个人都在看着她，看着她一次又一次地失败。

她从旁退开，闭上眼睛，深吸了一口气。我也经历过，我想说，坚持下去。现在克莱尔新熨过的绿色医护服两个腋窝下都有一个迅速扩大的小汗渍。过了一会儿，她被马克挤开了，马克从她手上拿过针头，立即插中了动脉。注射器很快就充满了血，几秒钟后，他把注射器送到了实验室，汗流浃背的实习生垂头丧气地看着。

我浏览病人的病历，寻找可能的线索。为什么这个女人突然失去了脉搏？我什么也没有想到。我没有时间仔细阅读图表。我感觉到了房间里的目光，知道他们在等着我做决定，指望着我指明该做什么。我有一种冲动，想说点什么，多给些指示，但却无话可说。我们按规定办事，但它并没有起作用。

"请暂停按压，" 1分钟后我说，"摸一下脉搏。" 房间里一片寂静，拉丽塔触摸着那女人的腹股沟。自从我们开始抢救以来，已经过去了好几分钟，就像一个失踪的孩子一样，时间越久，希望就越渺茫。在等待拉丽塔回应时，我咬紧牙关。24个人看看我又看看她。

请快点有脉搏吧。

我一边想象着说这句话："有人反对停止做心脏复苏术吗？"一边等着。如果有人反对，我必须听吗？它必须是一致的吗？我从未见过有人反对。那肯定是个不幸的时刻。

"有脉搏了，"拉丽塔轻声说，"真的有脉搏了。"

"有脉搏，"我重复道，"大家都听到了吗？我们有脉搏了！" "我们需要测量血压。"当唐把蓝色袖口绑在了那个女人的胳膊上时我平静地说。"我们需要测量血压。"我又说了一遍。

"60比10。"唐说，"太好了！"

"我们在ICU有一张床。"我身后的一个声音低声说，那是阿什丽。"他们都准备好了，我们来转移她。"

"我们把她转移走，"我大声说，"去ICU。现在，拉丽塔，继续把脉。如果你找不到了，告诉我一声。"

她点了点头。人群散开了，我们推着病人朝ICU的方向走去。当我们走出房间时，我看见拜奥站在一个角落里观看整个过程。他向我眨眼，至少我认为他在向我眨眼。

5月中旬，二年级和三年级的住院医师和一些教员聚在一起庆祝学年的结束。这是一场酒会，是一个送走即将毕业的医生、挖苦住院总医师（我提出了不少建议）并感谢我们的带教老师的机会，酒会上还颁发各种奖项。有些人很严肃，像是来领取诺贝尔奖的，或者像是在进行心搏骤停抢救的；有些人很轻松，穿着体面利落，成双成对地出现。晚餐上桌，饮料调好后，我们投票选出的入围者的面孔出现在大屏幕上。这是一个非常有趣的夜晚，也是我们为数不多的几次集体社交活动之一。这可能是我们唯一一次看到对方穿着酒会礼服，当然也是唯一一次会在镜头里捕捉到牛人医生。

那是我第二年住院实习的尾声，坐在我桌旁的是拉丽塔、梅根、阿里尔、阿什丽、希瑟和马克。"有人需要再来点鸡尾酒吗？"我问大家。

我穿着我唯一的一套西装——我在医学院和实习生面试时穿的那套——也是一个月前我在传染病奖学金面试时从衣橱里拿出来的那一套。我曾一度想过要成为一名重症监护医生，负责管理一个ICU，但我总是回想起在医院九楼的那些时刻，和德瑞、香奈儿医生在一起还有被针扎的那些时刻。我已经瞥见了艾滋病医学的世界，对这些男人和女人正在应对的问题略知一二，我想了解更多。我还想知道为什么细菌和真菌会破坏本尼的身体，攻击他的肺、肝和鼻窦。"饮料呢？"我又问。

"已经足够了。"阿里尔说着，喝了一大口夏敦埃酒。

看到我的同伴们化着妆，穿着鸡尾酒会礼服，我感到很兴奋，我开始有点醉了。这一次，我们看起来像是《美国周刊》（*US Weekly*）上的人。他们是我熬过了艰辛的住院实习的原因，但直到我离开他们，成为曼哈顿不同地区的另一家医院的主治医师时，我才完全明白这一点。

当我环顾装饰华丽、辉煌的房间时，除了有点醉意之外，我还感到了一丝惆怅。有那么多人，我从来没有和他们一起工作过，从来没有了解过他们。现在在医院外面，他们看起来都开心多了。环顾四周，我意识到自从在CCU接到那通可怕的电话后我从未见过索斯考特医生。有没有可能是我听错了他的名字？我从来没有在医院的名录里找到他。是不是有人用了假名，这样他就可以随意抨击我？我扫视了一下人群，在马克面前停了下来，他正愉快地对我摇着食指。

"相信我，"他对着我们的桌子唱道，"当我说……我……想要那样！"

我感受到我的怒火和阴郁，考虑是否需要去一下洗手间，这时希瑟笑着抓住我的胳膊肘。

"我很好。"我说。

她指着屏幕，用手肘推了我一下：我的脸出现在屏幕上，我成为年度心搏骤停抢救最佳奖项提名的五人之一。

一股自豪感涌上我的心头。我努力表现出我可以冷静地指挥一个混乱的房间，不仅表现得平静，而且实际的感觉也是如此。当我参与心搏骤停的急救时，压制住那种"该死的事情真的发生了"的感觉，把患者抢救回来就是我的日常工作。但知道其他医生也投票赞成时，这就非常特别了。"能被提名是我的荣幸。"我说，不针对任何人。这句话听起来像是一个笑话，但我是认真的。

梅根把食指放进嘴里，假装呕吐。当拜奥的脸作为其他入选者之一在屏幕上闪现时，我看了看他，但他正在与"一对立陶宛眉毛"进行着对话。旁边是班德拉斯。班德拉斯穿的是衬衫吗？

一位住院总医师念出我们的名字，然后把队伍缩小到最后两个人：拜奥和我。我又看了一遍，但他仍然没有注意到典礼。他怎么会不注意呢？我既焦虑又兴奋，可能比需要处置心搏骤停患者时还要紧张。我也很奇怪。我的名字怎么会和拜奥的名字相提并论呢？拨弄了一下盘子里的主菜，我低声耳语："这像是'民心所向奖'呢。"

"年度最佳心搏骤停抢救医生获得者，"住院总医师说，"是马特·麦卡锡。"

在那一刻，在我脑海中闪过的所有事情中，我首先想到的是未煮熟的意大利面——那是我第一次值班的第一个晚上为CCU里的那位95岁的老太太做心肺复苏时的感觉。不可思议的是，哥伦比亚大学的医生认为我比拜奥更应该得到这个，拜奥教过我如何做心肺复苏。他教会了我如今所知道的一切。他是我共事过的最好的医生，一个似乎知道如何处理任何情况的人。如果我有医学问题，我会问他。如果有人死在这个房间里，我希望他来领导我们做心肺复苏。

希瑟在我的脸颊上亲了一下，低声说了句："恭喜。"而拉丽塔、梅根和阿里尔给了我一个击掌。

"女士们，"我说，试图掩饰我的些许尴尬，"如果你们当中有谁想要学习心脏复苏的高级教程，我们可以安排私人课程。你会发现我的价格是有竞争力的——"

"噢，呕，"拉莉塔说，"请住嘴。没有获奖感言。"

"闭嘴吧。"希瑟说。

也许我成长了，也许我比拜奥强。学习过程百转千折，也许我只是勉强超过了他。我环顾四周，享受着这一刻，倾听着同事们鼓励我的欢呼声。彼得拉克医生对我竖起大拇指，马克则疯狂地从指缝间吹着口哨。我笑了，吻了希瑟，给了马克一拳。我又在黑暗和雷鸣般的掌声中喝了一小口——这一小口注定会把我从醉醺醺的状态推到酩酊大醉的状态。我感到有人从我身后走来，掐住我的脖子，低声说："不用谢。"

一年后，当我即将从哥伦比亚大学的住院医师培训项目毕业时，事情发生了。我站在一间会议室里——就是在那个房间里，戴夫在我被针刺后演示了抽血手术的正确方法——我感到寻呼机在震动。在我面前的是一位很有天赋的年轻医学生，名叫克里斯托弗（Christopher），我再次履行拜奥的指导程序。我已经完全摆脱了实习那一年那种偏执的紧迫感和恐惧感，现在穿着随意的卡其裤和带纽扣的衬衫，因为我选修了一门研究课程，而彼得拉克让我利用业余时间教医科学生。"47岁的女人被发现失去意识，"我回想起我第一次独自跑去抢救的情景说，"走吧。"

"好吧，好吧，"克里斯托弗说着，捻了捻他卷曲的黑发，"还有什么？"

"就是这样。"

凝视着这个年轻人，我想到了他将要经历的所有：急救、流泪、悲伤、快乐和狂喜。这就是医学的奇异魔力。我也不禁回想起我在哥伦比亚大学的3年里所看到的一切，所做的一切。值得注意的是，我只在住院实习期间用了一次"回复所有人"功能，那是在我们都醉倒的颁奖晚宴之后，我写道："希瑟怀孕了。开个玩笑。"然后分享了一首吸血鬼周末乐团（Vampire Weekend）①的歌曲链接，这首歌名叫《我认为你是一个对立面》（*I Think Ur A Contra*）。

我的寻呼机又响了。我停止了和克里斯托弗的角色扮演，低头看了一眼寻呼机小屏幕上的几个字：他得到了那颗心脏。

"妈的。"我说，"我们走吧。"我抓住克里斯托弗的衬衫袖子，把他拖出了房间，"天啊，来吧！"

我们从一段楼梯上跑下来，来到了心胸外科重症监护病房，我差点踩到了一对正统的犹太夫妇，他一定以为我们现在要去抢救心搏骤停的病人。我开始迅速扫视病房里的床："不，不，不是他，不是他，不是，不是，是他！"

这条传呼信息没有标记，这意味着我不知道是谁发的，但许多医生知道我和本尼关系很好，我想知道他是否出了什么事，是好是坏。我悄悄走到站在他房间前的外科医生和麻醉师面前。本尼身上绑着呼吸机，胳膊上插着十几根管子，就像我以前很多次见到他那样。当我们接近时，一名外科实习生正在向一组移植医生介绍他的病例。"……岁男性，心脏移植术后第0天的状态。目前服用了镇静剂，状态稳定……"

---

① 译者注：Vampire Weekend是一支成立于美国纽约的乐队。

"你们知道这个病人的故事吗？"我一边问，一边插进呈马蹄状排列开的医生团队中间，"你知道本尼·桑托斯这个人吗？"

就像达比·马斯特森一样，我只是想让别人知道。年轻的医生们茫然地看着我，很快地眨着眼睛，然后看了看他们的任务清单。但是他们的文件上没有任何东西表明本尼有多特别。对他们来说，他可能只是另一个移植病人。我看到的是茫然的目光。我们默默地站着，直到我发出一声欢呼："他得到了那颗该死的心脏！"

一名外科医生皱起了眉头："你是社工吗？"

我穿上长袍，戴上手套，准备进入本尼的房间。"不，"我说着努力挤出一丝微笑，"我不是社工。"

"呼吸治疗师？"另一名医生问道。

没有了手术服和白大褂，我看上去不太像个医生。我只是一个穿着懒人鞋，不在意打断他们查房的、热情的、有点精神失常的家伙。我朝本尼点点头说："我认识这个人很久了。"我本想详细讲一讲，想讲一件逸事，让大家对这位非凡人物的生活有一个大致的了解，但我控制住了自己。我怎么可能解释本尼所经历的一切，或者说这场手术对我而言意味着什么？我转身离开了医生团队，向本尼走近了几步——他的身体再次接上了呼吸机，但这一次，终于有了一颗新的心脏。我笑了。故事可以之后说。"好好照顾这个家伙，"我温柔地说，"我不再是他的医生了。现在……只是一个朋友。"

我拿起本尼床头柜上的遥控器，打开电视，开始切换频道，直到我找到《朱迪法官》。

致　谢

这本书的成形只因一个人：我的编辑凯文·道顿（Kevin Doughten），一个伟大的人。

感谢希瑟（Heather），我的女友，她已经历太多这样的时刻，当我凝视着她的眼睛时，我的思绪远在千里之外正在进行心搏骤停抢救。她是我认识的最好的人，每天在她身边醒来都是美好的一天。

不感谢我的家人的话，致谢是不完整的：我的母亲贝琳达（Belinda），是她介绍我认识"脸部特写合唱团"（Talking Heads）；我的父亲伯尼（Bernie），他真心希望我成为一名皮肤科医生；还有我的妹妹梅根（Megan），我真的太爱你了，宝贝。

　　我很幸运，身边围绕着一群才华横溢的朋友——瑞秋（Rach）、查理（Charlie）、本（Ben）和约翰（John），以及为本书付出巨大努力的有心人士：克莱尔·波特（Claire Potter）、劳伦·库恩（Lauren Kuhn）、丹妮尔·克拉布特里（Danielle Crabtree）、杰西卡·米勒（Jessica Miele）和莎拉·夸克（Sarah Kwak）等。斯科特·韦克斯曼（Scott Waxman），一位出色的经纪人和朋友，感谢他一直以来的支持和鼓励。

　　我还要感谢在哥伦比亚大学医学中心一起工作的同事们，他们使这个世界变得更美好、更有尊严。还有那些信任我们的患者，谢谢你们！

关 于 作 者

　　马特·麦卡锡是威尔·康奈尔医学院（Weill Cornell Medical College）的医学助理教授，目前在纽约长老会医院（New York–Presbyterian Hospital）工作。他的作品发表在《体育画报》（*Sports Illustrated*）、《石板》（*Slate*）、《新英格兰医学杂志》（*The New England Journal of Medicine*）和《体育八卦爆料》（*Deadspin*）上，他还为《体育八卦爆料》网络版撰写专栏。他的第一本书《虎胆忠魂》（*Odd Man Out*）是《纽约时报》（*New York Times*）的畅销书。